Stb

Marielu Lörler

Hüter des alten Wissens

Schamanisches Heilen im Medizinrad

Stb

ISBN 978-3-8434-4562-7

6. Auflage September 2014

Umschlag: Murat Karaçay, Schirner
Illustrationen: Andreas Kloker
Redaktion & Satz: Heike Wietelmann, Schirner
Printed by: ren medien, Filderstadt, Germany

www.schirner.com

Inhalt

Vorwort zur 3. Neuauflage 11
Vorwort 15

Wesen und Geschichte des Schamanismus 20
Was ist ein Schamane? 21
Berufungsweisen zum Schamanentum 23
Das Erlangen der schamanischen Fähigkeiten 24
Schamanismus und kosmisches Weltbild 32
Die Aufgaben eines Schamanen 35
Schamanische Heilsitzung 38
Der Schamane als Künstler 42
Schamanismus bei unseren Vorfahren 43
Schamanisches Wirken bei den Kelten 45
Schamanisches Wirken bei den Germanen 49
Magier, Zauberer, Heiler, Medizinmänner, Hexer 55

Die Botschaft der Schamanen für die Wassermannzeit ... 58
Diener der Erde 60
Die Hopis und ihre Prophezeiung 68

Das Rad der Offenbarung 74
Die Schöpfungsgeschichte der Ur-Religion 80
Das Medizinrad 89
Die Heiligen 20 Zahlen 91
Die Kraft der Sonne 93
Die Kraft der Erde 94
Das Reich der Pflanzen 98
Das Reich der Tiere 100
Das Reich der Menschen 103

Das Reich der Ahnen ... 105
Das Reich der Träume ... 107
Die Kraft der Großen Gesetze ... 109
Die Kraft der Bewegung ... 114
Die Kraft des Höheren Selbst ... 116
Die Reiche der Höheren kosmischen Wesen ... 120
Die Farben des Medizinrades ... 124
Das magische Arbeiten im Kraftplatz ... 125
Das Medizinrad in einem Raum ... 127
Das Reinigen und Weihen des Ortes ... 128
Das Auflegen der Heiligen Richtungen ... 129
Der Kraftplatz im Medizinrad ... 134
Meditationsübungen ... 135
Das fest gebaute Medizinrad in der Natur ... 138
Das Auffinden des persönlichen Kraftplatzes in der Natur .. 138
Das Anrufen der Kräfte ... 144
Die Kreismitte – das Kindesfeuer ... 148
Die vier Schilde des Menschen ... 150
Der Südschild ... 155
Der Ostschild ... 156
Der Nordschild ... 157
Der Westschild ... 158
Das praktische Arbeiten mit den vier Schilden ... 161
Die vier Schilde im Alltag ... 161
Das Arbeiten mit den vier Schilden im Medizinrad ... 163
Das Arbeiten mit den vier Schilden in der Natur ... 165
Die Wahrnehmung der vier Schilde durch vier Personen 169
Die Vier-Schilde-Übung am Baum ... 171
Die zehn Energiezentren oder
Chakras des Menschen ... 174
Das 1. Chakra – das Sonnenrad ... 177
Das 2. Chakra – das Erdrad ... 178
Das 3. Chakra – das Pflanzenrad ... 180

Das 4. Chakra – das Tierrad 181
Das 5. Chakra – das Menschenrad 182
Das 6. Chakra – das Ahnenrad 182
Das 7. Chakra – das Traumrad 183
Das 8. Chakra – das Karmarad 185
Das 9. Chakra – die Aura 186
Das 10. Chakra – unser Höheres Selbst 186
Praktisches Arbeiten mit den Chakras 187
Das Aufwecken der Chakras 187
Atemübungen für die ersten sieben Chakras 188
Die Töne oder das Wachsingen der Chakras 190
Farbmeditation 192
Krankheit und Heilung 194
Magisches Heilen im Medizinrad 197
Die Ergänzung der einzelnen Chakras zur Heiligen 20 198
Die Heilkraft der Kristalle 208
Die drei Verbündeten des Menschen 214
Der Steinverbündete –
der erste und älteste Verwandte des Menschen 215
Steinmeditation 223
Kristalle als Verbündete 225
Der Pflanzenverbündete –
der zweite Verwandte des Menschen 229
Der Tierverbündete –
der dritte Verwandte des Menschen 240
Die Reise in die Welt der Tiere 244
Das Kraftlied 254
Gemeinsame Arbeit mit dem Tierverbündeten:
die Kraftübertragung 255
Der Medizinschild 261

Trommel und Rassel –
zwei weitere Verbündete des Menschen 263
Das Herbeitrommeln der Heiligen Kräfte im Medizinrad 264
Der Gesetzeskreis 268
Die Verteilung und Bedeutung der acht Plätze 270

Heilweg Ritual 274
Reinigungs- und Balancierungsrituale 278
Die Spirale 279
Das Ritual der Spirale 280
Die Schwitzhütte –
das Ritual von Tod und Wiedergeburt 285
Rituale der vier Elemente 294
Das Feuerritual 294
Das Erdritual 299
Das Wasserritual 303
Das Luftritual 306
Das Morgen- und das Abendritual 309
Das Morgenritual 310
Das Abendritual 313
Das Vollmondritual 316
Das Geburtstagsritual – Visionssuche
zu Beginn eines neuen Lebensjahres 323
Das tägliche Leben, ein Ritual 329

Die acht Jahresfeste oder Sonnenfeste der Erde 332
21. Dezember – Das Fest des Südens 338
4. Februar – Das Fest des Südostens 341
21. März – Das Fest des Ostens 342
6. Mai – Das Fest des Nordostens 343
21. Juni – Das Fest des Nordens 344
8. August – Das Fest des Nordwestens 345
23. September – Das Fest des Westens 346
8. November – Das Fest des Südwestens 347

An den Geist des Buches 349

Nachwort – 30 Jahre später 350

Literaturverzeichnis 352

Für alle meine Ahnen und Verwandten

Danke an alle Menschen, die mir helfend und inspirierend bei der Geburt dieses Buches zur Seite standen.

Danke an all die Bäume, die sich herschenkten, um Papier zu werden für dieses Buch.

Vorwort
zur 3. Neuauflage

Heute, am Tag der Wiedergeburt des Lichtes, kurz vor dem Beginn eines neuen Jahrtausends, inspiriert mich diese Kraft zu einem neuen Vorwort meines ersten Buches, das ich 1984 auf einer kleinen Insel geschrieben habe. Die Geschichte dieses Buches, das nun neu gedruckt in Ihren Händen liegt, ist so wunderbar, dass ich sie hier mitteilen möchte: Von Kindheit an war in mir ein tiefes Sehnen nach echter Lehre, etwas, das mir half, mein Leben und meinen Zusammenhang mit der ganzen Schöpfung tiefer zu verstehen. Weder Schule, Philosophie- und Psychologiestudium noch die traditionellen Religionen konnten meinen Drang nach Weisheit stillen. Jedoch der Einbruch einer angeblich unheilbaren Krankheit schloss mir Tor für Tor auf. Dabei kam ich in Berührung mit meiner eigenen Kraft, die sich mir offenbarte als ein Kreis. Kurz danach erkannte ich das »Medizinrad«, das sich mir im Außen wie im Innern mit immer tiefer eindringender Macht öffnete. Dieses Lernen war einzigartig und oft wie ein Sich-Erinnern. Damals, 1984, kam die Einladung, ein Buch über das Medizinrad zu schreiben, für mich völlig unerwartet. Ich war gerade dabei, Deutschland wieder einmal zu verlassen, um fernab von jeglicher Zivilisation einen Steinkreis zu bauen, in dem ich ein Jahr lang leben und lernen wollte. Kurz vor meiner Abreise willigte ich ein, da ich erkannte, dass es die Kraft, die sich hinter dem Wort »Medizinrad« verbirgt, selbst war, die mich schlicht als Diener suchte, um sich mitzuteilen. Bislang war das Medizinrad Geheimwissen der Indianer Nordamerikas. Sie hatten seit Jahrtausenden den Auftrag, dieses Wissen zu bewahren und zu leben. Nachdem nun die Indianer begannen, von kollektiven Visionen inspiriert, die Lehre des Rades zu verbreiten, entstand bei vielen Menschen der Eindruck, es sei eine indianische Lehre. Sehr oft gestaltete sich daraus eine etwas unrühmliche Indianerromantik anstatt persönliches Erwachen und kreatives Mitarbeiten am Heilungsprozess des unnatürlich gewordenen Lebens. Ich selbst stand zu derr Zeit, als ich das Buch schrieb, auch unter dem Einfluss dieser indianischen Befangenheit, konnte aber trotzdem schon den universellen Charakter des Medizinrades hervorheben. Von daher möchte ich dieses Buch nicht neu überarbeiten, es ist in sich rund und für viele Menschen sicher ein gutes Fundament, sich der Natur – der eigenen als auch der äußeren – anzunähern.

Im Laufe der 16 vergangenen Jahre lehrte ich immer mehr diese allumfassende Gültigkeit des Rades, eine Kraft, die alle Menschen, alle Kulturen, verstehen, da sie zurückgeht auf eine Zeit, die universell war. Schließlich ging es mir auch nicht mehr so sehr um das Wissen, sondern um die Weisheit des Medizinrades. Sapientia, das lateinische Wort für Weisheit, kommt von sapere, d.h. schmecken. Weisheit hat also so etwas direktes wie das Ein-ver-leiben einer Kraft, das Zusammenschmelzen von Zwei zu Einem: Ich, die ich wissen oder verstehen möchte, werde ergriffen von der Kraft, bin nicht mehr getrennt von ihr, sondern eins. Als das Rad mir diese Medizin offenbarte, verwandelte sich meine Arbeit in meiner Naturheilpraxis und in meinen Seminaren von Grund auf:

Alles sammelte sich mehr um das Öffnen des Inneren Rades, um das direkte Wahr-Nehmen der Schöpfung, die gleich dem

Kreis, ohne Anfang und Ende, zentriert, ins Zentrum, ins Wesentliche führt. Und darin er-löst sich alles Fragen und Suchen, der Mensch kehrt heim, seine Natur hat ihn wieder zu sich geholt ... und er ist befähigt, sich selbst immer wieder in dieser Einheit auszubalancieren. In dieser direkten Betroffenheit offenbart sich die Medizin der Meditation! Meditation ist nie Wissen, ist immer Weisheit, die undefinierbar und unbenennbar ist. Daher ist es auch fast nicht möglich, über Weisheit zu schreiben! Sie kann nur wahrgenommen werden, jeden Augen-Blick neu! Und deshalb schweigt der Weise!

Im Laufe dieser Jahre bekam ich immer wieder einmal die Rechte an dem Buch zurück; oft war ich fast froh darüber, weil auch ich mich geistig weiterentwickelte. Doch immer wieder hat jemand das Buch wiederentdeckt und neu herausgebracht. So wurde es in Holland und in Amerika veröffentlicht, hier in Deutschland von einer Freundin privat neu aufgelegt und Ihnen heute schließlich vom Schirner Verlag präsentiert. So lehne ich mich zurück und gestatte dieser Eigendynamik des Medizinrad-Buches sich weiterzubewegen!

Wer sich von den Lesern ernsthaft interessiert, die Medizin des Rades jenseits von Worten zu »schmecken«, den möchte ich gerne einladen nach »Monte do Silencio«, einem Kraftort im südlichen Portugal, der ganz dafür da ist. Informationsbroschüre und aktuelles Programm können jederzeit angefordert werden - Adresse siehe letzte Seite des Buches.

Oft nenne ich das Medizinrad »die Universelle Harmonielehre«. Übersetzt bedeutet dies: die Verbindung des Menschen mit dem Universum. Harmonie heißt Verbindung, und Religion kommt von *religio* (lat. Rück-Bindung). Die natürliche Religion ist also unsere Verbindung zum All, das All-Ein(s)-Sein, eben die Liebe! Somit erinnert uns die Praxis des Rades an die natürliche

Liebesfähigkeit, die in jedem Lebewesen »Mensch«vorhanden ist und hilft, uns allen selbst »Medizin« zu sein für alles, was Liebe braucht.

Ich danke den bewegenden Kräften, die dazu beigetragen haben, dieses Buch mithilfe des Schirner Verlages neu zu veröffentlichen und bin gerne bereit, für jedes Echo dazusein!

Planet Erde, Wintersonnwende 1999

Vorwort

Mit diesem Buch will ich keine wissenschaftliche oder anthropologische Arbeit über das Thema Schamanismus vorlegen, darüber ist viel geschrieben worden. Ich gehe vielmehr davon aus, dass seit den letzten Jahren verstärkt eine Bewegung begonnen hat, in der sich die Hüter des Alten Wissens, weithin als Schamanen und Medizinmänner bekannt, von Visionen inspiriert, aufmachten, ihr Land zu verlassen, um zu uns, ihren Weißen Brüdern, zu kommen. Ihr Kommen ist nicht zufällig, der Zeitpunkt ist innerhalb des allem zugrunde liegenden Schöpfungsplans sinnvoll gewählt. Es ist der Beginn des Wassermannzeitalters, nachdem die Sonne mehr als 2000 Jahre unter dem Sternzeichen der Fische gewirkt hat. Mit dem Auftauchen des Wassermanns und dem Versinken der Fische stehen wir heute an einer Zeitenwende. Noch ist offen, wie der Kampf endet: Siegt die von vielen prophezeite Katastrophe oder entwickelt sich eine neue Dimension des Bewusstseins? Die Entscheidung liegt im Willen und Wollen der Menschheit selbst und in einer uralten, für uns aber erst jüngst wiedergeborenen Sichtweise: Dem holistischen Weltbild vom Menschen und seiner Stellung im Ganzen. Wir stehen heute inmitten der Geburtswehen eines neuen Zeitalters. Die Geburt des wassermännischen Geistkindes kann nur dann heil und glücklich erfolgen, wenn sich das Alte Wissen mit dem unsrigen intellektuellen vermählt. Wenn Ideologien, Dogmen, Sekten … ihre Schleier fallen lassen und der Mensch in direkter, lebendiger Erfahrung zu seiner Ur-Religion zurückfindet. Die Schamanen und der Weiße Bruder sind heute gemeinsame Brückenbauer eines neuen – kosmischen – Menschenbildes, das kraft seines Geistes Anteil hat am Großen Geist, dem Göttlichen, und damit zum schöpferischen Mitarbeiter des Universums wird. Die Schamanen, die jetzt zu uns gekommen sind, wussten, dass nun die Zeit des Austausches und des Verstehens verschiedenster Kulturen angebrochen ist. Alle Menschen, die hören wollen, können das Sinnbild erfassen, nicht mehr mit dem rationalistisch ausgerichteten Denken, sondern mit dem Denken vom Herzen, welches die einzig wahre Kommunikation aller Völker ist. Vieles können wir von den Schamanen lernen: Den Blick fürs Ganze, das Erwecken unserer Instinkte und unserer intuitiven Kräfte, die wahre Kraft des Denkens, den Zugang zum Urquell, von dem wir unsere Visionen empfangen. Sie können uns lehren, unseren persönlichen Platz innerhalb des Ganzen zu finden und die damit verbundene Aufgabe, der Heilung der Erde, zu erkennen. Von uns, ihren Weißen Brüdern, können die Schamanen lernen, wie man durch Einbeziehung des Intellekts intuitiv Erkanntes begrifflich auf das Ursprüngliche hin ordnen und dem Bewusstsein Struktur geben kann. Die Botschaft der Schamanen ist keine Aufforderung an uns, zurückzugehen in vergangene Epochen der Weltgeschichte auf der Suche nach den Lebensweisen der damaligen Menschen. Vielmehr lautet sie, den Blick ganz (!) dem Gegenwärtigen zuzuwenden und den Ort unseres persönlichen Zentrums, unserer Wesensmitte, zu entdecken. Es gilt, nicht mehr auf den Erlöser zu warten, sondern die Erlösung selbst in die Hand zu nehmen. Die Neue Zeit verlangt Arbeit, besser Mitarbeit, von jedem Einzelnen; es ist die Arbeit für das Ganze, die Arbeit für das Gleichgewicht allen Lebens, die Arbeit für den Frieden und für die Heilung unseres Planeten. Jeder von uns wird in dieser Zeit ermuntert, sein Talent dafür sinnvoll einzusetzen, wobei der Sinn sich immer da zeigen wird, wo der Einzelne seine Verknüpfung mit dem Ganzen erkennt. Das für unsere westliche Kultur so charakteristische Nehmen und Ausschöpfen der Erde müssen wir selbst wieder in Balance bringen. Dies können wir nur, wenn wir uns das Getrenntsein von unserem wahren Ursprung bewusst machen und uns mit dieser schöpferischen Urquelle wieder verbinden, denn wer sich an ihrem Wasser labt, erfährt die Kraft der Inspiration. Hier geschieht durch persönliche Verbindung zum göttlichen Geist die individuelle Taufe zum wahren Wassermann. Und dort schließt jeder auf schamanische Weise seinen Bund mit den Kräften des Kosmos, indem jeder für sich lernt, sein eigenes Schicksal zu lesen und seiner Gesetzmäßigkeit zu folgen. Aus dieser Quelle kann jeder das schöpfen, was er als Einzelner der Erde zu ihrer Heilung und Verschönerung zurückgeben will. Das Geben eines jeden von uns ist das übergeordnete Thema, das die Menschen zusammenführt und an dem sie erfinderisch und freudig ihre persönliche Aufgabe entdecken werden oder, wie es bei den Schamanen heißt, »ihren Traum wachtanzen, ihn vom Himmel auf die Erde bringen«. Das Karrierestreben und den Missbrauch von Macht für Eigennutz oder Unterdrückung, beides Gesellen von Einsamkeit und Unmenschlichkeit, können wir verwandeln zu wahrer Meisterschaft und Freundschaft, wenn sich jeder bewusst im Sinnzusammenhang mit dem Ganzen weiß. – Nur von dort aus wird jeder zum Förderer des eigenen Talents und dem der anderen.

Und hier begegnen wir der Absicht dieses Buches: Im wassermännischen Sinn gesprochen will es ein freundschaftlicher Begleiter sein, der, natürlich immer nur in der Begrenztheit eines Buches, das mehr als 45 000 Jahre alte Wissen des Heiligen Kreises teilen möchte, das uns erst heute durch seine Hüter und Bewahrer, die nordamerikanischen Indianer, wieder offenbart wurde: das Medizinrad.

Mein persönlicher Wunsch ist, die vier Wege des Rades mit Ihnen gemeinsam für die Zeitspanne dieses Buches zu begehen, sie Ihnen offenzulegen, soweit dies möglich ist. Ich will Ihnen Anregungen, Impulse, praktische Übungen vermitteln, die Sie ermutigen sollen, Ihre eigene Fantasie aufzuwecken, um Ihre eigene Medizin zu finden, die Sie dem Ganzen geben können. Dieses Buch will den Kreis öffnen, das Wissen hinaustragen, es öffentlich machen, denn es ist nicht für speziell Auserwählte bestimmt. Deshalb habe ich auch versucht, es so zu schreiben, dass zu seinem Verständnis esoterische Kenntnisse nicht notwendig sind. Damit der Begriff »Schamanismus« etwas anschaulicher und lebendiger wird, habe ich in Kapitel I seine Geschichte und seine Inhalte kurz zusammengefasst, um dann mit Kapitel II, der eigentlichen Botschaft der Schamanen für die Gegenwart, an der geschichtlichen Kette anzuknüpfen. Das Zentrum des Buches ist Kapitel III. Hier baue ich das Medizinrad auf, erkläre seine Struktur, die vier Heiligen Richtungen, die vier Zwischenrichtungen, die Offenbarung der Ganzheit in den Heiligen 20 Zahlen. Alle praktischen Übungen, die immer wieder das Theoretische mit dem konkreten Lernen im Tun verknüpfen wollen, basieren auf der Grundstruktur des Medizinrades, das ich schlicht als wassermännisches Handwerkszeug bezeichnen möchte.

Wir alle sind Lehrlinge, die in sich den Born des wahren Meisters tragen auf dem Weg der Visionssuche, der jeden Einzelnen in Medizinmann oder Medizinfrau verwandelt.

In der Hoffnung, durch mein Teilen alle Leser teilhaben lassen zu können an einer starken Medizin, in Liebe zu den Menschen

Marielu Lörler

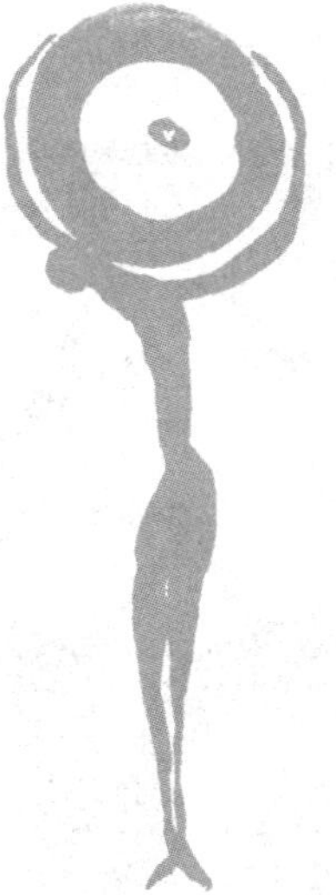

WESEN UND GESCHICHTE DES SCHAMANISMUS

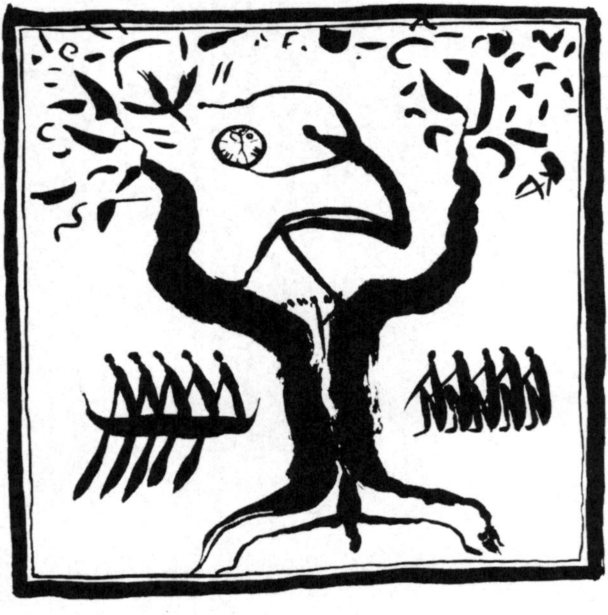

Was ist ein Schamane?

Schamane, Medizinmann, Heiler, Zauberer, Magier, Hexer – es gibt viele Bezeichnungen, und in wissenschaftlichen Arbeiten über diese Themen finden wir klare und weniger klare Definitionen. Wie schon erwähnt, will dieses Buch aber nicht streng wissenschaftlich vorgehen. Doch um den Kern ihrer Lebensphilosophie verstehen zu können, müssen wir uns einigen, wer diese Menschen sind, um an ihrem Gedankengut teilhaben zu können. Deshalb soll an dieser Stelle das wesentliche Merkmal ihrer Unterscheidung, insbesondere hinsichtlich ihrer Aufgabe, dargestellt werden und kein anthropologischer Exkurs über die Vielfalt ihrer Erscheinungsformen.

Am meisten interessiert uns der Begriff des »Schamanen«, da er der ursprünglichste und umfassendste ist. Das Wort »Schamane« kommt aus dem ostsibirischen Raum, einem Gebiet, wo der Schamanismus am stärksten ausgeprägt war, und wo vielleicht sogar sein Ursprung liegt. Übersetzt in unsere Sprache heißt Schamane »sich anheizen, verbrennen, mit Hitze oder Feuer arbeiten«. In diesen Ausdrücken finden wir auch gleich das wesentliche Merkmal eines Schamanen. Er ist Meister der Energie, des Feuers als Medium der Verwandlung. Er erkennt, dass alles Leben der Erde hinter dem materiellen Gewand ein energetisches trägt, mit dem es im wechselseitigen Austausch mit der Anderen Welt, der unsichtbaren, der geistigen Welt, in Verbindung steht. In den Begriffen »Energie, Hitze, Feuer, Brennen« spiegelt sich die Erfahrung eines Schamanen wider, die er tatsächlich erlebt, wenn er in der Anderen Welt weilt und dort den Geistern, Göttern oder dem Höchsten Wesen begegnet. Die charakteristische Fähigkeit eines Schamanen ist sein wirklicher Zugang und Kontakt mit den Wesen der Anderen Welt, mit den Wesen des Himmels. Die Berührung mit dieser Welt erlebt er als magischen Flug, als Ekstase, mit der Einsicht in die ursprüngliche Einheit von Himmel und Erde, von Gott und Mensch. Er wird somit zum Mitwisser der Schöpfung und zum wichtigsten Vermittler der beiden Welten innerhalb seiner Lebensgemeinschaft, für deren harmonisches Fortbestehen er den Willen der Götter als allein maßgebenden bekunden konnte. Auf seinen magisch-ekstatischen Reisen in außerirdische Gefilde wird er eingeweiht in das allen Kulturen der Frühgeschichte bekannte Leitmotiv des Mysteriums von Tod und Wiedergeburt, das er konkret am eigenen Leibe nachvollzieht. Er erlebt dieses Geheimnis in der Transformation vom Physischen ins Seelische. Der Schamane kann willentlich seinen Körper vorübergehend verlassen und ins Reich der Seelen gelangen, da er selbst ganz zur Seele wird. Mircea Eliade, ein Mann, der sich fast sein ganzes Leben mit Schamanismus beschäftigte, beschreibt die Ekstasefähigkeit des Schamanen als Urphänomen, da es, unabhängig vom geschichtlichen Wandel und von Zivilisationsformen, ein Bestandteil der menschlichen Verfassung sei; es war der gesamten archaischen oder primitiven Menschheit bekannt. Aus der ekstatischen Erfahrung, die der Schamane im tatsächlichen (wenn auch nur vorübergehenden) Sterben erfährt, entspringt sein Wissen über die Unsterblichkeit der Seele und die Existenz der Anderen Welt mit all ihren Wesen. Zu dieser Fähigkeit war der Schamane privilegiert. Als Auserwählter, der Zutritt ins Reich der Götter hatte, wurde er von seiner Gemeinschaft verehrt, und seine Weisungen wurden als Stimme der Götter befolgt.

Berufungsweisen zum Schamanentum

Unzählige Beispiele von Naturvölkern zeigen, dass der Schamane auf spezielle Weise zu seinem Beruf gefunden hat. Man darf daher auch treffender von »Berufung« sprechen, von einer göttlichen Auserwählung. Wie aber äußert sich diese für den künftigen Schamanen? Oft geschieht der Wink durch eine schwere Krankheit, die dem Erkrankten schließlich als Heilungsweg die Botschaft übermittelt, alles hinzulegen und den Weg des Schamanen zu gehen. Eine andere Berufungsweise ist die einer plötzlichen Vision, in der dem Berufenen ein Geistwesen erscheint (meist ein Geist seiner Ahnen oder eines verstorbenen Schamanen) und ihm den Auftrag zum Schamanisieren gibt. Auch im Traum, in dem die Kandidaten bisweilen ihren ganzen Lehrlingsweg bis hin zum Einweihungsritual tranceartig miterleben, erfahren sie ihren Ruf. Wieder andere werden von einem Blitz getroffen, der sie nicht tötet, nur ihre bisherige persönliche Geschichte auslöscht, und sie schlagartig ihre eigentliche Aufgabe erkennen lässt. Es gibt auch Beispiele für die erbliche Weitergabe des Schamanenguts, das über Jahrhunderte hinweg innerhalb einer Familie bleiben kann.

Das Erlangen der schamanischen Fähigkeiten

In der Tradition des Schamanismus zeigen sich zwei Lehrwege, die dem Schamanen beim Erwerb seiner Kräfte begegnen können: Zum einen wird der Kandidat im Erlebnis der Ekstase zu Geistwesen hingeführt, die ihn meist sein Leben lang als Lehrer und besondere Schutz- oder Hilfsgeister begleiten. Es sind seine Verbündeten, die ihm schrittweise die Andere Welt eröffnen. Der andere Weg führt über eine Lehrzeit bei einem erfahrenen Schamanen. Bei allen Naturvölkern der Erde kristallisieren sich auf dem Weg zum Erwerb schamanischer Fähigkeiten gemeinsame Grundmuster heraus, die entscheidende Stufen der schamanischen Lehrzeit darstellen und vom Schüler gemeistert werden müssen, um schließlich selbst der ekstatische Meister zu werden.

Eine der wesentlichsten Etappen ist die Erfahrung des eigenen Todes und die daraus erfolgende Wiedergeburt, in der der Novize die Erneuerung seiner Person erlebt, die nie mehr zur alten werden kann. Der eigentliche Eintritt in seine wahre Berufung beginnt damit. In diesem Erlebnis überschreitet er zum ersten Mal die Grenzen seiner irdischen Existenz und gelangt zu seinem göttlichen Ursprung. Aus den Erlebnisberichten künftiger Schamanen wissen wir, dass sie den Durchbruch in die Andere Welt als tatsächlich gemachte Reise erleben, die sie als Seele ohne ihren Körper antreten. Sie sind schwerelos und haben die Fähigkeit zu fliegen, verstehen die Sprache der Tiere, Pflanzen und Steine, begegnen anderen Seelen …

Hören wir hier den Bericht eines avam-samojedischen Schamanen aus Sibirien über die Erlebnisse seiner Einweihungsreise*:

Dieser (der Schamanenanwärter) bekam die Pocken und war drei Tage bewusstlos, fast tot, sodass man ihn beinahe am dritten Tag begraben hätte. Während dieser Zeit fand seine Initiation statt. Er erinnerte sich, dass er mitten auf einen See getragen wurde. Dort hörte er Stimmen der Krankheit (also der Pocken) zu ihm sprechen: »Du erhältst von den Herren des Wassers die Gabe zu schamanisieren. Dein Schamanenname ist huottarie (Taucher).« Darauf wühlte die Krankheit das Wasser des Sees auf. Er stieg aus dem Wasser und kletterte einen Berg hinan. Dort begegnete er einer nackten Frau und begann, an ihrer Brust zu saugen. Die Frau, wahrscheinlich die Herrin des Wassers, sagte zu ihm: »Du bist mein Kind, darum lasse ich dich meine Brust saugen. Du wirst vielen Schwierigkeiten begegnen und es sehr schwer haben.« Der Gatte der Herrin des Wassers, der Herr der Unterwelt, gab ihm nun zwei Führer, ein Hermelin und eine Maus, die ihn in die Unterwelt führten. Als sie auf einem hochgelegenen Ort angekommen waren, zeigten seine Führer ihm sieben Zelte mit zerrissenen Dächern. Er trat in das erste ein und traf dort die Bewohner der Unterwelt und die Männer der großen Krankheit (der Pocken). Diese rissen ihm das Herz heraus und warfen es in einen Kochtopf. In den anderen Zelten lernte er den Herrn des Wahnsinns kennen und die Herren aller Nervenkrankheiten, auch derjenigen der bösen Schamanen. Auf diese Weise lernte er die verschiedenen Krankheiten kennen, welche die Menschen quälen. Darauf kam der Kandidat, immer hinter seinen Führern, in das Land der Scha-

* Mircea Eliade: Schamanismus und archaische Ekstasetechnik, S. 48–52.

maninnen, welche ihm Kehle und Stimme kräftigten. Von dort wurde er zu den Ufern der Neun Seen getragen. In der Mitte eines dieser Seen fand er eine Insel, und in der Mitte der Insel erhob sich eine junge Birke bis zum Himmel. Das war der Baum des Herrn der Erde. In seiner Nähe wuchsen neun Kräuter, die Ahnen von allen Pflanzen der Erde. Der Baum war von Seen umgeben, und in jedem See schwamm eine Vogelart mit den zugehörigen Jungen; da gab es verschiedene Arten von Enten, einen Schwan, einen Sperber. Der Kandidat besuchte alle diese Seen; einige davon waren salzig, andere wieder so heiß, dass er sich ihrem Ufer nicht nähern konnte. Als er damit fertig war, hob der Kandidat den Kopf und gewahrte im Wipfel des Baumes Menschen aus mehreren Nationen: Tavgy-Samojeden, Russen, Dolganen, Jakuten und Tungusen. Er hörte Stimmen: »Es ist beschlossen worden, dass du ein Tamburin (das heißt einen Trommelstock) aus den Ästen dieses Baumes bekommen sollst«, worauf der Kandidat mit den Seevögeln fortflog. Als er sich vom Ufer entfernte, rief ihm der Herr des Baumes zu: »Mein Ast ist eben heruntergefallen, nimm ihn und mach dir daraus eine Trommel, sie soll dir dein Leben lang dienen.« Der Zweig hatte drei Gabelungen, und der Herr des Baumes befahl ihm, sich drei Trommeln zu machen, die von drei Frauen bewacht werden mussten, jede Trommel für eine spezielle Zeremonie; eine zum Schamanisieren bei den Wöchnerinnen, die zweite für die Heilung der Kranken und die letzte zur Auffindung der im Schnee Verirrten. Ebenso gab der Herr des Baumes auch allen anderen Männern im Baumwipfel einen Ast. Dann aber stieg er in Menschengestalt bis zur Brust aus dem Baum hervor und rief: »Einen einzigen Ast gebe ich den Schamanen nicht, sondern behalte ihn für die übrigen Men-

schen. Sie dürfen sich aus diesem Ast Wohnungen machen und ihn auch sonst verwenden. Ich bin der Baum, der allen Menschen das Leben gibt.« Der Kandidat drückte den Ast an sich und wollte eben seinen Flug wieder aufnehmen, als er von Neuem eine menschliche Stimme hörte, die ihm die medizinischen Kräfte der sieben Pflanzen kundtat und Anweisungen für die Kunst des Schamanisierens gab. Doch müsse er drei Frauen heiraten (was er übrigens auch tat; er heiratete drei Waisen, die er von den Pocken geheilt hatte).

Darauf kam er an einen unendlich großen See und fand dort Bäume und sieben Steine. Diese Steine sprachen der Reihe nach mit ihm. Der erste hatte Zähne wie ein Bär und eine Höhlung in der Form eines Korbes und eröffnete ihm, dass er der Stein der Erdpressung sei; er beschwere mit seinem Gewicht die Felder, damit sie nicht vom Wind davongetragen würden. Der zweite diente zum Schmelzen des Eisens. Er blieb sieben Tage bei den Steinen und lernte so, wozu sie den Menschen dienen konnten.

Die beiden Führer, die Maus und das Hermelin, führten ihn nun auf ein hohes, rundes Gebirge. Er sah eine Öffnung vor sich und drang in eine leuchtende Höhle ein; sie war mit Spiegelglas ausgekleidet und in der Mitte war etwas, das wie ein Feuer aussah. Er bemerkte zwei nackte, aber mit Haaren bedeckte Frauen wie Rentiere, und er sah, dass keines von den Feuern brannte, sondern dass das Licht von oben durch eine Öffnung hereinkam. Eine von den beiden Frauen teilte ihm mit, dass sie schwanger sei und zwei Rentiere zur Welt bringen werde; das eine werde das Opfertier der Dolganen und Evenken, das andere der Tavgy sein. Sie gab ihm noch ein Haar, das ihm von Wert sein werde, wenn er für die Rentiere zu schamanisie-

ren habe. Die andere Frau brachte ebenfalls zwei Rentiere zur Welt, Symbole der Tiere, die dem Menschen bei der Arbeit helfen und ihm auch zur Nahrung dienen sollten. Die Höhle hatte zwei Öffnungen, eine nach Norden, eine nach Süden; zu jeder schickten die Frauen ein junges Rentier hinaus, das den Waldleuten (den Dolganen und Evenken) helfen sollte. Auch die zweite Frau gab ihm ein Haar; wenn er schamanisiere, wende er sich im Geist nach dieser Höhle. Nun kam der Kandidat in eine Wüste und sah in weiter Ferne ein Gebirge. Nach dreitägigem Marsch war er dort angelangt, drang durch eine Öffnung ein und begegnete einem nackten Mann, der mit einem Blasebalg arbeitete. Über dem Feuer befand sich ein Kessel »so groß wie die halbe Erde«. Der Nackte erblickte den Novizen und ergriff ihn mit einer riesigen Zange; der konnte gerade noch denken: »Ich bin tot!« Der Mann schnitt ihm den Kopf ab, teilte seinen Körper in kleine Stücke, warf alles in den Kessel und kochte den Körper darin drei Jahre lang. Dort waren auch drei Ambosse, und der Nackte schmiedete seinen Kopf auf dem dritten, auf dem die besten Schamanen geschmiedet wurden. Dann warf er den Kopf in einen von den drei Töpfen, die dort standen, in dem das Wasser am kältesten war. Bei dieser Gelegenheit entdeckte er Folgendes: Wenn er zu jemandem gerufen wurde, um ihn zu heilen, und das Wasser sei sehr heiß, dann sei es nutzlos zu schamanisieren, denn der Mensch sei schon verloren; bei lauwarmem Wasser sei er krank, werde aber gesunden, und das kalte Wasser sei das Kennzeichen für einen gesunden Menschen.

Der Schmied fischte nun seine Gebeine auf, die in einem Fluss schwammen, setzte sie zusammen und bedeckte sie mit Fleisch. Er zählte sie und teilte ihm mit, er habe drei Stück zu-

viel, er müsse sich also drei Schamanenkostüme verschaffen. Er schmiedete seinen Kopf und zeigte ihm, wie man die Buchstaben darin lesen kann. Er wechselte ihm die Augen aus, deshalb sieht er, wenn er schamanisiert, nicht mit seinen fleischlichen Augen, sondern mit diesen mystischen. Er durchstach ihm die Ohren und setzte ihn damit in den Stand, die Sprache der Pflanzen zu verstehen. Darauf fand sich der Kandidat auf dem Gipfel eines Berges und erwachte endlich in seiner Jurte bei den Seinen. Jetzt kann er singen und schamanisieren ohne Ende, ohne jemals müde zu werden.

Hier endet der Bericht. Aus allen Schilderungen der Einweihungen geht hervor, auf welch spezielle Weise dem Schamanennovizen sein persönlicher Heilbereich zugewiesen wird; die mythischen und religiösen Symbole ähneln sich jedoch auf verblüffende Weise. So findet jeder seine eigenen Verbündeten, seine Hilfs- oder Schutzgeister, die ihm die Einheit allen Lebens zeigen und ihm immer zur Seite stehen. Dadurch, dass dem Schamanenanwärter im obigen Bericht sein altes Leben genommen wurde, seine gewohnte Wahrnehmungsweise starb und er neu zusammengesetzt wurde – wiedergeboren mit mystischen Sinnesorganen –, wurde er eins mit allen Wesen, vor allem den Naturkräften, deren Sprache er nun verstand. Bezeichnend ist auch immer der neue Name, den der Novize erhält, der ihn an die Erneuerung seiner selbst und seine neue Aufgabe erinnern soll, und die Zaubergegenstände, die er von den Helfern überreicht bekommt, die für sein Leben lang wichtige Antennen zur unsichtbaren Welt bleiben, wenn er sie gerecht, das heißt für Heilzwecke anwendet. Diese Gegenstände nennt man Kraftgegenstände. Als Symbol der Kraft setzt sie der Schamane bei seinen rituellen Zeremonien ein, wobei er damit in die verschiedenen Bereiche, die diese Symbole darstellen, eindringen kann und von ihren Geistern Hilfe und Rat bekommt, ohne die er niemals heilen könnte. Erstaunlich ist, dass in den verschiedensten Kulturen das Schamanenzubehör oder Medizinbündel fast immer die gleichen Dinge enthält: Trommel, Rassel, Feder, Kräuter, die Heilige Pfeife, Tabak, Kristalle, Steine, Tiermasken, Felle, Häute, Knochen, Muscheln, Spiegel, Münzen und ein Zeremoniengewand. Alles sind rituelle Instrumente mit verschiedenen Funktionen für Heilsitzungen.

Eine andere Lernweise, die den Novizen Zugang zu den magischen Kräften gewährt, ist die Erfahrung in der Einsamkeit, draußen in der Natur, die meist von Fasten und anderen persönlichen Opfern begleitet ist. Bei den nordamerikanischen Indianerstämmen nennt man diese Übung »Visionssuche«. Man fleht um eine Vision, um seine »Medizin«, man bittet die Naturkräfte um Zeichen. Ein alter Huichol-Indianer aus den Hochebenen Mexikos erzählte auf dem Schamanentreffen von seiner Visionssuche, die ich hier in meinen Worten wiedergeben will: Er verbrachte drei Monate auf einem hohen Berg. Während dieser Zeit fastete er, sah keinen Menschen, sprach mit niemandem außer dem Feuer, das er die ganzen Tage und Nächte über in Brand hielt. Er betete zum Geist dieses Elements, erzählte ihm seine Träume und wandte sich mit allen Fragen im Vertrauen an ihn. Nach und nach verstand er, was das Feuer ihn lehrte. All seine inneren Zweifel und Ängste spiegelten sich in Wesen wider, die ihm nachts erschienen, ihn versuchten, quälten und hart prüften. Doch er hielt stand, und am Ende des dritten Monats offenbarte ihm der Geist des Feuers seine Medizin. Ein Funke wuchs aus den Flammen hervor und traf ihn auf der Stirn zwischen den

Augen, ohne ihn dabei zu verletzen. Vielmehr spürte er, wie er davon mit Kraft und Liebe erfüllt wurde. Das Feuer taufte ihn zum Schamanen, teilte ihm seine Aufgabe zu und schenkte ihm seine Medizin, die Kraft zur Heilung. Glücklich und gestärkt kehrte er in sein Dorf zurück, wo er heute noch als mächtiger Schamane wirkt.

Das Lernen in der Natur durch geduldiges, erwartungsfreies Beobachten, durch Übung im instinkthaften Wahrnehmen gleich einem Tier, diese Hingabefähigkeit ist ein notwendiges Muss für viele Schamanenlehrlinge. Ihre Sinnesorgane müssen sensibilisiert werden, um die verschiedenen Strömungen und Schwingungen der Erde erkennen und schließlich die unsichtbare Welt und ihre Wesen sehen zu können. Bei manchen Völkern wird das Lernen in der Natur durch rituelles Rauchen halluzinogener Kräuter unterstützt oder durch die Einnahme bestimmter Getränke oder Pilze, die eine rauschartige Wirkung erzeugen. Auf diesen Reisen erscheint dem Schüler dann der Geist des magischen Krautes und unterrichtet ihn in der Pflanzenheilkunst – vorausgesetzt, dies ist jener Bereich der Heilkunst, der ihm zugewiesen wird.

Wichtig ist letztlich die innere Einstellung des Lernenden. Jeder Tag bedeutet erneutes Lernen, solange er auf Erden lebt.

Schamanismus und kosmisches Weltbild

Wie wir bereits gehört haben, besteht die Besonderheit des Schamanen darin, dass er bereits auf Erden Zugang in die Andere Welt hat. Kraft seines Willens kann er ganz in die für den Normalsterblichen unsichtbare Welt übergehen, ohne dabei Schaden zu erleiden – wie es bei den »Wahnsinnigen« und »Verrückten« unserer Gesellschaft der Fall ist, die zwar die Gabe besitzen, die Andere Welt zu erreichen, diesen Ausflug jedoch nicht mehr mit dem Irdischen zu koppeln vermögen. Ein Schamane kommt nicht »ver-rückt« von seinen Reisen zurück auf die Erde, denn er besitzt den Code, seine überirdischen Erfahrungen zu dechiffrieren, ihren Symbolcharakter aufzuschlüsseln und sie wirklich werden zu lassen, wie es seine Aufgabe, für das Wohl und Heil seiner Gesellschaft zu sorgen, verlangt. Er ist innerhalb seines Stammes der Auserwählte, aus dessen Stimme die Stimme des Höchsten Wesens spricht. Im archaischen Schamanismus, also da, wo er uns in seiner Ursprünglichkeit begegnet, offenbart sich die Andere Welt als Ober- und Unterwelt, wobei die Oberwelt den Himmel und das Reich der Götter, und die Unterwelt das Reich der Toten, der Seelen, versinnbildlicht. Woher kam die Vorstellung, die Welt auf diese Weise einzuteilen?

In der mythischen oder vorgeschichtlichen Zeit, als der Mensch noch keinen Kalender ersonnen hatte, erhob man den Blick zum Himmel mit seinen Gestirnen. Hier standen die Großen Gesetze der universellen Bewegung geschrieben, hier demonstrierte der Lauf von Sonne und Mond dem Aufblickenden die Kreisläufe des Lebens und Sterbens, aus dem wieder Leben geboren wird, das wieder sterben muss und sich unendlich auf diese Weise fortbewegt, getragen von einer Gesetzmäßigkeit, der alles, was ist, unterliegt. Und die Menschen, die die Zeichen, die Sprache der Gestirne verstanden, erkannten, dass sich Oberes im Unteren spiegelt und umgekehrt. So fand man die Verbindung von der Erde zum Himmel und von der Erde in die Tiefe, und als Sinnbild diente der Weltenbaum, die Mittelachse der Erde, die Sonnenwendachse mit ihren beiden Polen, der Sommersonnenwende und Wintersonnenwende, dem höchsten und tiefsten Stand der Sonne, ihrem Sterben und Wiedergeborenwerden. Die Öffnung zum Himmel war der Polarstern, um den herum die anderen Sterne stehen. In der Alten Zeit wurde jeder Ort, der den Zugang oder Eintritt überirdischer Wesen gewährte, als Zentrum der Erde bezeichnet. Daraus ergab sich auch die Gleichsetzung des Weltenbaumes mit dem Mittelpunkt der Welt und die Heiligung des Baumes. In jedem Baum sahen die Menschen die Verbindung des Irdischen mit dem Göttlichen, da er dies auf anschaulichste Weise ausdrückt durch seine Wurzeln, die in die Tiefe des Dunkels dringen, ihm festen Halt in der Erde verleihen, und durch seine Krone, die im sich ausbreitenden Geäst dem Licht zustrebt! Der Alte Mensch konnte sich diesem Wissen des Baumes noch vertrauensvoll öffnen; für den Schamanen war er der wichtigste Ort, da er ihm zum Durchbruch ins Reich der Götter und ins Reich der Seelen verhalf. Ähnliches Gedankengut finden wir im Mythos vom Lebensbaum des Paradiesgartens, der zum Todesbaum wird, als der Mensch aus der unmittelbaren Einheit mit dem Göttlichen herausfällt und die

Erkenntnis der Getrenntheit, der Gegensätzlichkeit gewinnt. Für den Schamanen besteht noch der ursprüngliche paradiesische Zustand: Der Weltenbaum ist der Lebensbaum, der nie versiegende Quell, aus dem die Idee der Schöpfung sich ihm in ihrer Helligkeit (Ganzheit, Vollendung) kundtut, ihn teilhaben lässt durch die Gabe der Inspiration. Deshalb sitzen bei vielen Naturvölkern die Schamanen heute noch in den Wipfeln von Bäumen, wo sie tranceartig im Reich der Götter und Seelen weilen, wo sie Unterweisung bekommen und ihnen oft Einblick in die Zukunft gestattet wird.

Die schamanische Reise in die Unterwelt, ins Reich der Verstorbenen, erfolgte über die Öffnung des Weltenbaumes nach unten, ins Dunkel des Erdreichs. Dazu diente meist ein großes Astloch oder ein Brunnen oder eine Quelle, die fast immer zu einem Heiligen Baum gehörten. Die Erlebnisse der Schamanen berichten ausführlich über ihre Durchquerungen eines großen Wassers, die von allerlei Ungetier behindert werden. Die Reise ins Reich der Toten hat immer etwas Gefährliches an sich, dem nur ein wissender Schamane widerstehen kann. Im ursprünglichen Schamanismus waren die Abstiege in die Unterwelt fast ausschließlich für die Heilung einer kranken Seele vonnöten – heute werden sie von vielen Schamanen noch praktiziert, wenn es um die Suche nach der Wurzel einer Krankheit geht.

Die Aufgaben eines Schamanen

Warum wurde und wird dem Schamanen so große Bedeutung zugemessen? Vergötterte man ihn nur, weil er zu magischen Kunststücken fähig war, weil er in den Augen der anderen wahre Wunder vollbrachte? Nein, dies können nur äußerliche Betrachtungen sein, die am Wesentlichen vorbeigehen. Ein Schamane genießt allein deshalb derart viel Achtung und Ansehen vonseiten seiner Stammesmitglieder, weil er absolut notwendig ist für den Zusammenhalt einer Gemeinschaft. Er war nicht nur der Zauberer, der aus allen herausragte; seine Funktion war eingebettet in ein Geflecht von Anforderungen, die das Leben einer Gemeinschaft an jemanden stellt, der im Besitz magischer Kräfte ist. Dadurch war der Schamane zugleich geschützt: Durch seine überirdischen Kräfte nimmt er eine Machtposition ein, die ihn an die Spitze seines Stammes stellt und die er auch missbrauchen könnte. Dieser Gefahr des Machtmissbrauchs muss sich jeder Schamane sein Leben lang stellen, er ist dagegen nie völlig gefeit und muss sich hinsichtlich der Verantwortung seines Tuns immer wieder aufs Neue prüfen. Deshalb muss er auch bei seiner Einweihung zum Schamanen einen öffentlichen Vertrag schließen, worin er beeidet, sich nur dann zum Schamanisieren zu begeben, wenn es der Gemeinschaft oder dem einzelnen Anliegen förderlich ist.

Betrachten wir nun die Aufgaben eines Schamanen, seine »Dienstleistungen« für den Stamm. In ihm sind eine ganze Reihe von Berufen integriert, die vom Priester, Arzt, Psychologen,

Zeremonienmeister, Wettermacher, Wahrsager, Astronomen und Astrologen bis hin zum Künstler reichen. Alle diese Berufe lassen sich unter dem Begriff »Heiler« zusammenfassen, wenn wir im Wort »heilen« den Sinnzusammenhang von heilen – heilig – ganz machen erkennen (siehe dazu: whole – holy – heal im Englischen). In all seinen Funktionen geht es nur um das Heilen, um den Überblick, um das Wissen der Zusammenschau, das heißt die Relation des Einzelnen zum Ganzen. Der Ausgangspunkt jeder schamanischen Handlung ist somit, ein Problem bis zu seinen Wurzeln zu verfolgen und die Heilung oder Lösung desselben dann in der Wiederverbindung zum Ganzen, zum kosmischen Gesetz, zum Schicksal zu finden.

Bei den Naturvölkern versteht man Krankheit oder sonst ein hereinbrechendes Unheil, das dem Menschen widerfährt, immer als ein Zeichen, dass mit seiner Seele etwas nicht mehr stimmig ist. Wichtig ist auch der Gedanke der Eigenverantwortung und des Schuldigseins an der Entstehung einer Krankheit. Dem Schamanen oblag nun die Aufgabe, das bestehende Ungleichgewicht aufzuschlüsseln, sodass die Seele des Kranken wieder in Harmonie mit seinem Körper und seinem Geist leben kann, ein Zustand, den wir mit dem Wort »Gesundheit« bezeichnen. Er erklärt dem Hilfesuchenden, dass die Krankheit, an der er leidet, eine große Chance für ihn sein kann, wenn er sich bemüht, ihre Botschaft zu entziffern, da sie ihm nur zeigt, dass er sich auf einem Irrweg befindet, der in Wahrheit mit seiner Schicksalsbestimmung nichts zu tun hat. Die Krankheit führt ihm nur vor, was mit ihm geschehen ist, stellt sie doch, physisch gesehen, immer einen Vorgang dar, der, losgelöst vom Gesamtgefüge des Organismus, seinen Eigenwillen durchsetzt zum Schaden des Ganzen. Der Schamane als Heiler hilft dem Kranken, seine Beziehung zum Ganzen wiederzugewinnen, was in erster Linie auf religiöser oder spiritueller Ebene geschieht, auf der aber Körper und Seele miteinbezogen sind. Er hilft dem Kranken so weit, als er Hindernisse freilegt, die die Sichtweise zum Ganzen versperren. Die eigentliche Heilarbeit beginnt dann beim Kranken selbst, denn durch diese »Vorarbeit« ist nun sein eigener »innerer Heiler« aufgeweckt, mit dessen Hilfe er die Botschaft seiner Krankheit erfahren und sie schließlich in Gesundheit verwandeln kann, wenn er den Inhalt dieser Botschaft ernst nimmt und damit seinen Weg wiederfindet.

Aus den vielen Berichten über schamanische Heilsitzungen können wir erkennen, dass nie der Körper für sich genommen im Mittelpunkt der Heilung steht, sondern immer in Verwobenheit mit dem Seelischen und Geistigen beziehungsweise Religiösen gesehen wird und daher für jeden Kranken eine nur ihm persönlich angemessene Medizin gefunden werden muss. Es gibt hier kein Magengeschwür, das allgemein durch dies oder jenes Mittel geheilt werden kann. Psycho-Somatik (Seele und Körper), eine Sichtweise, die auf dem Gebiet unserer heutigen Medizin langsam lebendig wird und von der rein körperlichen Klassifizierung der Krankheiten und der damit verbundenen bloßen Symptombehandlung abkommt und sich dem ineinandergreifenden Zusammenhang von körperlichen und seelischen Kräften öffnet, muss für einen Schamanen immer noch als Rückschritt gelten, denn es fehlt die dritte Komponente des Menschen, sein Geist, seine Spiritualität, die Anknüpfungsstelle seines Geistes an den Großen Geist des Universums.

Schamanische Heilsitzung

Wenden wir uns nun dem äußeren Ablauf einer schamanischen Heilsitzung zu: Auch hier ist augenfällig, wie sich bei den unterschiedlichsten Schamanen aller Erdteile doch immer wieder gleiche Strukturen aufzeigen lassen, deren wesentlichste ich hier aufführen möchte:

Als Erstes wird der Ort, an dem die Heilung geschieht, geweiht und dadurch zu einem Heiligen Raum bestimmt. Dies geschieht durch Räuchern mit Kräutern oder durch Ziehen eines Kreises mit Mehl oder Tabak unter Anrufung der Heiligen Kräfte des Universums, wobei der Schamane sich, dem Lauf der Sonne folgend, zu den vier Himmelsrichtungen, zur Erde und zum Himmel wendet und um das Senden ihrer Kräfte an den Ort der Heilung bittet. Dadurch ist der Platz zu einem Kreis verwandelt, der in sich die Ganzheit des Universums trägt, die für schamanisches Heilen unbedingt notwendig ist. Als zweites Merkmal fällt die Anwesenheit der Angehörigen des Kranken auf. Die Angehörigen, die das soziale Umfeld des Kranken darstellen, müssen notwendigerweise in den Heilungsprozess einbezogen werden, da hier oft ein großer Teil der Krankheitsursache gefunden wird. Als Nächstes schreitet der Schamane zur Anrufung seiner Hilfs- und Schutzgeister. Dazu dienen ihm Trommel und monotone Lieder, die ihm verhelfen, in die geistige Welt einzudringen und in direkten Kontakt mit den unsichtbaren Kräften zu kommen. Diese zeigen ihm dann die Wurzel des »Übels« und die heilbringende Medizin. Dabei kann der Schamane die Anweisung bekommen, mit bestimmten Gegenständen seines Medizinbündels, zum Beispiel der Feder oder einem Kristall, die symbolisch die Verwandlung des Kranken in Gesundes ausdrücken, an den Körper des Kranken zu gehen. Oft wird der Kranke gefragt, ob er wirklich bereit ist, sich von seiner Krankheit zu lösen, sie abzugeben, das heißt, sein Leben zu ändern.

Abschließend, wenn der Schamane den Überblick über alles gewonnen hat, entlässt er seine Hilfsgeister, bedankt sich für ihre Unterstützung und wendet sich dem Kranken und seinen Angehörigen zu. Nun erfolgen die Erklärungen und Verordnungen, die der Kranke (und oft die mitbeteiligten Angehörigen) für die nächste Zeit einhalten müssen. Als abschließendes Ritual wird von allen Beteiligten ein Dankesritus vollzogen.

Um das Thema der schamanischen Heilweise in seinem Kern zu verstehen, muss Folgendes beachtet werden: Der Schamane weiß, dass er alleine niemals die Heilung vollbringen kann. Nur dadurch, dass er – bildlich gesprochen – zu einem reinen Kanal für das Einströmen kosmischer Kräfte und damit zu ihrem Werkzeug wird, gelingt die Heilung.

Betrachten wir nun die weiteren Aufgaben des Schamanen. Seine Funktion als Wettermacher und Wahrsager spricht für sich, und wir wollen sie hier überspringen, um mehr auf die einzugehen, die für uns heute noch Relevanz haben, zum Beispiel sein Amt als Zeremonienmeister, dem die Leitung der Rituale und religiösen Feste innerhalb seiner Gemeinschaft obliegt. Wie wir schon erwähnt haben, ist im Leben eines Naturvolks der Wille der Götter entscheidend. Den zu kennen und zu übermitteln ist auch eine Aufgabe des Schamanen. Um sich diesem Willen immer mehr anzunähern, ist es notwendig, ihn immer stärker wahrzunehmen. Dazu gibt es die Rituale und die Heiligen

Feste, die nach genauen Anweisungen des Schamanen begangen werden. Im Ritual erfährt der Mensch Heilung, denn sie sind heilig (im Sinne von »ganz«) und somit heilbringend für den Einzelnen wie auch für den Zusammenhalt der Gemeinschaft. Die Kraft eines Rituals liegt darin, dass es die Menschen zusammenbringt, sie unterschiedslos unter ein gemeinsames Thema führt, in dem der Einzelne aufgehoben wird und sich alle dem Quell des Lebens öffnen. Im Ritual erfährt jeder der Teilnehmer die Kommunikation mit dem Göttlichen, und daraus sprießt die Kraft der Erneuerung und des Zusammenhalts.

Auch als Kenner und Deuter der Gestirne wird der Schamane gebraucht. Alle alten Völker wussten, wie wichtig der Blick zum Himmel war, um im Einklang mit den himmlischen Gesetzen, dem göttlichen Plan, leben zu können. Für sie war es notwendig, mit ihrem Gestirn, mit ihrem Zeitgeist, in Verbindung zu stehen und seine ideellen Inhalte auf der Erde lebendig werden zu lassen. Deshalb brauchten sie Männer und Frauen, die kundig waren, diese Zeichen zu verstehen und zu interpretieren. Um den Begriff des Zeitgeistes besser zu beleuchten, sei hier ein kleiner Exkurs erlaubt zu kosmischen Vorgängen, die für lange Zeit nicht mehr beachtet wurden, aber in unserer Epoche wieder ans Licht getreten sind:

Dass die alten Völker nicht nur das kleine, zwölfmonatige Sonnenjahr kannten mit seinen vier Extremen oder Kardinalpunkten (Sommer- und Wintersonnenwende, Frühlings- und Herbsttagundnachtgleiche), sondern auch das große Sonnenjahr, das 25 920 Jahre dauert, bezeugen heute noch vorhandene Überlieferungen, wie zum Beispiel der Aztekenkalender oder das Sonnentor von Tiwanaku der Inkas. Diese weisen Astronomen errechneten, dass die Sonne in 25 920 Jahren einmal den ganzen Tierkreis durchläuft, wobei sie in jedem der zwölf Zeichen 2160 Jahre verweilt, einen Weltenmonat lang. Sie wussten auch, dass jedem Zeichen, wenn es für mehr als 2000 Jahre zum Haus der Sonne wird, entsprechend seinem Sinngehalt ein irdischer Niederschlag entspricht, den wir heute mit dem Begriff »Zeitgeist« beschreiben.

Im Weltenjahr mit seinen zwölf Weltenmonaten zeigt sich dem Menschen der göttliche Schöpfungsplan, in dem das universelle Wissen als Idee enthalten ist. Die Alten wussten, dass der Mensch Teil davon ist und es immer seine Aufgabe war, als dienendes Werkzeug auf Erden dem geistigen Plan Gestalt zu verleihen. Dieses Wissen wurde über Jahrtausende hinweg in den Heiligen Mysterien bewahrt und weitergetragen von Eingeweihtem zu Eingeweihtem, zu denen auch die Schamanen zählten. Der Lauf der Sonne durch die einzelnen Zeichen des Tierkreises offenbarte ihnen ein Wissen, das jede Kulturepoche gemäß ihrem Weltenmonat entwickelte und irdisch machte. Die Zeitenwende, das heißt der Übertritt der Sonne vom vorherigen Tierkreiszeichen ins nachfolgende, war immer eine Zeit der Krise, da es galt, Abschied vom Alten zu nehmen und mutig dem Neuen, dem Unbekannten, entgegenzutreten. Und wie die Sonne in die Mitte des Zeichens wieder vorrückt, so strebt auch die neue Kultur ihrem Höhepunkt zu, von dem sie, der Sonne folgend, wieder absinken muss, um dem von der Sonne neu bestrahlten Zeichen Platz zu machen. Die Schamanen der Alten Zeit konnten noch in die himmlische Sphäre ihres Gestirns eindringen. Sie waren vorbereitet auf die irdischen Geschehnisse, und ihr Wissen kam dem Leben ihres Volkes zugute, das sie als geistige Lenker immer wieder mit dem Gesetz ihres »besonnenen« Gestirns in Einklang bringen konnten.

Der Schamane als Künstler

Aus den bisherigen Betrachtungen der verschiedenen Aufgaben eines Schamanen gelangen wir im Grunde zu dem, was das Wesen eines künstlerischen Menschen definiert. Denn der Künstler empfängt seine Inspiration aus dem Urquell des Göttlichen Geistes, in seinem Tun »erschafft« er, erfährt er sich selbst als Schöpfer. Sein Werk strahlt die Kraft des Ursprungs aus, die dann auch dem Betrachter den Zugang zu seinem eigenen künstlerischen Wesen öffnen kann, wenn er sich von dieser Kraft berühren lässt.

Der Schamane, ein Mensch mit all diesen künstlerischen Fähigkeiten, war und ist für seine Mitmenschen lebendiger Zeuge für die geistige Freiheit des Menschen, die sich nur entfalten und die Materie überflügeln kann, wenn sie den Zugang zum Ganzen ermöglicht. Der Schamane erinnert an die Unsterblichkeit der Seele, an das ewig kreisende Rad vom Werden und Vergehen, an das Gesetz der Großen Kreisläufe. Seine Fähigkeiten künden dem Menschen gleichsam seinen geistigen Zerfall, sein Verkümmertsein. Der Schamane belebt für uns Entwurzelte das urparadiesische Bild der Menschheit, wo alle einst in der All-Einheit lebten und nicht der Hilfe eines Schamanen bedurften. Aus ihm spricht die Weisheit, dass Tod und Leben das Gleiche sind.

Schamanismus bei unseren Vorfahren

Vielleicht mag aus den bisherigen Ausführungen der Eindruck entstanden sein, das Phänomen des Schamanismus sei eine exotische Erscheinung, die es innerhalb unserer Breiten nicht gab. Dieser Irrtum rührt daher, dass das Wissen unserer Vorväter ins Dunkel geraten ist und mit Beginn des Christentums verboten wurde. Als intellektuelle Spezies der Menschheitsgeschichte, die sich aus den natürlichen Kreisläufen verrückt hat, spürt heute so mancher die Notwendigkeit, wieder ins Gleichgewicht mit den natürlichen Formen des Lebens zu kommen. Dazu ist es aber unerlässlich, an das Erbe unserer Vorväter weiter anzuknüpfen.

Versuchen wir nun, das Leben der Kelten und Germanen aus dem Wenigen, das uns überliefert ist, zu verfolgen, und richten wir unsere Aufmerksamkeit insbesondere auf die Lebensäußerungen, die, wie wir sehen werden, belegen, dass Schamanismus auch hier lebendig war.

Alleine schon die Bezeichnung »Kelten« und »Germanen« gibt einen Hinweis, der uns weiterhilft und unserem Forschen gleich eine eindeutige Richtung zeigt. Denn es handelt sich bei beiden Namen nicht nur um die Bezeichnung eines Volkes, sondern sie drücken einen geistigen Inhalt aus, unter dem sich mehrere Volksstämme zusammenfassten, die im Zuge der großen indoeuropäischen Einwanderung um das 4. Jahrhundert v. u. Z. nach Europa kamen.

Sprachuntersuchungen haben ergeben, dass sowohl im Wort »Kel« als auch im Wort »Ger« das Wort »Stab« enthalten ist. Kelten und Germanen waren also Stabträger! Was aber bedeutet das? Wir kennen den Stab als Attribut von Königen und Würdenträgern. Der Stab war im Altertum immer Zeichen der geistigen Vollreife. Durch den Stab spricht die Weisheit eines Menschen, der durch die Kraft seines Geistes an den Ewigen Geist angeschlossen ist und dementsprechend handelt und denkt. Der Stab versinnbildlicht auch die Sonnenwendachse, die bei den Kelten und Germanen eine wichtige Rolle spielte.

Der Kreislauf der Sonne war das große Vorbild für das irdische Leben. Dabei spielten die beiden Extreme, die Sommersonnenwende im Juni und die Wintersonnenwende im Dezember, eine besondere Rolle. Ihre Verbindungslinie ist die Sonnenwendachse. Den höchsten Stand der Sonne während ihres Jahresumlaufes feierten die Alten mit einem besonderen Ritual: dem »Hieros Gamos«, der Heiligen Hochzeit.

Die Kraft der Sonne, Ausdruck der lebenserhaltenden Energie und geistigen Wachheit, beginnt an ihrem Höhepunkt abzuklingen, und ihr Licht wendet sich stärker dem Dunkel der Erde zu bis hin zum anderen Extrem, der Wintersonnenwende mit der längsten Nacht des Jahres. Und von diesem Tiefstand wandert sie wieder aufwärts und wird erneut wiedergeboren. Im Hieros Gamos vollzogen unsere Vorfahren diese Weisheit, die ihnen die Sonne über Leben, Tod und Wiedergeburt vorlebte, am eigenen Leibe nach. Sie konnten darin über die Erfahrung der Ganzheit Heilung finden, die All-Einheit erleben.

Hier geschieht die Vermählung der Gegensätze, nicht nur zwischen Mann und Frau, sondern auch zwischen Mensch und Gott in der Einheit von Leben und Tod. Denn sowohl die Hoch-

Zeit der Sonne als auch die Hochzeit von Mann und Frau tragen in sich den Samen zu neuem Leben und damit auch den Keim des Todes. Die Eingeweihten in dieses Wissen waren die geistigen Lenker unserer Vorfahren. Ähnlich wie den Schamanen bei anderen Völkern oblag ihnen die Aufgabe, den Menschen zu seiner Ganzheit und Heilung zu geleiten.

Schamanisches Wirken bei den Kelten

Die Zeit der Auswanderung der Kelten aus ihrer ursprünglichen Heimat, dem Uralgebirge, zusammen mit mehreren indogermanischen Volksstämmen, war um das 4. bis 2. Jahrtausend v. u. Z. Im großen Sonnenjahr war es der Weltenmonat Stier, der zu Ende ging und von der Widderzeit abgelöst wurde.

Der Weltenmonat Widder war die Blütezeit der Kelten und Germanen. Sie hießen die »Widdermänner« und trugen die Hornsymbole auf ihren Häuptern. Diese gewaltige, sich nähernde kosmische Wendezeit prägte das Schicksal der Kelten und ordnete ihnen vom kosmischen Plan her einen besonderen Auftrag zu, der grundlegende Bedeutung für die gesamte europäische Entwicklung hatte. Ihr Einfluss auf die europäischen Völker war so stark, dass sogar eine gemeinsame Sprache und Religion entstanden. Sie waren Wegbereiter der europäischen Einheit, die dann auch der raschen Ausbreitung des späteren Christentums förderlich war.

Nur mithilfe des Wissens über das große Weltenjahr können wir uns einen Zugang zum Leben und Wirken der Kelten verschaffen, denn es gibt von ihnen selbst keine Aufzeichnungen, da Schrift bei ihnen als großes Übel galt. Die einzigen Zeichen, die für den keltischen Menschen Bedeutung hatten, waren die Sternzeichen. Die Sternkundigen waren bei den Kelten die Druiden, die keltischen Schamanen. Ebenso wie wir es im Schamanismus anderer Völker beobachten konnten, bekleideten auch sie für das Stammesleben unentbehrliche Ämter: Sie waren Staatsmänner, Philosophen, Heilkundige, Astrologen und Astronomen, Wahrsager, Träger und Lehrer der Mysterieneinweihung. Sie mussten als erste die neuen Zeichen der Weltordnung erkennen. Nur so konnten sie den ihrigen erklären, wie sie mit dem Anbruch des neuen Weltenmonats zur Hoch-Zeit ihrer Kultur hinaufwachsen und dann, dem natürlichen Gesetz zufolge, niedergehen würden.

Dass die Druiden vom Werden und Vergehen der Kulturen wussten, belegen verschiedene Felszeichnungen, die uns noch erhalten sind, ebenso die in Ringmauern angelegten, hohen Felssteine von Stonehenge, Carnac, Externsteine … Diese Plätze benutzten sie zum Beobachten der Gestirne und dem Berechnen wichtiger Zeitpunkte, zum Beispiel der Sonnenwenden und Tagundnachtgleichen.

Die Ausbildung der Druiden war lang und sehr mühsam. Erst im reifen Alter setzten sie ihr Wissen tatkräftig ein. Sie erkannten, dass hinter den sichtbaren Formen der einen Wirklichkeit, sei sie Mineral, Pflanze, Tier oder Mensch, eine andere Welt wirkt, deren geistigen Inhalten sie sich verwandter fühlten. Die Grundlage für ihre Naturbeobachtungen ergab sich aus dem natürlichen Lauf der Sonne. Die Wintersonnenwende war der Beginn ihres neuen Jahres. Zu dieser Zeit setzt die Geburt des Lichtes ein. Die Erde verweilt in ihrer längsten Nacht und sammelt Kräfte und Säfte, um dann mit dem aufsteigenden Licht der Sonne wieder neu zu erwachen. Die Druiden spürten, dass sich die Erdenergie Anfang Dezember zurückzieht und sich sammelt und der Mensch für diese Zeit auf seine eigenen Kräfte angewiesen ist. Die Druiden achteten daher auf besondere Gesundheitsvorsorgen, sie verabreichten Kräuteressenzen, sie hielten zum Fasten an und rieten vom Kinderzeugen ab. Nach dem Julfest, der Wintersonnenwende, folgten die zwölf Raunächte, die bei den Kelten eine große Rolle spielten. Bei der Druidenausbildung war dies die Zeit der Mysterieneinweihung. Dazu gingen sie in tiefe, unterirdische Höhlen, in denen sich ein sogenannter Schlafstein befand. Auf ihm lag der Initiant und geriet durch besondere Anweisung seines Meisters in einen tranceartigen Schlaf, wobei er ähnlich dem ekstatischen Erlebnis eines Schamanen seinen Tod erfuhr, in kosmische Uranfänge und Zusammenhänge eingeweiht wurde und nach den zwölf Nächten wiedererwachte zum neuen Leben, dem eines Druiden. Da den Druiden bekannt war, dass die elektromagnetische Kraft der Sonnenstrahlung in diesen zwölf Nächten beachtlich anstieg, entwickelten sie spezielle Maßnahmen, um sich davor zu schützen, die wir zum Teil heute noch in unseren Bräuchen finden, wenn auch oft ohne Einsicht in den tieferen Zusammenhang: Als Strahlungsschutz dienten das Aufhängen von Mistelzweigen, das Räuchern mit bestimmten Kräutern, das Abstreifen von Mensch und Vieh mit Reisigbesen aus Hasel-, Birken- oder Weidenruten, das Tragen von Gold- und Silberamuletten …

Durch die Einweihung in das Mysterium der Unsterblichkeit der Seele wurde der Druide zum Priester. Er verkündete den Seinen, dass alles Leben ein sich stets wandelnder Prozess von Werden und Vergehen ist und selbst die Götter diesem Fluss unterliegen.

Die Kelten hatten eine Naturreligion. Es gab keine Dogmen und Morallehren. Die Sippe und die Gemeinschaft galten als heilig; ihr fügte der Einzelne sich freiwillig ein, denn das Leben in der Gemeinschaft war Ausdruck ihrer Religion. Dafür standen auch die Rituale und Zeremonien, die von den Druiden geleitet wurden.

Neben der Orientierung am Sonnenlauf galt bei den Kelten auch der Mondkalender. Die Druiden glaubten, dass der Mond einst mit der Erde vereint war. Nachdem die Gestirne getrennt worden waren, blieben bestimmte Kräfte, die sogenannten Mondimpulse, in der Erde zurück, die bis zu den Mittagsstunden und zur Zeit der Sommersonnenwende besonders stark wahrgenommen werden konnten. So entdeckten die Druiden, in welchem Maß der Mond das Wachstum auf der Erde beeinflusst. Sie spürten, dass Mond und Erde Träger von gleichgepolten Strahlungskräften sind und Gegenkräfte zur Sonne darstellen. Daraus ergab sich für sie, dass Mond und Erde gleich einem Magneten die Sonnenkraft an sich ziehen, was sich besonders stark bei Vollmond und Neumond bemerkbar macht. Diese Zeitpunkte waren ihnen wichtig, um die Geheimnisse des Lebens zu studieren.

Dass die Druiden unter den Kelten wie Schamanen wirkten, belegen Beschreibungen der Römer. In diesen Berichten heißen die Druiden »Baumkundige«, die unter oder auf Bäumen sitzen und dort mit dem Heiligen sprechen. Hier sind wir wieder beim Weltenbaum des Schamanen, der auch dem Druiden als heilige Verbindung von Erde und Himmel diente. Weiter heißt es in den römischen Berichten, dass die Kelten keine Tempel für die Anbetung ihrer Götter errichteten, sondern diese in Heiligen Hainen oder bei Quellen und Bäumen verherrlichten. Das Leben der Kelten war lebendige Religion, die das Göttliche in der Schönheit der Natur erkannte.

Wie im Schamanismus wurde auch im Druidentum der Kontakt zu den Verstorbenen aufrechterhalten. Um ins Reich der Toten zu gelangen, setzte sich der Druide des Nachts auf die Kreuzungspunkte der »Urstraßen«, die besonders stark ausstrahlende, elektromagnetische Bahnen der Erde sind. (Untersuchungen keltischer Kultplätze ergaben, dass alle auf besonders stark geladenen Strahlungsfeldern liegen.) Diese Strahlungsenergie erleichterte den Druiden den Kontakt mit den Seelen der Verstorbenen, die sie oft um Rat fragten.

1000 v. u. Z. erreichte die keltische Kultur ihren Höhepunkt. Mit dem Absinken des Widdergestirns begann die Druidenverfolgung durch die Römer und mit dem Einzug der Sonne in das Zeichen der Fische ihre völlige Ausmerzung durch das Christentum.

Die geistige Weisheit der Kelten geriet für lange Zeit in Vergessenheit, da die Verkünder des Christentums nicht wahrhaben wollten, dass sie notwendigerweise auf dem von Kelten entwickelten Bewusstseinsstand aufbauten. Sie verstanden es nicht, das Alte in das Neue zu integrieren, sondern verurteilten die keltische Religion als Heiden- und Ketzertum, um damit ihre »Heiligen Kriege« (!) verantworten zu können. Erst heute erwacht das Interesse an den Kelten wieder. Vielleicht können ihre Leistungen erst im Zeichen des Wassermanns richtig gesehen werden.

Schamanisches Wirken bei den Germanen

Die Germanen kamen ebenfalls im Zuge der großen indoeuropäischen Völkerwanderung noch unter dem Tierkreiszeichen des Stiers nach Europa, wo sie sich in Nordgermanen (Schweden, Dänen, Norweger, Isländer), Ostgermanen (Wandalen, Goten, Burgunder, Langobarden) und Westgermanen (Franken,

Alemannen, Bajuwaren, Sachsen, Chatten u.a.) gemäß ihren Ansiedlungsorten aufgliederten. Auch sie waren Widdermänner und ihr Schicksal zeigt ähnliche Merkmale wie das der Kelten. Beide, Kelten und Germanen, haben sich gegenseitig beeinflusst und in der Zeit des beginnenden Christentums sogar in gleichen Stämmen gelebt.

Da uns bis auf wenige Runenfunde von den Germanen auch keine schriftlichen Dokumente erhalten geblieben sind, müssen wir uns zu ihrer Enträtselung im Wesentlichen auf die Sternenkunde berufen und auf Überreste, die eine eigene Sprache sprechen, wie Felsenzeichnungen, Hügelgräber, Grabfunde. Auch die altnordische Liedersammlung der Edda, die aus dem 8., 9. und 13. Jahrhundert stammt, gibt uns einige Aufschlüsse.

Auf den Felsenzeichnungen wiederholen sich die Symbole von Sonnenrädern, Swastikas, Schiffen, Speeren, Beilen, Mondsicheln, Spiralen, Labyrinthen. Unter den Grabbeigaben entdeckte man Dinge, die alle gut in das Medizinbündel eines Schamanen passen würden: Schädelfunde mit ausgeführten Bohrungen – all dies sind Hinweise, dass bei den Germanen Magie und Schamanismus eine Rolle spielten. Aber welche?

Nehmen wir die Edda zu Hilfe, so treffen wir da auf Odin, auch Wotan genannt. Er war einer der wichtigsten Gottheiten der Germanen; er gehörte zur großen Göttergruppe der Asen. In Odins Runenkunde 3 der Edda heißt es:

Ich weiß, dass ich hing
am windigen Baum neun Nächte lang,
mit dem Ger verwundet, geweiht dem Odin.
Ich mir selbst, an jenem Baum, da jedem fremd,
aus welcher Wurzel er wächst.

Sie spendeten mir nicht Speise noch Trank;
Nieder neigte ich mich,
nahm die Runen, nahm sie rufend auf;
nieder dann neigte ich mich,
neun Hauptlieder lernt ich
vom hehren Bruder der Bestla, dem Bölthornsohn;
vom Odrörir, dem edelsten Met,
tat ich einen Trunk.

Erinnert uns dies nicht an den schamanischen Einweihungsritus auf dem Weltenbaum? Auch Odin hängt am Baum, am Weltenbaum, an der Sonnenwendachse. Hier wird er in das Geheimnis des Ewigen Lebens eingeweiht: Mit seinem Kopf, der eins ist mit dem Hochstand der Sonne zur Sommersonnenwende und vereint mit der Baumkrone dem Licht zustrebt, versinnbildlicht er den Tod. Denn von ihrem höchsten Stand steigt die Sonne hinab ins Dunkel, wo die Füße Odins sich vereinen mit der Wurzel des Baumes und dem Erlebnis der Wiedergeburt zur Wintersonnenwende. Am Grunde des Baumes war ein Brunnen, der Quell des Weisheitstrankes, der dem Hängenden, welcher von oben in das Wasser blickte, die Erkenntnis seines ewigen Seins schenkte: Denn der Stand der Sommersonnenwende (der Kopf), das beginnende Sterben, spiegelt sich dort in der Wintersonnenwende (den Füßen), dem Beginn des neuen Lebens. So verwandelt sich der Baum des Todes zum Baum des Lebens und Odin erfährt, dass beides das Gleiche ist. Hängend am Baum empfängt er die Runen, auf denen der Plan der Weltenordnung geschrieben steht, der sich ihm hier offenbart. Die Runen (das Wort kommt in unserem »raunen« noch vor und bedeutet »geheim«) spielten bei den Germanen eine bedeutende Rolle in der Magie. Es gab welche zum Wahrsagen und zum Heilen. In den Runen vermittelte sich den Germanen der Wille der Götter. Dazu brauchten sie Männer und Frauen, die diese Sprache verstanden und den Nichteingeweihten übersetzen konnten, denn auch hier war der Wille der Götter oberstes Gesetz. Ebenfalls erwähnt werden die Runen an einer anderen Stelle der Edda, Völuspa genannt:*

Auf dem Idafeld die Asen sich finden
und reden dort vom riesigen Wurm
und denken da der großen Dinge
und alter Runen der Raterfürsten.
Wieder werden die wundersamen
goldnen Tafeln im Gras sich finden,
die vor Urtagen ihr eigen waren …

Das Idafeld war bei den Germanen das Feld um den Polarstern, der, wie wir wissen, vom Weltenbaum der Schamanen die Öffnung zum Himmel ist. In der germanischen Mythologie halten hier die Götter ihre Ratsversammlungen ab, Thing genannt. Odin demonstriert in seiner Einweihung den Germanen, wie auch der Mensch Einblick zum Thing der Götter bekommen kann: durch Hängen am Baum, wo der Mensch seine Getrenntheit überwindet und geistige Freiheit in der Einheit allen Lebens erlangt. Deshalb stellten die Germanen für ihre überirdischen Rechtsprechungen und Beratungen immer in der Mitte des Kreises, um den sie saßen, einen Pfahl auf, dessen Spitze zum Idafeld, zum Polarstern

* Zu deutsch: Der Seherin Gesicht – Gesicht i.S.v. Offenbarung. Darin berichtet die Seherin Wala oder Völva von der Urzeit, dem Entstehen der Welt, dem Kampf der Riesen und Götter, der Götterdämmerung, dem Weltuntergang und dem Entstehen einer neuen Welt.

gerichtet war, damit der Mensch nicht in seiner Begrenztheit richte oder beratschlage, sondern die Götter durch ihn sprechen. Der andere Name Odins, Wotan, was Wut oder Erregung heißt, definiert Odin als Gott der Ekstase. Er beherrscht den magischen Flug mithilfe seines achtbeinigen Pferdes Sleipnir. Er besitzt die Fähigkeit, sich in die Tiere zu verwandeln, zum Beispiel in einen Adler, Raben oder eine Schlange. Seine Hilfsgeister sind die zwei Raben Munin (das Gedächtnis) und Hugin (der Gedanke) und seine Schutzgeister die Wölfe Freki und Geri. Sein Speer ist eine Zauberwaffe. Mit Runen gespickt trifft er damit über gigantische Entfernungen hinweg sein Ziel, kann damit aber auch heilen. Odin, oder Wotan, hat Zugang zum Reich der Toten, zum Hel. Er war der Gott des Schlachtfeldes und brachte die gefallenen Krieger ins Haus der Gefallenen, nach Walhalla, wo ihnen von den Walküren der Göttertrank kredenzt wurde. Odin war Gott und Mensch und wie alle germanischen Gottheiten nicht unsterblich. Er war wie ein Mensch seinem Schicksal unterworfen, hatte aber Kontakt zur Anderen Welt.

All das ergibt das Urbild eines Schamanen par excellence. Odin führte den Germanen als erster Mensch seine Einweihung vor, er war »Thrott«, der Mutige, und zeigte ihnen, zu welch magischen Fähigkeiten ein Mensch gelangen kann, wenn er die irdische Welt mit der außerirdischen verbindet. Dass die Odinsinitiation bei den Germanen tatsächlich durch Eingeweihte beibehalten wurde, belegen die sogenannten Thrott-Mysterien, die vor allem in Skandinavien und Russland, aber auch in Deutschland praktiziert wurden. Davon zeugen noch die germanischen Kultstätten, die uns zum Teil erhalten geblieben sind, wie zum Beispiel die Externsteine im Teutoburger Wald. Dieses Einweihungszentrum war von 7000 v. u. Z. bis zur Zeit der Karolinger im 7. Jahrhundert wirksam, wo es dann laut der fränkischen Annalen völlig zerstört wurde. Trotzdem sieht man heute noch die große Felszeichnung von Odin, am Baum hängend, und eine Gruft mit einem Schlafstein, der auf das Einweihungsritual von Tod und Wiedergeburt hindeutet.

Wir dürfen also mit Sicherheit annehmen, dass unter unseren germanischen Vorfahren Eingeweihte wirkten, die wir als Schamanen betrachten können, wie es ein 8000 Jahre alter Runenspruch bezeugt:

Uruz – Ihwaz – Ingwaz

Alles Leben ist kosmischen Ursprungs!

Magier, Zauberer, Heiler, Medizinmänner, Hexer

Bisher war von den Schamanen die Rede – wer sind nun die anderen, die wir zu Beginn als Medizinmänner, Magier, Zauberer, Heiler und Hexer bezeichnet haben?

Mit der ursprünglichen Form des archaischen Schamanismus haben sie vieles gemein, dennoch trennt sie ein wesentliches Faktum, nämlich das der Ekstase. Sie erleben nicht wie der Schamane den tatsächlichen Übertritt des Körpers in die Andere Welt. Bei ihnen geschieht es auf geistige Weise, im imaginären Bereich. Gemeinsam ist ihnen allen, dass sie zur Erlangung ihrer magischen Fähigkeiten die Hilfe und den Kontakt der Wesen der Anderen Welt brauchen. Der Unterschied ist: Ein Schamane wird bei seinen Sitzungen eins mit diesen Wesen, die anderen jedoch rufen es an oder beschwören es und empfangen Bilder und Zeichen, die ihnen Hinweise für die nötigen Schritte geben. Generell erscheint mir die Definition hinsichtlich des Machtgebrauchs am sinnvollsten. Daraus ergeben sich zwei Gruppierungen, die man als Weiße Magie und Schwarze Magie bezeichnet. Kommt ein Mensch, auf welche Weise auch immer, in Berührung mit Kräften, die aus der Anderen Welt sind und ihm seine neue Aufgabe als magischer Heiler zeigen und wird er schließlich in das dafür notwendige Wissen eingeweiht, so muss er bei seiner Initiierung einen Vertrag oder Bund mit diesen Kräften schließen. Dieses Bündnis ist ein Versprechen und beinhaltet seine Entscheidung für die Weiße oder die Schwarze Magie, für das Heilen oder für das Schadenzufügen.

Zur Weißen Magie zählen alle Heiler, Medizinmänner, Magier und Zauberer, die zeitlebens ihre Macht so einsetzen, dass sie fördernd und heilend wirkt. Heiler und Medizinmänner begrenzen ihre Fähigkeiten hauptsächlich auf das Gebiet der Heilungen von Krankheiten. Magier und Zauberer sind eigentlich sehr vage Bezeichnungen. Ihr Gemeinsames liegt darin, dass sie es zu wahren Kunststücken der Zauberei bringen, zum Beispiel die Schwerkraft überwinden und »fliegen«, Wetter machen können, Unsichtbares materialisieren, im brennenden Feuer stehen etc. Sie behalten ihre Macht für sich und teilen sie nicht aus, um den anderen damit Heilung zu ermöglichen.

Die Schwarzmagier und Hexer verwenden ihre Macht nicht nur wie die Magier und Zauberer für sich selbst, sondern sie setzen sie bewusst zum Schaden der Gemeinschaft ein. Der Hexer hat meist das gleiche Wissen wie ein Weißmagier, aber seine Ausrichtung, seine Intention ist eine andere, die auf Neid und Missgunst aufbaut und das Ziel der Alleinherrschaft anstrebt. Überall, wo Schamanismus oder magisches Heilen praktiziert wird, findet man auch seine Kehrseite in der Hexerei. In manchen Ländern, vor allem in Südamerika, sind die Praktiken der Schwarzmagier dermaßen verbreitet, dass die Heiler fast nur noch mit dem Reparieren der angestellten Schäden beschäftigt sind. Auffallend ist auch, dass in Ländern, in denen einst der Schamanismus stark gelebt hatte, als Überreste nur noch seine negativen Seiten hinterblieben sind, was sich in Brauchtum und Aberglauben oft widerspiegelt. Den »bösen Blick« kennen wir auch in unserem Land.

Heute gibt es fast keine Schamanen in ihrer ursprünglichen Form mehr. Die wenigen, die überleben konnten, wirken abgeschieden in von der Zivilisation noch unberührt gebliebenen Naturvölkern. Die Kolonialisierung war der erste Schritt zu ihrer Vernichtung, und der folgende war die Ausbeutung durch die Wirtschaftsinteressen der Industrieländer. Die zunehmende Machtstellung der Schulmedizin, die nicht zu einer sich gegenseitig befruchtenden Zusammenarbeit von Arzt und Schamane bereit war, sondern ihre Alleinherrschaft gesichert haben wollte, tat den letzten Todesstreich dazu.

Aber wir wollen hier nicht lamentieren über Dinge, die wohl so geschehen mussten, wie sie geschahen, sondern unseren Blick nach vorne richten, wo sich der Ansatz eines Umbruchs bemerkbar macht, der das erstarrte abendländische Denken wieder in Bewegung bringt. Innerhalb der medizinischen Wissenschaft dämmert langsam die Erkenntnis, dass sie trotz ihrer Fortschritte nicht imstande ist, den Krankheiten ein Ende zu setzen. Und so schließt sich ein Kreis, man wendet sich nach einer langen Odyssee dem Wissen der Alten zu.

Die Hüter der Alten Weisheit nennen sich Regenbogenmenschen. Es sind Männer und Frauen, die ihr Leben dem Heilen widmen. Sie sind Brückenbauer, denn sie arbeiten mit allen Völkern und Rassen, den Roten, Schwarzen, Weißen und Gelben für eine gemeinsame Aufgabe: Für die Heilung unseres Planeten mit all seinen Lebewesen.

DIE BOTSCHAFT DER SCHAMANEN FÜR DIE WASSERMANNZEIT

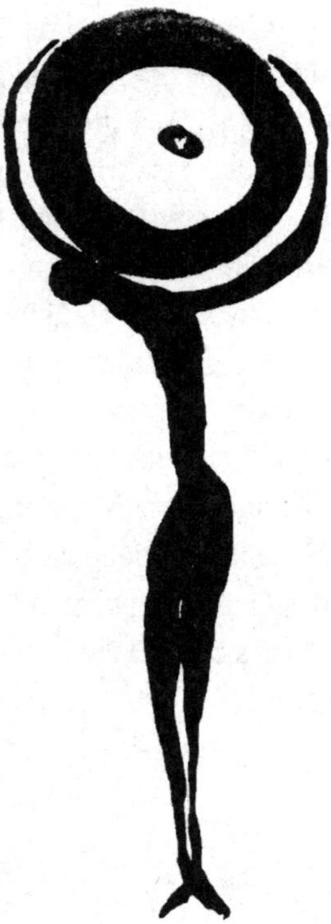

*Die Zeit ist gekommen, wo die Mysterien des Zeitalters für alle, die nach Licht auf ihrem Pfad begehren, enthüllt werden, damit sie zum Zentrum aller Kraft und allen Lebens gelangen. Denn es ist ein neuer Geist in die Welt gekommen, und der Mensch wirft sein Gängelband ab und folgt nicht mehr blindlings den blinden Führern. Er wird Lehren nur von solchen annehmen, die das Unsichtbare wahrnehmen und das Unausgesprochene hören, die vom Geiste erfüllt sind, mit innerem Wissen sprechen und den Fesseln der Bekenntnisse und der ererbten Glaubenslehren vergangener Generationen entronnen sind. Denn die Seele des Menschen bedarf der Freiheit zum Wachstum des Neuen Zeitalters und der Stärke, um die Last größerer Verantwortung zu tragen. Darum werden die Gaben des Geistes über viele ausgegossen werden, damit Licht die Finsternis durchdringe und die Menschheit neu geboren werde, näher dem Göttlichen Urbild. Es ist der Tag aller Tage, wo viele Kräfte zusammenströmen und unter ihrem Ansturm vieles zerbricht; doch im Unendlichen Geist lebt das erhabene Denken, der schöpferische Drang zur Vollkommenheit, und wir, die in der Ewigen Harmonie weilen, sind eins mit diesen Wogen der Kraft, und unser ganzes Sein ist der unbesiegbaren Strömung der Gedankenformen Gottes hingegeben. Alle sind durchströmt von der Göttlichen Kraft, und jeder hat Anteil an dem Göttlichen Plan und gibt, was er hat, dem universellen Erbe.**

Ich habe bewusst an dieser Stelle keinen Schamanen sprechen lassen, sondern die Vision eines geistig erwachten Europäers zitiert, um zu zeigen, dass wir tatsächlich selbst wieder beginnen, schamanisch zu denken. Diese Vision kündet vom Anbruch

* Laurence Temple, »The shining brother«, Psychic Press, London

einer neuen Zeit, der Wassermannzeit. Es ist der Beginn einer neuen Entwicklung des menschlichen Bewusstseins, das, wie wir im Folgenden sehen werden, eng verknüpft ist mit dem, was wir im vorhergehenden als schamanische Lebensform beschrieben haben. Das Wassermannzeitalter ist der weltgeschichtliche Rahmen, in dem wir die Botschaft der Schamanen betrachten müssen. Es ist die Neue Zeit, in der die über Jahrtausende hinweg von Eingeweihten im Verborgenen bewahrten Mysterien geöffnet werden für die ganze Menschheit. Die Schamanen, als traditionelle Hüter der Mysterien, lebten immer im Einklang mit der ewigen kosmischen Ordnung. Aus dieser Quelle empfingen sie auch ihre Vision und ihre Aufgabe, hinauszutreten über die Grenzen ihrer Länder, um die Menschheit auf die Zukunft vorzubereiten. Sie wissen, dass der neue Zeitgeist auf ihre Unterstützung angewiesen ist. Erst heute können sie frei und öffentlich von dem sprechen, was sie bislang nur in ihren spirituellen Gemeinschaften offenbaren konnten.

Diener der Erde

Wir alle spüren, wie das scheinbar so fest gebaute ideologische Glaubensgerüst, das über lange Zeit Norm und Maßstab unseres Lebens war, am Zusammenbrechen ist. Durch das Auseinanderbröckeln dieser Sicherheit entsteht bei vielen ein Gefühl von Panik, Angst, Ratlosigkeit und der verzweifelte Versuch, das morsche Alte zu renovieren, um daran festzuhalten. Als

Zukünftiges ahnt man Bedrohungen wie Atomkriege oder andere Katastrophen. Aber es gibt auch Menschen, die in dieser Krise eine große Möglichkeit sehen, die Raum schafft für neue Lebensformen. Doch es gilt nicht mehr, das Alte zu bekämpfen, sondern die Energien unbeirrbar auf den Aufbau des Neuen zu lenken. Die Geschichte der Menschheit lehrt uns die Notwendigkeit der Krise und des Chaos für die Geburt des Neuen, in dem das als kühnste Utopie Gedachte Wirklichkeit werden kann. Die Vision des Wassermannzeitalters ist der »Kosmische Mensch«, der dem Göttlichen Urbild näherrückt. So künden es uns die Schamanen, so künden es Eingeweihte, geistig erwachte Denker und Philosophen der abendländischen Tradition. Astrologisch gesehen versinkt nun im großen Weltenjahr das Zeichen der Fische und mit ihm die Erlöserthematik. Das heißt für das Christentum, das Warten auf einen personifizierten Erlöser aufzugeben und den nächsten Schritt zu wagen, den ihm die natürliche Ordnung zu tun befiehlt: Im Zeichen des Wassermanns ist der Mensch aufgerufen, Religion als Suche nach seinem göttlichen Ursprung ohne vorgeschriebene Glaubenssätze zu unternehmen, als Einzelner, der sich aber als Teil des Ganzen weiß und darüber den Sinn der Gemeinschaft entdeckt. Das Bild des aus einer Amphore Wasser gießenden Mannes ist Symbol für den mehr als 2000 Jahre dauernden Weltenmonat unserer Zeit: Das Wasser ist die himmlische Nahrung, die sich auf die Erde ergießt, es ist der Geiststrom, der den Menschen in seiner eigenen Göttlichkeit trifft, ihn aufweckt und aufblicken lässt zu seinem Spiegelbild, das alterslos und ewig ihn heute zum »Kosmischen Menschen« bestimmt, ihn mit einer größeren Verantwortung betraut, als er sie bislang in seiner Entwicklungsgeschichte kannte, die ihn zum Mitarbeiter Gottes auf Erden macht. Für diese wassermännische Aufgabe der Menschheit setzen die Schamanen als Zeichen den Regenbogen, Sinnbild der geistigen Verbindungsbrücke, die Rasse, Religion und Landesgrenzen, alles, was die Menschen voneinander trennt, überwindet. Das kosmische Bewusstsein verlangt die geistige Einigkeit aller Völker, die sich nur durch ein verändertes Bewusstsein jedes einzelnen Menschen realisieren lässt, ein Bewusstsein, in dem die Erde als lebendiges Wesen respektiert wird.

1982 fand in Österreich das erste Schamanentreffen statt. Dies war einer der ersten Impulse der Neuen Zeit für den Beginn einer »geistigen Politik« mit dem Ziel, unsere Herausgerissenheit aus den natürlichen Zusammenhängen zu beseitigen und uns wieder dahin zu führen, wo unser natürlicher vorgesehener Platz ist. Schamanen, Heiler, Medizinmänner, aber auch Wissenschaftler saßen in einem Kreis und konzentrierten sich auf ein Thema: Heilung der Erde und die damit aufs innigste verwobene Heilung des Menschen. Alle waren sich einig: Die Erde ist durch die Loslösung des Menschen aus seinem natürlichen Zusammenhang dermaßen aus dem Gleichgewicht gehoben, dass es zur unabwendbaren Notwendigkeit geworden ist, alles menschliche Tun auf das Wieder-in-Balance-Bringen zu richten, um Leben auf der Erde überhaupt noch zu garantieren.

Die geistigen Vorreiter des abendländischen Denkens erwählten den Begriff »holistische Weltsicht« für die Erkenntnis, dass alle Dinge miteinander in Beziehung stehen und in jedem Tun oder Denken die Auswirkung auf das Ganze miteinbezogen werden muss. Es ist der Abschied vom reduktionistischen Denken, das zu dem großen Irrtum führte, das Ganze sei nicht mehr als die Summe seiner Teile. Dies mündete, wie wir heute sehen können, in einen sich immer mehr verselbständigenden Prozess des Auseinanderklaubens der Teile, der immer mehr den Zusammenhalt im Ganzen aus den Augen verlor und erheblichen Schaden hinter dem Glanz seiner Erfindungen und Kunststücke hinterließ.

Die Schamanen haben dafür andere Worte, die aber das gleiche ausdrücken: Das holistische Weltbild ist für sie ja nie verloren gewesen. Sie nennen es die »Einheit mit dem Großen Geist«, in welche der Mensch als Teil der Erde immer eingeschlossen ist. Sie sprechen nicht einfach von der Erde, als wäre sie nichts weiter als ein lose zusammengewürfelter Haufen Mineralbrocken. Achtungsvoll geben sie ihr den Namen »Mutter Erde« oder »Große Mutter«, und darin drückt sich nicht nur Respekt aus, sondern auch eine Verwandtschaftsbezeichnung, die sie zu »Kindern der Großen Mutter« macht. Für sie ist die Erde eine sorgende und nährende Mutter, ein lebendiges Wesen innerhalb eines größeren Organismus, dem Sonnensystem, in dem sie die Sonne als ihren »Großen Vater« erkennen. Die Erde, so sagen die Schamanen, besitze eine dem menschlichen Körper wesensverwandte Struktur: sie hat einen Atem wie wir, die Luft. Sie hat einen Blutkreislauf wie wir, die Wasser- und Öladern. Sie hat einen Herzschlag wie wir, das feurige Magma. Sie hat ein Knochengerüst wie wir, die Berge. Sie hat Muskeln wie wir, die Hügel und Wälder. Sie hat Drüsen wie wir, die Bodenschätze … Und sie hat ein Bewusstsein, ein eigenes Denken, wovon wir nur ein Aspekt sind. Genau zu diesem Ergebnis ist heute auch unsere Wissenschaft wieder gekommen und entwickelte dafür den Begriff der »Noosphäre«. Die Schamanen drücken sich kindlicher und poetischer aus und sagen: »Die Erde träumt uns, und wir träumen die Erde.«

Halten wir uns noch einmal das Bild in der Gesamtschau vor Augen: Die Erde ist ein lebendiger Teil unseres Sonnensystems, das selbst wiederum nur eines der vielen Sonnensysteme des gesamten Universums ist. Der Mensch nun ist Teil der Erde, und damit wird ersichtlich, wie er in den übergreifenden Zusammenhang des Ganzen miteingeflochten ist und »hinaufreicht« bis ins All – ins Alles.

»Es gibt keinen lebendigen Organismus innerhalb eines toten«, erklären die Schamanen. Das heißt, wenn wir den Menschen als etwas Lebendiges betrachten, so müssen wir auch die Erde und das zu ihr gehörige Sonnensystem als lebendige Wesen mit einem Bewusstsein anerkennen. Die Erde hat ein eigenes Bewusstsein, und ein Teil davon ist der Mensch. Wir nehmen dabei eine Vermittlerrolle ein, die eine Verbindung vom Einzelnen zum Ganzen schaffen kann, von der Erde zum All und vom All zur Erde. Nur der Mensch kann den Brückenschlag vollziehen, der das Ufer der sichtbaren, materiellen Welt mit dem Ufer der unsichtbaren, geistigen Welt verbindet, denn er selbst besteht als »Kind von Sonne und Erde« aus diesen beiden Welten.

Erst heute ist die Zeit reif geworden, dass Wissenschaftler, Geheimwissenschaftler und Mystiker zu einer gemeinsamen Sprache finden, die sich beidseitig befruchtet. Deutliches Beispiel dafür ist das Buch des Physikers Fritjof Capra, »Das Tao der Physik«, in dem er aufzeigt, wie die auf empirische Argumentation aufbauende Physik schließlich zu der Erkenntnis gelangt, dass alle Materie Energie ist und alle Energie letztlich die Manifestation eines Universums mit Bewusstsein.

Dass uns Materie als starr und fest erscheint, geschieht durch die Filtration unserer Sinnesorgane, die verlernt haben zu »sehen«; denn hinter dem materiellen Gewand strömt ein energetisches Kraftfeld. Könnten wir dieses wieder »sehen« lernen, so würden wir staunend einem Wirbelfeld aus Energie gegenüberstehen, das mit ungeheurer Geschwindigkeit eine nie zum Stillstand kommende Kraft erzeugt. Energie ist die Ur-Materie allen Lebens. Sie ist die Erscheinungsform des Geistes. Durch den Geist ist alles Leben miteinander verbunden, ist alles eins. Der Mensch ist Teil der geistigen All-Einheit, des Ganzen, und ohne ihn kann die vollendete Planung der Schöpfung nicht harmonisch schwingen. Das Ganze braucht den Menschen als sinnvollen Mitarbeiter.

Stellt man sich das Universum mikroskopisch verkleinert als menschlichen Körper vor, von dem ein Teil erkrankt ist, sich damit aus dem Gesamtgefüge des Organismus heraushebt, autark wird und nicht mehr seine natürlich vorgesehene Rolle erfüllt, so leidet der Körper als Ganzes erheblich an dieser Disharmonie. Das, was wir in uns als Krankheit kennen, erfahren auch die Erde und das ganze Universum. Ihre Krankheit heißt »Mensch«, denn der hat sich innerhalb des Gesamtgefüges verselbstständigt und seine ursprüngliche Funktion darin verloren. Die Vorstellung des Menschen, dass ihm diese Loslösung von Nutzen sei, hat sich inzwischen als großer Irrtum herausgestellt, und der daraus entstandene Schaden fällt auf ihn selbst zurück. All das, was er mit der Erde getan hat, hat er sich letztendlich selbst angetan. Die indianischen Medizinmänner sagen es in ihrer Sprache so: »Die Erde ist unsere Mutter, und seine Mutter bringt man nicht um!«

Was können wir heute tun, um in unserem Handeln wieder die sinnvolle Rückbindung zum Ganzen zu erlangen?

Hören wir dazu die Botschaft der Schamanen:

Der Mensch muss wieder seinen Platz im Ganzen finden. Dies kann ihm nur gelingen, wenn er sich wieder mit seinem göttlichen Ursprung vereint, und zwar jetzt, während er auf der

Erde ist und einen Körper besitzt. Der Mensch hat vergessen, dass in ihm selbst das Göttliche als Quelle der Kraft und Weisung ruht – es ist sein »Höheres Selbst« oder, wie wir sagen, »sein Innerer Heiler«. Wir sind hierhergekommen, um dem Menschen, den es verlangt, zu seinem Kraftquell vorzudringen, zu helfen. Unsere »Medizin« richtet sich darauf, die Hindernisse aufzudecken, die dem Menschen im Weg liegen, um in sein eigenes Zentrum zu gelangen, von wo aus er intuitiv und mit der Klarheit eines tierhaften Instinktes um seine Aufgabe weiß. Im Höheren Selbst ist der Mensch eins mit Gott, eins mit dem Unendlichen Geist. Es ist sein erhöhtes Wesen, mit dem er die Ideen des Kosmischen Geistes empfängt, das allwissend und alleins ist, und ewig lebend. Nur über diese »Schaltstelle« zum Kosmos kann der Mensch um seine Aufgabe wissen, um seine Vision, seinen Traum, seine Medizin. Nur in ständiger Zwiesprache mit dieser Instanz wird jeder Mensch zum Medizinmann oder zur Medizinfrau, denn in allem, was er dann tun wird, spiegelt sich Medizin, die heilsam ist für seinen Mitmenschen, heilsam für die Erde und heilsam für das Ganze.

Die Schamanen haben nie die Kraft der Intuition verloren, die Kraft der Unterweisung aus dem Innern, wie das Wort sagt. Nur so konnten sie überleben und ihr Wissen bewahren. Das Höhere Selbst, von dem sie sprechen, ist der Kanal zum Göttlichen, das Sprachrohr des Menschen, in dem der Wille Gottes zum Willen des Menschen wird, wo die Zusammenarbeit von Gott und Mensch sich aktualisiert, wo der Mensch sich zu seiner kosmischen Bestimmung erhebt und Mitarbeiter der Schöpfung wird. Das Höhere Selbst steht über dem Niedrigen Selbst, das die ganze Sphäre der egoistischen Bedürfnisse und Handlungsweisen der Menschen darstellt. Aber der Weg zum Höheren Selbst kann nur über das Niedrige Selbst führen. Das heißt zunächst, das Niedrige Selbst mit all seinen Ekelhaftigkeiten, Verführungen, Schwächen, Lügen bei sich selbst wahrzunehmen, dann zu akzeptieren und es schließlich zu verwandeln, dass es in Einklang kommt mit dem Höheren Selbst, sodass der Impuls jeder Handlung immer schon den Geschmack von »Medizin« in sich trägt. Das Höhere Selbst des Menschen, das ewig mitlebt mit dem Geist der kosmischen Schöpfung, weiß, dass der Mensch bei Eintritt in dieses Leben für die Erde einen ganz bestimmten, frei erwählten Auftrag mitbekommen hat. Die Verwirklichung dieses Auftrags entscheidet über sein Wohlsein, seine Gesundheit, sein Heilsein. Dieser Auftrag ist das Talent des Menschen, das er während seiner irdischen Zeit zur Meisterschaft entwickeln muss, für sich selbst, zum Wohl der anderen und zur Verschönerung der Erde. Das Geben des Einzelnen ist für die Regenerierung und Heilung der Erde von größter Bedeutung. Unter diesem Gesichtspunkt müssen sich die Menschen wieder begegnen und sich in dieser Aufgabe gegenseitig ermutigen und fördern. Die Habgier des Menschen, die Macht seines Niedrigen Selbst, hat die Erde leergeraubt, sie dermaßen in ihrer natürlichen Ordnung gestört, dass sie heute erschöpft und krank ganz auf uns angewiesen ist, um wieder zu gesunden. Die Erde kann genauso wie ein kranker Mensch nicht durch ein Medikament, eine Pille, geheilt werden, wie es zum Beispiel mit Kalksprühungen auf übersäuerte Gegenden versucht wurde. Sie kann nur mithilfe der Menschen geheilt werden, die ihr mit einem anderen Bewusstsein entgegentreten, das seiner »Großen Mutter und Ernährerin« Achtung, Verantwortung, Mitarbeit und Liebe schenkt.

Die Hopis und ihre Prophezeiung

Die Hopis, einer der ältesten Indianerstämme Nordamerikas, hatten seit Beginn ihrer Existenz die Aufgabe, nach den Ewigen Gesetzen der Schöpfung zu leben, wie es der Name »Hopi« bezeugt: »mit dem unendlichen Plan leben«. Diesem unendlichen Plan zufolge spielen die Hopis eine Schlüsselrolle für das Überleben der Menschen. Sie geben uns ohne arrogante Anmaßung zu verstehen, dass nur durch die Existenz geistiger Menschen oder Gemeinschaften, wie ihr Stamm einer davon ist, die im lebendigen Austausch beider Welten leben, das Gleichgewicht der Erde noch nicht ganz auseinandergebrochen ist. In ihren Ritualen und Zeremonien sind sie im direkten Kontakt mit den geistigen Kräften des Lebens und empfangen Prophezeiungen, die sich an die gesamte Menschheit wenden. Die Hopis leben seit mehr als 2000 Jahren als »Hüter des Lebens« auf dem Coloradoplateau, einem der größten Uranvorkommen der Erde oder, in ihrer Sprache ausgedrückt, »einem besonderen Kraftplatz«. Sie wussten und wissen, dass es allein vom Wollen der Menschheit abhängt, ob die großen Zyklen des Weltenjahres Heil oder Unheil bringen. Die Tatsache, dass sich der Mensch aus den natürlichen Rhythmen isolierte, ist ein prägendes Charakteristikum der Menschheitsgeschichte. Der Mensch versuchte immer wieder, sich als Schöpfer aufzuspielen, jedoch nicht im Austausch mit den Göttlichen Ideen, sondern im Größenwahn des Alleinunternehmens, und er glaubte, durch eigene Erfindungen die Welt verbessern zu müssen. Die dabei entstandenen Fehler meinte er, durch erneute Erfindungen korrigieren zu können. Diese Fehler nahmen aber in den letzten Jahrhunderten in einem Maße zu, dass sie durch keine noch so ausgeklügelten Erfindungen behoben werden können. Vergleichen wir die Jahrmillionen der Evolution mit den paar Jahrhunderten des industriellen Zeitalters, so hat der Mensch innerhalb dieser kurzen Zeit eine derart verrückte Stellung auf der Erde eingenommen und wurde damit Usurpator und Feind der Natur. So droht er heute, das Ganze, das er bei seinem Alleinunternehmen völlig aus den Augen verlor, auseinanderzusprengen. Der Mensch hat sich zwar mit seinen Erfindungen wie Raketen und Satelliten den Kosmos zugänglich gemacht, hat dadurch aber keinen Einblick in diesen gewonnen, da sein Vordringen rein funktionell, mechanisch war und nie ins Geistige reichte. Für das Leben einer spirituellen Gemeinschaft wie das der Hopis waren solche Erfindungen unnötig, da sie nie von den Weiten des kosmischen Raumes getrennt, sondern im Geiste immer eins damit waren. Durch all seine hochtrabenden Erfindungen hat der Mensch den direkten Kontakt mit der Erde verloren. So sieht er sich heute inmitten eines Wustes von Problemen, derer er nicht mehr Herr werden kann. Ein Beispiel für seine erfinderischen »Missgeburten« ist die Rodung des brasilianischen Regenwaldes. Hier wird das Verbrechen eines ausgeklügelten Menschenverstandes deutlich, der in dieser Handlung nur die Garantie für die Zigtausend Meter seiner Computerpapierrollen sieht und die Tatsache außer acht lässt, dass damit die Atmungskette auf der Erde zerstört wird. Das größte Aus-der-Reihe-Tanzen des Menschen war aber, dass er sich nicht mehr auf die solare Energiekette beschränken wollte, sondern immer gieriger auf die in den fossilen Brennstoffen gespeicherte Sonnenenergie zurückgriff. Dies führte, wie inzwischen sogar Wissenschaftler feststellten, zu einem enormen Anstieg des Prozentsatzes vergeudeter Wärme, wie sie bei jedem technischen Vorgang erfolgt. Durch diesen Raubbau an der Erde brachte der Mensch des Industriezeitalters das natürliche Energiepotential der Erde zum Ausbluten. Die Hopis sehen in den unzähligen sozialen Problemen, in Kriegen und Naturkatastrophen die Erde antworten. Die Hopi-Prophezeiung mit ihrem Wissen über zukünftige Weltgeschehnisse wurde bislang geheim gehalten, aber in ihren Gemeinschaften der »Großväter und Großmütter« waren sie immer lebendig geblieben. Heute jedoch treten sie an die Öffentlichkeit. Eine ihrer Prophezeiungen sagt Folgendes:

»Wenn der Mann im feuerroten Gewand der Sonne bei unseren Großvätern und Großmüttern erscheinen wird, beginnt der letzte Teil der großen Umkehrung allen Lebens auf der Erde.«

Der Mann mit dem feuerroten Gewand ist der Dalai Lama, der 1983 bei den Hopis war.

Die Kürbisrassel ist ein wichtiges Symbol in den Hopi-Prophezeiungen. Ein Kürbis ist Ausdruck für die Kraft, die dem Keim Leben verleiht. Die Rassel wird bei den Hopis zu allen Heiligen Zeremonien benutzt. Ihr Schütteln ist ein symbolisches Bewegen der Lebenskräfte. Auf ihre Rasseln ist die Swastika, das Symbol der Sonne, gemalt. Dieses Symbol versinnbildlicht die Kraftspirale, die aus einem Samenkorn in die vier Richtungen sprießt. Ein roter Feuerring umgibt die Spirale, als Zeichen der eindringenden Sonnenwärme, die das Samenkorn keimen und wachsen lässt. Die Hopi-Prophezeiung lautet, dass die beiden weltbewegenden Ereignisse jene Kräfte beinhalten, die durch Sonne und Swastika auf der Rassel dargestellt sind. Aus der Gewalt und Zerstörung des ersten Ereignisses würden die stärksten Elemente mit noch größerer Gewalt auftauchen, um das zweite Ereignis hervorzubringen. Wenn die tatsächlichen Symbole auftauchen, würde offensichtlich sein, dass dieses Stadium erfüllt worden sei.

Schließlich, wenn der Mensch nicht bereit ist umzudenken, wird ein »Kürbis voll Asche« erfunden werden, der vom Himmel fallen, die Ozeane zum Kochen bringen und das ganze Land verbrennen wird. Dadurch würde dort für viele Jahre nichts mehr wachsen. Dies sei das Signal, dass das letzte Ereignis bevorstünde, das alles Leben beenden würde, wenn sich die Menschheit und ihre Führer nicht rechtzeitig eines Besseren besinnen.

Die Hopis sehen als Erfüllung der beiden ersten Ereignisse den Ersten und Zweiten Weltkrieg. Der »Kürbis voll Asche« ist die Atombombe. Den eigenen Stammesmitgliedern sagten sie voraus, dass einst der »weiße Bruder« zu ihnen kommen werde, um ihren Heiligen Berg zu öffnen. Da dieser aber von einer Schlange bewacht ist, wird diese auf bittere Rache dafür sinnen. Auch das hat sich bewahrheitet: Das Uran ihres Heiligen Berges wird abgebaut, und die Schlange, Symbol für Energie, hat mit ihrer Rache begonnen und rüttelt am gesamten Energiegleichgewicht der Erde. Das, was die Hopis wussten, wurde jüngst auch wissenschaftlich bestätigt: Man weiß, dass Gegenden mit großen Uranvorkommen eine besonders starke Blitzaffinität aufweisen. Sie stellen für das atmosphärische Gleichgewicht der Erde bezüglich ihres Ionenverhältnisses besondere Entladungsplätze dar, die für das gesamte Leben der Erde notwendig sind. Die Schlange ist Wegbereiterin für den Tag der großen Reinigung:

Die ganze Welt wird beben und rot werden und sich gegen die erheben, die die Hopis (gemeint sind alle Menschen, die nach dem unendlichen Plan leben) behindern. Die große Reinigung, Teil des ewigen Gesetzes der Schöpfung, ist das letzte Stadium ihrer Prophezeiung, auch Mystisches Ei genannt. In dieser Phase werden die Kräfte der Swastika und der Sonne, vereint mit einer dritten, symbolisiert durch die Farbe Rot, entweder in vollkommener Wiedergeburt oder in der totalen Vernichtung gipfeln. Krieg und Naturkatastrophen können auftreten. Das Ausmaß der Gewalttätigkeiten wird bestimmt sein vom Maß der Ungleichheit unter den Völkern und mit der Natur. Die Entscheidung darüber muss der Mensch fällen.

1983 kam eine Hopi-Delegation zu uns, um verstärkt auf diese Krise aufmerksam zu machen. Sie wiesen darauf hin, dass die einzige Chance einer Vermeidung dieser »Reinigung« darin läge, dass alle einsehen, dass es gilt, um das Eine zu kämpfen, damit alle überleben können. Die Menschheit kann das Problem der Gewalt, die sie der Natur angetan hat mit Raubbau und einseitigem Nehmen, als sei die Erde ein lebloses Stoffreservoir, und in der kalten, mechanisch gewordenen Umgangsweise der Menschen untereinander, die in den gigantisch aufgetürmten Verteidigungssystemen gipfelt, nur in den Griff bekommen, wenn sich das Bewusstsein aller Völker ändert, insbesondere aber das derer, die an der Spitze der Weltmacht stehen.

*Nur wenn wir Abschied nehmen von einem Gesellschaftssystem der Gewalt, in dem der Wille des einen dem anderen aufgezwungen wird, und wir uns geistig wiedervereinen mit unseren Brüdern und Schwestern und mit all unseren »Verwandten«, den Geschöpfen der Natur, wenn wir den Ewigen Geist auch auf Erden walten lassen, kann sich wahrer Friede ausbreiten. Das Ganze braucht die Vision jedes Einzelnen, sei es Stein, Pflanze, Tier oder Mensch. Die Sorge für alle lebendigen Dinge wird dann persönliches Interesse weit übersteigen und größeres Glück bringen als früher verwirklicht werden konnte. Dann werden alle Dinge bleibende Harmonie genießen.**

Mit dieser Vision eines Hopi-Großvaters wollen wir uns nun der konkreten Arbeit zuwenden.

* Die Zitate stammen aus Vorträgen, aus persönlichen Gesprächen und aus der Broschüre »Der Kern der Hopiprophezeiung«, herausgegeben von der Gesellschaft für bedrohte Völker.

DAS RAD
DER OFFENBARUNG

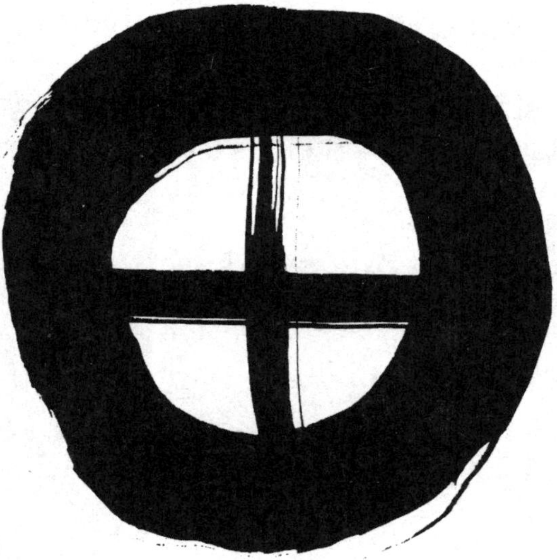

Der nun folgende Teil des Buches stellt die wesentlichen Inhalte des Alten Wissens dar, wie es uns heute von den Indianern, den Hütern dieser Weisheit, die 45 000 Jahre bis in die Altsteinzeit zurückgeht, überliefert und wiederoffenbart wird. Die einzelnen Kapitel sind so angeordnet, dass sie aufeinander aufbauend schrittweise in dieses Wissen hineinführen und dem Leser Zeit und Muße zur eigenen Erfahrung geben, die ihm da zuteil wird, wo er sich berühren lässt und initiativ werden will. Die Indianer haben ihr Wissen nie schriftlich niedergelegt; es wurde von Generation zu Generation weitergegeben, eingebettet in tägliche Rituale.

Die Offenbarung des Alten Wissens zeigt uns einen Weg, den zu gehen jedem offensteht, der aber mit Gewissheit Licht und Kraft bringen kann für den Suchenden und Fragenden, der sich aufmacht zur persönlichen Suche nach seinem Ursprung, nach seiner Rückbindung zum Göttlichen. Es ist der Weg der Ur-Religion, aus der sich alle dogmenbehafteten Religionen absplitterten. Die Ur-Religion beinhaltet das Ganze, sie ist die Ur-Sprache des Natürlichen. Auf diesem Weg wird der Suchende keine Meister oder Gurus mehr finden, die ihn auf gewohnte Weise führen und leiten, dieser Weg ist ein Weg unter Freunden, die sich in ihrem Alleingang gegenseitig fördern durch das wechselseitige Teilhabenlassen an ihren Entdeckungen. Zu Beginn des Weges kann sich jeder entscheiden, ob er ihn antreten will oder nicht, aber er muss wissen, dass er ihn allein gehen muss, denn nur allein wird er frei und selbstverantwortlich, nur allein findet er sein eigenes Zentrum der Kraft, das sich ihm als leeres Gefäß zeigen wird, in das sich ohne Unterlass die Ideenfülle des Göttlichen ergießt. Der Weg kann jedem seine wahre und vernünftige Stellung auf der Erde offenbaren, die seine Mitte ist, sein Weltenbaum, seine Himmel-Erde-Achse. Nur in dieser Mitte ist der Mensch in Verbindung mit allem in der All-Einheit.

Wer auf diesem Weg wandert, hat als ständigen Begleiter die Kraft der Liebe, die über allem Wissen steht und Urquell allen Lebens ist. Daher nennen die Indianer diesen Weg den Weg des Herzens. Erfährt der Mensch die Kraft der Liebe in sich ohne äußeres Geschehen oder ohne Geschlechterliebe, so weiß er aus einer nie mit dem rationalen Verstand zu erklärenden Gewissheit, dass sein Alleinsein »All-eins-Sein« ist. Er ist eins mit allem, er ist eins mit dem Ganzen, er ist das Ganze.

Die wahre Kraft der Liebe ist das blitzartige Erkennen im kristallklaren Bild einer Vision, in der unser kleiner Geist eins wird mit dem allumfassenden Großen Geist. Diese Liebe wird dem Menschen nur in seiner Mitte zuteil, wenn alles in ihm still ist und er sich der Leere, dem Nichts hingibt und keine Erwartung ihn bei dieser Hingabe stört. Die Liebe ist unbeweglich, immer da, wie der Mittelpunkt eines Kreises oder die Achse einer Kugel, sie ist das »Ich bin«, das ewig Bestehende im Wandel des Lebens. Damit nun dieses Buch dem Leser ein fördernder Freund sein kann, zwei schamanische Regeln vorweg: »Habe keine Erwartungen«, und »Bilde keine Urteile und Vergleiche«.

Es ist sicher förderlich, den vielen Seiten dieses Buches als »unbeschriebenes Blatt« zu begegnen, damit eine wahre Berührung stattfinden kann und keine scheinbare, die durch das Festhalten am Gewohnten, durch Bewerten und Vergleichen mit vorher Gewusstem oder Gelerntem keine innere Begegnung zulässt. Es wäre von unschätzbarem Wert, ganz in die kindliche Kraft der Unschuld und des Vertrauens einzutauchen, um sich dem Neuen wirklich zu öffnen, damit es in seiner Ganzheit lebendige Erfahrung werden kann. Erst wenn wir Altes loslassen und wirklich leer werden, kann Neues in uns eintreten. Hier beginnt die Fähigkeit der Hingabe. Das Alte Wissen zeigt sich uns immer in Form eines Kreises, eines Rades, dem Sinnbild des Ganzen. Die Indianer haben ihm den Namen »Medizinrad« gegeben. Die Heilkraft des Medizinrades ist die ständige Verbindung zum Ganzen. Wer sich mit dieser Medizin verbündet, wird immer Heilung für all seine Verwundungen und Kümmernisse finden, für körperliche, seelische und geistige. Der »Tanz mit dem Rad«, das heißt das immerwährende Bewusstsein der Verbindung beider Welten, der sichtbaren und der unsichtbaren, führt uns zur Ganzheit, zum »magischen Leben«.

Magie ist eine menschliche Erfahrung. Der Mensch nimmt sie wahr, wenn er ganz in seiner Intuition ist, zum Beispiel, wenn er aus instinkthaftem Impuls eine Sache ausführt und dabei gewahr wird, wie die Kräfte in ihn einströmen, auf ihn ohne persönliche Anstrengung zukommen. Wir kennen diese Kraft aus Gefahrensituationen, die ein absolut sicheres Reagieren erzwingen. Magie zeigt dem Menschen, dass er nichts selber macht, sondern alles durch sich entstehen lässt, wenn er erkennt, dass er Empfangender und nicht Schöpfer ist. Magie begegnet uns jede Nacht, wenn wir im Tiefschlaf wieder wachsender Embryo im Leib der »Großen Erdmutter« werden und im Traum, wo unser Geist sich in unzählig vielen Ausdrucksweisen niederschlägt und uns klarmachen will, dass die im Moment geprägte Lebensform nur eine unter vielen ist. Magie begegnet uns in unsren Lichtkörpern, jenen Energiewirbeln, auch Chakras genannt, die in und um unseren Körper sind. Magie ist unser »Magisches Selbst«, jene Mitte, die uns unsere vielfältigen Beziehungen zur Welt bewusst macht, wo unsere »vier Schilde« tanzen, wie es in der Sprache des Medizinrades heißt. Und Magie ist Liebe.

Magie ist nicht methodisch erlernbar, es gibt keine Gebrauchsanweisung dafür. Es gibt nur die Zutaten, die ein Rezept enthält; die Zubereitung, die Art und Weise des Mischens, muss jeder für sich erlernen. Die »Heiligen 20 Kräfte« des Medizinrades sind die Zutaten, das Handwerkszeug, die Grundstruktur, mit denen jeder auf seine persönliche Weise arbeiten kann. Aus dieser Arbeit erwächst eine Fülle von Möglichkeiten, die, wenn sie nicht fixiert, sondern immer als fließende Kraft lebendig bleiben, dem »Radtänzer« das Göttliche aus ganz Unvermutetem offenbar werden lassen. Die Arbeit und Auseinandersetzung mit dem Medizinrad ist der vielfältige Weg zu unserem Gottesbündnis. Der Tanz durchs Rad führt uns zu unseren Helfern im Universum, die nicht nur als stumme Schutzengel neben uns hergehen, sondern auf Kommunikation warten. Sie wollen eingeladen werden, uns zu helfen.

Das Medizinrad will helfen, die persönliche Medizin zu finden. Dafür gibt es vier Wege, dargestellt im Symbol des Kreuzes, das jeder auf sich geladen hat, um, gemäß seinem Schicksal, Mitarbeiter am Ganzen zu sein.

Das Medizinrad

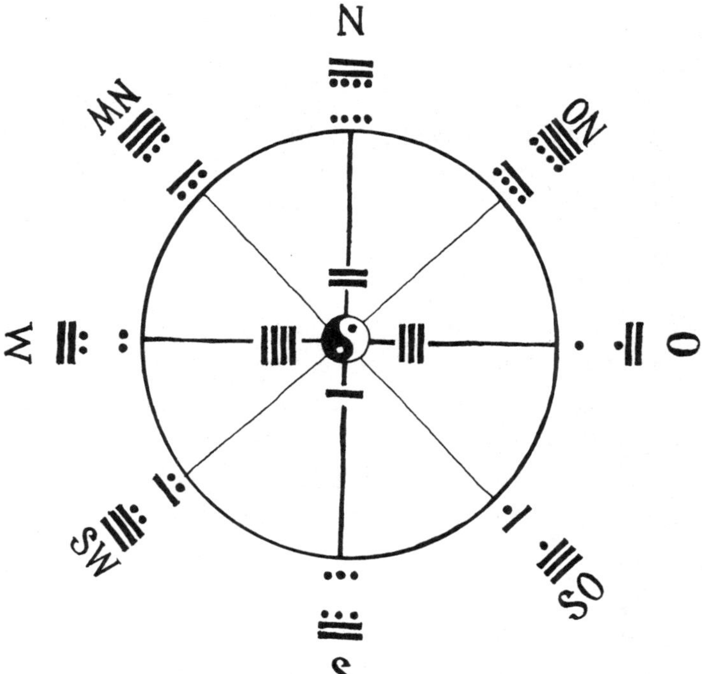

Die Schöpfungsgeschichte der Ur-Religion

Am Anfang und am Ende, außerhalb von Raum und Zeit, als ewig seiendes Nichts, als all-einiger Urgrund, in dem alle Möglichkeiten des Lebens, Leere und Quelle sind, ist »Wakan« – unsere Urgroßmutter, das Ur-Weibliche, aus der alles geboren wird. Wakan ist der Kreis, das All, das in sich Ruhende, das Empfangende.

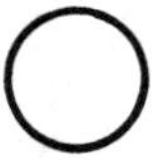

Und Wakan verwandelt sich ununterbrochen in »Skwan«, unseren Urgroßvater, das Ur-Männliche. Er ist der Ursprung, die Heilige Schöpfung.

Skwan ist die Spirale, das Aktive, das Schaffende und entspricht in unserem Sonnensystem der Milchstraße.

Wakan und Skwan lieben sich. Skwan schenkt seinen Samen Wakan, und als Frucht ihrer Liebe erschaffen sie alles Leben.

Aus ihrer Heiligen Hochzeit gehen zwei Kinder hervor: Sonne und Erde.

●

Ihr erstes Kind ist die Sonne, unser Großer Vater, die Heilige Zahl 1, die Kraft des Ostens, die Kraft der Erleuchtung, die Kraft der Vision, die Kraft des Feuers und des Blitzes.

● ●

Ihr zweites Kind ist die Erde, die Welt der Mineralien, unsere Große Mutter, die Heilige Zahl 2, die Kraft des Westens, die Kraft der Wandlung, die Kraft der Intuition, die Kraft der Innenschau, die Kraft der Magie, die Kraft des Todes und des Dunklen.

Auch unser Großer Vater Sonne und unsere Große Mutter Erde lieben sich. Aus ihrer Liebe entsteht das Leben auf der Erde:

● ● ●

Ihr erstes Kind ist das Reich der Pflanzen, die Heilige 3, die Kraft des Südens, die Kraft der Unschuld und des Vertrauens, die Kraft der Harmonie, die Kraft der Gefühle, die Kraft aller Gewässer, die Kraft des Mondes.

● ● ● ●

Ihr zweites Kind ist das Reich der Tiere, die Heilige Zahl 4, die Kraft des Nordens, die Kraft des instinktsicheren Handelns, die Kraft der Logik und des Verstandes, die Kraft des Wissens, die Kraft der Sterne, der Luft und der Winde.

▬

Ihr drittes Kind ist das Reich der Menschen, die Heilige Zahl 5, die südliche Kreismitte, die Kraft der Berührung, die Kraft der Sprache, der Kommunikation.

Als gemeinsame Kinder von Sonne und Erde sind Mineral, Pflanze, Tier und Mensch geschwisterlich verwandt. Sie bilden die Große Familie.

Im Mittelpunkt der Schöpfung steht der Mensch, die Heilige 5, auf dem Weg zu seiner Ganzwerdung, der Heiligen 20. Um ihn herum sind die vier Elemente: das Feuer des Ostens, das Wasser des Südens, die Erde des Westens, die Luft des Nordens. Die Kraft der Liebe ermöglicht dem Menschen als Heilige 5 seine Vermählung mit diesen vier Verwandten in den vier Kräften der Zwischenrichtungen:

In der Vermählung der Heiligen 5 mit der Heiligen 1, der Sonne, ist der Mensch in der Welt der Heiligen 6 im Südosten des Schöpfungsrades. Es ist die Welt seiner Ahnen, die Welt seiner früheren Inkarnationen, das Reich der Geschichte.

Vereint sich die Heilige 5 mit der Heiligen 2, der Erde, so wird sie eins mit der Welt der Heiligen 7 im Südwesten des Kreises. Es ist die Welt des Traumes.

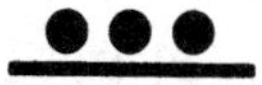

Vereint sich der Mensch als Heilige 5 mit der Heiligen 3, der Kraft der Pflanzen im Nordwesten des Kreises, so tritt er in die Welt der Heiligen 8, in die Welt der unendlich endlichen Kreisläufe, in die Welt der Großen Gesetze.

Und in der Verbindung der Heiligen 5 mit der Heiligen 4, der Kraft der Tiere im Nordosten des Kreises, eröffnet sich ihm die Welt der Heiligen 9, die Kraft der gesamten Energieimpulse, die Kraft der Bewegung.

Und schließlich, in der Einheit der Heiligen 5 mit seinem Spiegelbild, der Kraft des Menschen, rückt er in die nördliche Kreismitte und wird zur Heiligen 10, der Welt seines Höheren Selbst.

Mit der Kraft seines Höheren Selbst steht der Mensch wieder im Kontakt mit acht weiteren Kräften, die als erhöhte Oktave den ersteren zur Seite stehen:

In der Begegnung des Höheren Selbst mit der Sonne im Osten erschließt sich ihm die Heilige 11, der Geist aller Sonnen.

In der Begegnung des Höheren Selbst mit der Erde im Westen erschließt sich ihm die Heilige 12, der Geist aller Planeten.

In der Begegnung des Höheren Selbst mit den Pflanzen im Süden erschließt sich ihm die Heilige 13, der Geist der Pflanzen.

In der Begegnung des Höheren Selbst mit den Tieren im Norden erschließt sich ihm die Heilige 14, der Geist der Tiere.

Und in der Begegnung des Höheren Selbst mit der Welt des Menschen tritt es ein in das Reich der Menschheit als Gattung, trifft den Menschen im All, in der Kreismitte dem Osten zugewandt, dem Platz der Heiligen 15.

Verbindet sich das Höhere Selbst im Südosten mit der Kraft der Ahnen, so eröffnet sich ihm die Welt der Heiligen 16, die Welt der Erleuchteten, der Avatare.

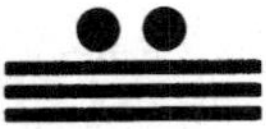

Verbindet sich das Höhere Selbst im Südwesten mit der Kraft des Traumes, so eröffnet sich ihm die Welt der Heiligen 17, die Welt der Traumhüter, der Kachinas.

Verbindet sich das Höhere Selbst im Nordwesten mit der Kraft der Großen Kreisläufe, so eröffnet sich ihm die Welt der Heiligen 18, die Welt der Gesetzesschreiber, der Hüter des Schicksals.

Verbindet sich das Höhere Selbst im Nordosten mit der Kraft der Bewegung, so eröffnet sich ihm die Welt der Heiligen 19, die Welt der Großen Beweger, der kosmischen Urkräfte.

Und in der Verbindung des Höheren Selbst mit dem Höheren Selbst aller anderen eröffnet sich ihm die Heilige 20 in der westlichen Kreismitte, die Kraft des Großen Geistes Wakantanka, die Kraft der Vollendung und Ganzheit.

In der Kraft der Heiligen 20 ist der Mensch wieder eins mit seinem Ursprung, ist eins in der Einheit von Wakan und Skwan.

In dieser altsteinzeitlichen Schöpfungsgeschichte offenbart sich uns der Ur-Grund aller Religionen. In der Rückbindung an diesen Ur-Grund können wir uns wieder mit den ganzmachenden, heilenden Kräfte des Universums verbinden, die uns in die rechte Stellung zum Ganzen rücken, in unsere eigene Mitte, in der wir Kind der Erde und Kind der Sonne sind und in Verbindung mit dem Sichtbaren und dem Unsichtbaren leben. Der Mensch der Altsteinzeit erlebte sich noch als integrierten Teil der Schöpfungsfamilie inmitten seiner Verwandten, den Steinen, Pflanzen und Tieren. Über diese Verwandtschaft hatte er Zugang zu allen weiteren Kräften des Kreises.

Dass uns heute die Ur-Religion von ihren Hütern, den indianischen Schamanen, offenbart wird, darf nicht missverstanden werden als Überstülpung der indianischen Weltanschauung auf unsere Kultur. Die Indianer haben nur die Aufgabe, das Alte

Wissen für die Menschheit zu bewahren, um es dann weiterzugeben, wenn die Zeit dafür reif ist. Ursprünglich, in der Epoche der Altsteinzeit, war es kein indianisches Wissen, sondern Allgemeingut für den damals lebenden Menschen.

Die Schöpfungsgeschichte der Ur-Religion im Bild des Heiligen Kreises besitzt die Kraft, alle dogmatischen Religionen von irrtümlichen und unvollständigen Glaubensgrundsätzen zu reinigen. Die Ur-Religion als heilende Kraft der Wirklichkeit ist für uns, die wir in der Getrenntheit und im Spannungsverhältnis der Gegensätzlichkeit leben, der natürlichste Weg, unsere persönliche Beziehung zum Ganzen, die Rückbindung zu unserem Ursprung, selbst zu entdecken, ohne vorgegebene Glaubensgrundsätze. Religionen, die Glaubensgrundsätze aufstellen, entstehen immer aus dem falschen Anspruch, ihre Lehren rational erklären und beweisen zu müssen. Man erkannte aber sehr schnell, dass vieles nicht mit dem rationalen Verstand einsehbar ist und forderte deshalb, dass man es glauben müsse. Wie viel Schaden dadurch angerichtet wurde, lehrt uns die Geschichte, denken wir nur an die Zeit der Inquisition und der Kreuzzüge.

Versucht man, das altsteinzeitliche Wissen, den Kreis der Heiligen 20 Kräfte des Universums, nur mithilfe des rationalen Verstandes zu erfassen, so würde man wieder in die dogmatische Religion verfallen und nicht dem Universellen dieses Wissens gerecht werden und die Ganzheit niemals erfahren. Nur wenn wir beginnen, die vielfältige Kraft unseres Bewusstseins, die vier Wege – den Weg des Ostens in der Kraft des Geistes, den Weg des Westens in der Kraft des Wollens, den Weg des Südens in der Kraft der Gefühle, den Weg des Nordens in der Kraft des Denkens – unserer Beziehung zur Wirklichkeit lebendig werden zu lassen, nur dann leben wir in der kreisenden Bewegung um unsere Mitte, nur dann sind wir in Verbindung mit diesen 20 Heiligen Kräften, von denen jede für sich heilig ist, da sie heil macht und zum Ganzen führt. Das Medizinrad wurde nicht aus der Verstandeskraft allein geboren. Seine Geburt muss verstanden werden innerhalb eines menschlichen Bewusstseins, das noch in seiner Ganzheit funktionierte und nicht in seine Teile aufgesplittert war. Deshalb ist das Medizinrad für uns heute Medizin zur Ganzwerdung, zur vollendeten Entfaltung unseres Bewusstseins. Es ist Medizin für unsere Ver-Rücktheit aus dem Ganzen. Medizin, die unsere beiden Gehirnhälften wieder miteinander verbindet: die linke Hemisphäre mit der Welt der Sinnesdaten, des Wachens und die rechte Hemisphäre mit der Welt der Triebe und Träume.

Das Medizinrad führt die zwei Homines der Weltgeschichte, den Homo faber und den Homo sapiens, in der neuen Bewusstseinsstufe des Homo divinans zusammen: Als Homo faber, das werkzeugschaffende Tier, lebte der Mensch mehr als 100 000 Jahre in Harmonie seiner beiden Gehirnhälften. Wachen und Träumen waren eins, kraft seiner Instinkte war er eingebettet in die Natur; die Sprache gebrauchte er nur, um seine imaginäre Welt, seine Visionen, in die Welt der Sinnendaten zu transferieren. Dann, im mythischen Bild des Sündenfalls, tauchte der Homo sapiens auf, der, vertrieben aus dem paradiesischen Garten, in der Getrenntheit seiner beiden Gehirnhälften lebt; die Ur-Religion der Altsteinzeitvorfahren wurde vergessen und abgelöst von kulturspezifisch sich entwickelnden, schriftlich festgehaltenen Religionen, an die man gebunden war. Erfindungen, wie Lesen und Schreiben, beschleunigten diese Entwicklung, und heute kennen wir den Homo sapiens als den in der technischen Weltanschauung Gefangenen, der meint, kraft seines linearen Denkens, das Ganze, die Wirklichkeit zu sehen. Mit dem Beginn des Wassermannzeitalters, dem Beginn des planetarischen Bewusstseins, tritt der Homo divinans in die Welt, mit dem Auftrag, die Vielfalt wieder mit dem Ganzen in Einklang zu bringen. Da die schamanischen Hüter des Altsteinzeitwissens, die nordamerikanischen Indianerstämme, keine Schrift besaßen (sie hatten nur eine allen Stämmen verständliche Zeichensprache) und somit die Periode des Homo sapiens nicht vollzogen haben, blieb die Überlieferung des Medizinrades rein und als magischer Schamanismus ihre Ur-Religion. Der Schritt zurück in die Altsteinzeit ist notwendig, denn er ist unsere einzige Möglichkeit, unsere verlorene Instinktkraft wieder anzufachen, die Kraft, die wir brauchen, um eine sinnvolle Zelle im kosmischen Stoffwechsel zu sein.

Das Medizinrad

Die 20 Heiligen Kräfte des Medizinrades sind Tore, die den Menschen die Erfahrung der Einheit möglich machen. Die Tore sind sichtbar und unsichtbar, sie zeigen uns, wenn sie alle geöffnet werden können, die Wirklichkeit in ihrer Ganzheit.

Das Medizinrad, der Heilige Kreis, ist der Mensch selbst, die Potentialität des Göttlichen, die ihm bereits auf Erden geschenkt wird, wenn er bereit ist, sich in den Dienst dieses Wissens zu stellen. Im Mittelpunkt steht die Bewusstseinsentwicklung des Menschen von der Heiligen 5 bis zur Heiligen 20.

Deshalb interessiert uns auch nicht, was die einzelnen Kräfte für sich gesehen bedeuten, sondern nur ihre Beziehung zum menschlichen Bewusstsein. Die Zahl 20 spielte im Alten Wissen schon immer eine bedeutende Rolle. Bei den Indianern wird sie als Verbindung der beiden Hände mit den zehn Fingern und der beiden Füße mit den zehn Zehen erklärt. Was sagt das? Erinnern wir uns an die beiden Gehirnhälften: die rechte Hälfte stellt die Welt des Möglichen, die Welt der Triebe und des Traumes dar; die linke Hälfte ist der Bereich der Sinnesdaten, die Welt des Wachens. Wenn wir nun als Mensch, als Heilige 5, die Finger der beiden Hände oder die Zehen der beiden Füße aufeinanderlegen, so verbinden wir in dieser Gestik unsere beiden Körperseiten, von denen die linke Körperseite den Bereich des rechten Gehirns und die rechte Körperseite den Bereich des linken Gehirns widerspiegelt. Wenn wir die Hände zum Gebet falten, bedeutet dies nichts anderes, als dass wir in der Heiligen 10 sind, in unserem Höheren Selbst, mit dessen Hilfe wir Kommunikation mit dem Höchsten Wesen aufnehmen. Die 5 als Zahl des Menschen ist einleuchtend: Wir haben fünf Sinnesorgane und wir bestehen aus fünf Endungen, dem Kopf, den beiden Händen und den beiden Füßen. Verbinden wir diese Endungen miteinander, so erhalten wir den Fünfeckstern als Symbol des Menschen.

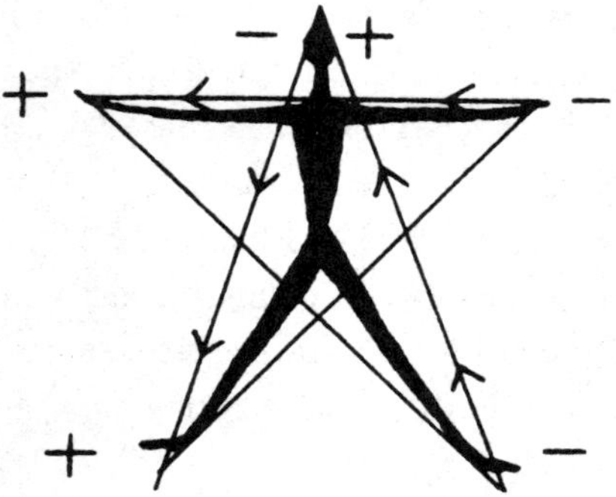

Die kosmische Energie, der Lebensstrom, fließt entsprechend der Form des Fünfecksterns in unserem Körper, sodass die rechte Körperseite positiv und die linke negativ geladen ist, im Kopfteil umgekehrt.

Wichtig für uns ist, diese zwanzig Kräfte aus der Welt der Möglichkeit, wo sie ja immer da sind, herauszuholen, indem wir sie anrufen, sie einladen und sie um Zusammenarbeit bitten. Wir müssen auch lernen, sie zu empfangen und wahrzunehmen, um sie in der Welt der Sinnesdaten aktualisieren zu können. Und schließlich müssen wir lernen, was uns von diesen Kräften an Bildern, Gedanken, Gefühlen, Visionen … zukommt, ernstzunehmen als eine persönlich an uns gerichtete Botschaft, die uns hilft, unser Schicksal freiwillig anzunehmen und es zu erfüllen.

Die Heiligen 20 Zahlen

Wir fangen wieder mit dem leeren Kreis an, der Null, dem Nichts, in dem aber alle Möglichkeiten des Seienden schon enthalten sind; der Ur-Grund, die Ur-Mutter, aus der alles Leben geboren wird, das All, oder in der Sprache der Indianer Wakan.

Die Ur-Mutter verwandelt sich ununterbrochen in das Ur-Männliche, in unseren Ur-Vater, in den Ur-Sprung, in die Heilige Schöpfung, dargestellt durch die Spirale; in unserem Sonnensystem die Milchstraße. In der indianischen Sprache heißt diese Kraft Skwan.

Diese beiden gegenpoligen Ur-Kräfte, man kennt sie auch unter der Bezeichnung Yin und Yang, lieben sich, sind als Einheit in Harmonie, im ruhenden Gleichgewicht, ohne Gegensätzlichkeit, eins als ein Ganzes. Es sind unsere Ur-Großeltern.

Was bedeutet das für uns? Diese liebende Kraft, in der sich Gegensätzliches und Getrenntes aufhebt, die immer da ist, unser Ur-Grund, unser Ur-Quell, woraus jeder Mensch die Fülle des Lebens empfängt, diese Liebeskraft ist nicht außerhalb unseres Seins, sondern bildet das eigentliche Zentrum im Menschen selbst; es ist seine Mitte, der Ort, der unbeweglich im Wandel des Lebens als Gleichgewicht, als Ruhe, als Stille, als unendlicher Raum, als Gottestempel, als ewiges Sein, als ewiges »Ich bin« wahrgenommen werden kann, wenn wir im Zustand der vollkommenen Hingabe sind. Das Medizinrad zeigt uns die vier Tore des menschlichen Bewusstseins, die als Heilige 5, 10, 15 und 20 um die Kreismitte, die die Einheit von Ur-Mutter und Ur-Vater ist, angeordnet sind. Es sind die vier Bewusstseinsstufen des Menschen, über die er Zugang zur Kraft der Mitte, dem Ganzen hat:

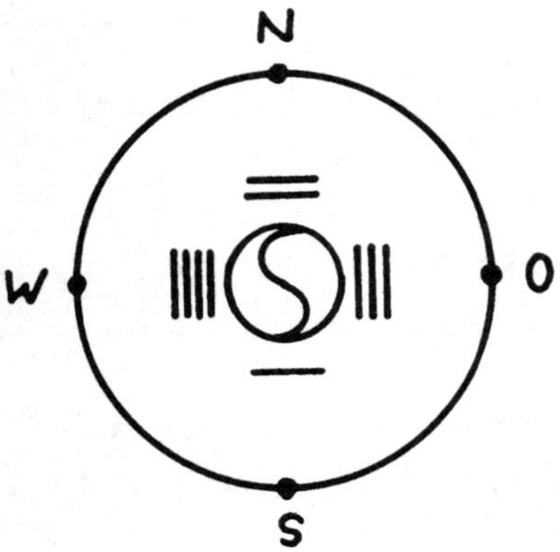

Als Heilige 5 öffnen wir uns der Mitte über das Tor des Südens, in der Kraft der Unschuld und des Vertrauens.

Als Heilige 10 öffnen wir uns der Mitte über das Tor des Nordens, in der Kraft des integrierenden Verstandes und dem instinkthaften Wissen.

Als Heilige 15 öffnen wir uns der Mitte über das Tor des Ostens, in der Kraft der Inspiration und Vision.

Als Heilige 20 öffnen wir uns der Mitte über das Tor des Westens, in der Kraft des Todes, dem Wandler und Quell allen Lebens, in der Kraft der Intuition und Innenschau.

Wie wir uns diese vier Tore nach und nach eröffnen können, soll weiter durch die Arbeitsmöglichkeiten mit den Kräften des Heiligen Kreises gezeigt werden, die alle auf die Mitte oder auf das Ganze gerichtet sind.

Die Liebeskraft von Ur-Mutter und Ur-Vater erschafft im Akt der Heiligen Hochzeit zwei, für das gesamte Wachsen grundlegende Kräfte: ihre beiden Kinder, die Sonne und die Erde, unsere »Großen Eltern«.

Die Kraft der Sonne

Die Sonne ist die Heilige 1. Da sie im Osten auftaucht, gebührt ihr der Platz des Ostens. Der Mensch der Altsteinzeit verstand sich als Kind der Sonne und nannte sie daher seinen »Großen Vater« oder Großvater. Die Sonne ist das Licht, das die Dunkelheit der Nacht am Morgen besiegt. Darum ist sie die Kraft der Erleuchtung, der Offenbarung, der Inspiration und Vision. Von den vier Elementen lebt in ihr das Element des Feuers, das ewig brennt und den Menschen lehrt, dass Licht oder Feuer nur durch das Sterben der verbrennenden Substanz am Leben bleibt. Übertragen auf unser irdisches Dasein heißt dies, dass wir lernen müssen, immer wieder leer zu werden, Abschied zu nehmen von Vergangenem, loszulassen, was wir so gerne halten möchten ... um unsere Vision empfangen zu können, die mit jedem Sonnenaufgang unsere Kreativität anspornt, sie ernährt, sie am Leben erhält, damit wir aus ihrer Kraft Erfüllung finden für unseren Lebensauftrag. Die Sonne ist Lebensenergie, ohne sie wäre kein Leben auf unserem Planeten möglich. Meistens nehmen wir die Kraft der Sonne nur materiell gesehen wahr, sei es, dass wir unter Hitze leiden, wenn sie allzu sehr brennt, oder dass wir frieren, wenn sie verdeckt ist. Auch im seelischen Bereich kennen wir ihre Kraft noch; wir fühlen uns leichter und beschwingter an sonnigen Tagen als an trüben. Aber wo trifft uns die Kraft der Sonne im Geist? Versuchen wir bei der Beantwortung dieser Frage auf indianische Weise vorzugehen, indem wir die Naturbeobachtung zu Hilfe nehmen: Die Sonne taucht jeden Tag im Osten auf, sie ergießt ihr Licht und offenbart, was vorher durch das Dunkel der Nacht verschleiert war. Nehmen wir dieses natürliche Bild und projizieren es auf unseren Geist: Die Lichtkraft der Sonne inspiriert unseren Geist, schenkt ihm Licht, wo er sich im Dunkel befindet. Die meisten Menschen leben in einem unerschütterlichen Vertrauen, dass jeden Tag die Sonne aufs Neue aufgehen wird. Aber kennen wir dieses Vertrauen in der Welt unseres Geistes, in der Welt unserer Ideen? Wir haben sehr wenig Vertrauen, dass wir Tag für Tag im Licht der Sonne auch geistig geführt werden; dieses Misstrauen ist oft so stark, dass wir ihre tatsächliche »Beleuchtung« auch nicht sehen können. Das Ostfeuer der Sonne kann mitunter unseren Geist so unvermutet entzünden, als wäre er vom Blitz getroffen worden. Wir kennen den Ausdruck »vom Blitz getroffen« aus vielen Heiligenlegenden, wo eine plötzliche Vision, die gar nicht so spektakulär sein muss, dem Menschen, der sie erlebt, eine tiefe Erkenntnis des Göttlichen schenkt, und er Vertrauen bekommt, sich von der göttlichen Kraft führen zu lassen. Es ist wichtig und sehr hilfreich, uns auf die geistige Verwandtschaft mit der Sonne, unserem Großen Vater, zu besinnen, den wir um Hilfe bitten können, wenn wir ratlos und unwissend sind. Vielleicht müssen wir bescheidener werden und einsehen, dass all unsere Ideen und Einfälle nicht aus uns selbst kommen, sondern jede davon ein Sonnenstrahl ist, der auf uns fällt, eine Idee aus dem kosmischen Reich der Ideen, das Wort des Höchsten.

Die Kraft der Erde

Als zweites Kind von Ur-Mutter und Ur-Vater wird die Erde geboren, die Heilige 2. Von den vier Elementen lebt in ihr das Element der Erde, die Welt der Mineralien. Die Erde, der Stein, der Sand, die Felsen, alle Mineralien sind Energiespeicher, eingefrorene Energieträger, die energetische Kraft nicht nur halten, sondern auch freisetzen können. Im Medizinrad steht die Erde als Gegenpol zum Osten im Westen. Es ist der Ort, an dem die Sonne untergeht und ihr Licht sich in Kraft verwandelt. Die Erde empfängt das Licht der Sonne, das sie in ihrer Tiefe, in ihrem dunklen Erdreich speichert und das ein ständig vorhandenes, beharrliches Potential an Kraft darstellt. Da wir nicht nur Kinder der Sonne, sondern auch Kinder der Erde sind, lässt uns die »Große Mutter« auch teilhaben an dieser gespeicherten Kraftquelle. Die Erde hält uns durch Schwerkraft, die von unten nach oben wirkt, wie mit einer Nabelschnur an sich fest. Ihre Kraft ernährt uns wie die der Sonne, aber sie hat eine andere Qualität. Sie bestimmt unseren menschlichen Willen, macht ihn zum intuitiven Wollen, das nur Ja oder Nein kennt. Die Erde als Heilige Zahl 2 lehrt uns die Zweiheit, die Gegensätze, sie fordert Entscheidung. Das Licht, das die Erde von der Sonne aufnimmt, verwandelt sie in ihrem Kraftreservoir zu Bildern, die sie dem Menschen schenkt, der sich die Mühe macht, seinen Blick in sein eigenes Dunkel zu senken, um dort seine Kraftquelle zu entdecken. Dort nämlich liegt die Kraft unserer Imagination und Intuition. Hier leben wir unter der Weisung unseres Inneren. Wenn wir aus einem klaren Ja oder Nein heraus handeln, dann ist unser Tun wahr und magisch, denn der Impuls kommt aus unserem eigenen Kraftzentrum, das wiederum ernährt wird von der Erdmutter.

Wenn wir in unserer Mitte sind, kann der Kraftstrom zur Erdmitte frei fließen, wir handeln dann nicht aus eigener Kraft, sondern immer verbunden mit der Erdkraft. Und das haben wir als »magisch« bezeichnet. Deshalb heißt im Medizinrad der Westen auch Platz der Magie. Die Eigenschaft, dass er der Ort der Heilung ist, ist eng damit verknüpft: Zum einen, da »magisches Heilen« die einzig wahre Heilung ist, weil sie immer unter Anbindung an die kosmischen Kräfte geschieht, zum anderen hat Krankheit viel mit dem Wollen des Menschen zu tun. Im schamanischen Sinn ausgedrückt: Der Kranke hat die Krankheit gewollt, er braucht sie, um etwas Bestimmtes daraus zu lernen. Dies bedeutet für eine Heilung, dass der Kranke sich auch wirklich entscheiden muss, ob er die Krankheit haben oder aufgeben will. Dies ist Voraussetzung, erst dann kann er wieder in seine Mitte kommen. Krankheit bedeutet letztendlich also, dass man seinen Weg verloren hat und visionslos seine Aufgabe nicht realisiert.

Die Erde ist das Körperliche, das in seinem Wachsen dem Wandel von Tod und Geburt unterliegt. Damit wir wirklich reifen können, müssen wir täglich einen »kleinen Tod« sterben, um zu entfalten, was in uns als Talent angelegt ist. Wir müssen lernen, Dinge abzuwerfen, an denen wir festhalten und die uns bei unserer Ganzwerdung blockieren.

Osten und Westen stehen sich gegenüber. Die Sonne gibt Licht, die Erde empfängt es und verwandelt es in Kraft. Das bedeutet für uns: Im Licht der Sonne erleben wir unseren Geist, in der Kraft der Erde erleben wir unseren Körper.

Oder: Die Sonne ernährt unseren Geist durch Visionen, Ideen, Fantasie, Kreativität. Die Erde ernährt unseren Körper durch Sinneseindrücke, Atmung, Stoffwechsel. Dadurch erleben wir eine ständige Neugeburt in der Beziehung Geist – Sonne und ständiges Sterben in unserer Körper-Erde-Beziehung.

Der Mensch steht also zwischen Himmel und Erde, zwischen Geist und Körper, und als Vermittler oder Verbinder hilft ihm seine Seele. Durch die Seele kann der Mensch seinen Geist verkörpern, indem er seine Inspirationen, seine Ideen und Visionen auf der Erde verwirklicht, ihnen Gestalt verleiht. Er kann seinen Körper vergeistigen, indem er ihn zum Gefäß formt, in das die kosmische Ideenfülle einströmen kann.

Die Seele ist die Brücke zwischen Geist und Körper, zwischen Himmel und Erde; nur als diese Brücke wird sie Lebenssinn und führt den Menschen in die Ganzheit seines Wesens. Das Medizinrad kann uns wieder auf diese Brücke führen, wenn wir uns in Beziehung stellen zum Osten und zum Westen und dabei die Seele als Brückenschlag verstehen, sie schließlich als Mitte, als Gott in uns, als das ewig Lebende, das Unsterbliche erfahren.

In einem der ältesten Texte der Menschheit, in den Upanishaden, heißt es:

Der in der Erde wohnt,
und doch von der Erde verschieden ist,
den die Erde nicht kennt,
dessen Leib die Erde ist,
den die Erde innerlich regiert,
der ist dein Selbst, dein innerer Lenker,
dein Unsterbliches!

Der Körper oder die Erde als irdisches Gefüge kennt das Unsterbliche nicht. Das Unsterbliche aber kennt das Sterbliche und regiert es von innen her.

Das Reich der Pflanzen

Sonne und Erde, unsere Großen Eltern, lieben sich, damit es zu Wachstum auf der Erde kommt. Aus ihrer Liebe gehen drei Welten hervor: das Reich der Pflanzen, das Reich der Tiere und das Reich der Menschen.

Ihr erstes Kind ist die Welt der Pflanzen. Die Heilige Zahl 3: das Gras, die Sträucher, die Büsche, die Blumen, die Bäume. Den Pflanzen gebührt im Rad der Platz des Südens. Im Tageslauf der Sonne stellt der Süden den Mittagspunkt dar, ihren höchsten Stand in der Himmelsmitte, im Zenit. Es ist der Moment, wo sich das Licht der Sonne in seiner stärksten Fülle auf die Erde ergießt. Zu Mittag steht die Sonne in der Mitte zwischen ihrem Aufgangsort, dem Osten, und ihrem Untergangsort, dem Westen. Mittag ist also »Mittler« zwischen Osten und Westen, zwischen Geist und Körper; als solcher ist er die Welt der Seele. Was aber haben Seele und Pflanzen miteinander zu tun? Um das ihnen Gemeinsame zu begreifen, ist es wieder hilfreich, die Lebensweise der Pflanzen zu beobachten: Jede Pflanze entsteht aus dem Samen einer vor ihr gelebten Pflanze, die aber sterben musste, um den Samen, und damit neues Leben, zu geben. Dieser Same ist zunächst ganz im Dunkel des Erdreichs geborgen. Durch das eindringende Sonnenlicht und die Nährstoffe der Erde beginnt er zu keimen, bis er schließlich stark genug ist, das Erdreich zu durchstoßen und Blätter zu entfalten, die er braucht, um mithilfe der Lichtenergie der Sonne seine Pflanzenform aufzubauen.

Die Pflanzen wachsen geradlinig in ihrer Achse Erde – Himmel. Durch ihre Wurzeln haben sie Halt in der Erde. In ihrem ständigen Bestreben zu wachsen, öffnen sie sich dem Licht der

Sonne, dem Himmel. Die Pflanze erkennt in Erde und Sonne ihre wahren Eltern, ihre sorgenden Ernährer, auf die sie sich verlassen kann wie ein unschuldiges Kind. Deshalb ist der Süden die Kraft der Unschuld und des Vertrauens. Wir können daraus erkennen, dass es wichtig ist, unsere wesentlichen Wünsche und Bedürfnisse zu kennen, sie zu beachten, selbst zum ernährenden Vater und zur ernährenden Mutter zu werden, die Sonne und die Erde in uns aufzuwecken und einzusetzen, um die Erfüllung dieser Wünsche und Bedürfnisse zu besorgen. Wenn wir nicht mehr die Erwartung hegen, dass irgend jemand für uns unsere Wünsche erfüllen sollte, sondern wenn wir von den Pflanzen lernen, wie sie ihre Bedürfnisse im Wechsel von Dunkel und Licht, Sterben und Erneuerung stillen, dann finden wir wieder unser Urvertrauen, das wir einst als Embryo im Schoß der Mutter hatten. Die Pflanzen erinnern uns daran, dass wir nach der Geburt, nach dem Verlassen des schützenden Mutterleibs in einen anderen schützenden Leib treten, in den der Mutter Erde, die uns liebevoll unser ganzes irdisches Leben lang ernährt. Deswegen ist es wichtig, alle Verletztheit und Kränkung, die unsere Wünsche und Bedürfnisse von der leiblichen Mutter erfahren mussten, zu meistern, indem wir erkennen, dass die leibliche Mutter nur Stellvertreterin der eigentlichen Großen Mutter ist. Wenn wir wieder Vertrauen zur Großen Mutter finden, die uns nie verletzt hat und immer für uns da ist, können wir die am eigenen Leib erfahrene Kind-Mutter-Beziehung mit anderen Augen sehen.

Zur Mittagsstunde stärken wir unseren Leib mit Speis und Trank und stillen damit eines unserer wesentlichen Bedürfnisse. Dies kann uns sagen, dass es darum geht, die wesentlichen und notwendigen, die unschuldigen Bedürfnisse herauszufinden, die wir für unser Wachsen brauchen und sie von den unwesentlichen, überflüssigen zu trennen. Die Pflanzen sagen uns: »Seht her, es ist alles da, was wir zum Leben brauchen. Habt Vertrauen, es wird für euch gesorgt!«

Zur Kraft des Südens gehören auch der Mond und das Wasser. Das Wasser steht für den Ozean der Gefühle, der vom Mond bewegt wird. So wie der Mond für das Wachsen der Pflanzen eine wichtige Rolle spielt, so auch für das seelische Wachsen im Menschen. Durch seine Magnetkraft wühlt er das Meer der Gefühle auf, zieht sie heraus, lässt sie anschwellen oder glättet sie wieder. Ebbe und Flut kennen wir auch in unserer Gefühlswelt. Das Wasser oder das Meer ist Ausdruck für die unerschöpfliche Tiefe und die ständig in Bewegung gehaltene Kraft der Gefühle. Aber so wie das Meer einen Grund, der Fluss ein Bett, die Quelle ein Zuhause hat, so ruht auch unser Gefühlsozean auf festem Grund, dem Urvertrauen, das wir als unschuldige Kinder noch hatten. Durch das Urvertrauen findet unser von Ebbe und Flut aufgewühltes Gefühlsmeer immer wieder Harmonie, die Kraft der Pflanzen.

Das Reich der Tiere

Sonne und Erde, unsere Großen Eltern, lieben sich wieder und zeugen ihr zweites Kind, die Welt der Tiere, die Heilige 4: Alle schwimmenden und kriechenden Tiere, alle Vierbeiner und Geflügelten, auch die mythischen Tiere, die Fabelwesen, wie Einhörner und Drachen, zählen dazu. Ihnen gebührt im Rad der Platz des Nordens. Dort steht die Sonne dem Süden gegenüber auf der anderen Seite der Erdhälfte. Es ist die Mitte der Nacht, Mitternacht, der höchste Punkt des Dunkeln. Im Norden steht der Polarstern, der auf der verlängerten Erdachse liegt. Von der Erde aus betrachtet dreht sich der ganze Himmel um den Polarstern, der sich uns als ruhendes Zentrum zeigt. Übertragen wir nun dieses Bild auf die menschliche Ebene: In der Kraft des Nordens zu sein, bedeutet Weisheit, instinktsicheres Handeln, Klarheit im Tun, gesunder Menschenverstand, Strategien, die aus dem Herzen, unserem Zentrum, kommen. So wie sich der ganze Himmel als Fülle geistiger Bewusstseinsinhalte um den Polarstern, um den Norden dreht, so können wir als Menschen unsere eigene Mitte sein, zum Zentrum werden, wenn wir alles, was wir wissen und denken, immer wieder auf das Ganze beziehen. Kraft und Weisheit des Nordens lehren uns die Tiere. Das Tier handelt instinktsicher, das heißt in völligem Einklang mit dem Ganzen. Es ist ein funktionierendes Glied in der Kette des Schöpfungsplans. Bei ihm gibt es kein Zögern oder Abwägen, kein Ich-möchte-gern oder Lieber-nicht, es bewegt sich völlig harmonisch innerhalb seiner Welt im Austausch mit den anderen Welten seiner irdischen Verwandten. Das Tier weiß um seinen Lebensauftrag und kennt die dafür notwendigen Strategien. Ein Tier erfüllt seine Aufgabe, indem es sich ihr aus ganzem Herzen hingibt, wobei »Herz« sein Lebenszentrum meint. Es handelt also zentriert, es ist, im Gegensatz zu uns Menschen, immer in dieser Mitte, aus der es nie herausfallen kann. Dies hat das Tier uns voraus. Die wenigsten von uns werden zugeben können, dass sie ein klares Bild ihrer Aufgabe haben. Mit dem rationalen Denken, mit unserem durch Erziehung geschulten Verstand, kommen wir da auch nicht weiter. Der rationale Verstand ist auf Anhäufung von Erkenntnisinhalten ausgerichtet, die er in seinem Gedächtnis speichert und in bestimmten Situationen auf gewohnt bequeme Weise zur Lösung seiner Probleme abruft.

Handelt unser Verstand auf diese Weise, so arbeitet er schablonenhaft, er stagniert und er kann sich der Fülle des echten Wissens nicht mehr öffnen. Unsere Wissenschaft zeigt auf drastische Weise, wie sie im Grunde genommen durch ihr entwickeltes Expertentum, dem der Blick der Gesamtschau des Ganzen verloren ging, den Problemen und Fragen des Menschen nicht gerecht werden kann. Das Bild des Polarsterns, um den sich alle Sterne drehen, will uns daran erinnern, dass alles auf das Eine, Ruhende, bezogen ist. Alles ist auf das Ganze hin geordnet, und nur in dieser Bezogenheit spricht aus ihm die Kraft der Logik und des Verstandes. Wenn wir also irgend etwas begriffen zu haben glauben, so drückt das nur einen Aspekt des Wissens aus, aber nicht die unendliche Vielfalt, von der wir uns ausschließen, wenn wir auf dem Teilaspekt beharren. Über unsere Tierverwandten haben wir die Möglichkeit, zu unserer wahren Verstandeskraft zu gelangen, zum gesunden, heilen Menschenverstand. Wenn wir wieder die »Tiernatur«, die Kraft des Instinktes, in uns entfachen und einsetzen lernen, können unsere Handlungen aus unserer Mitte entspringen und im Einzelnen immer den Kern des Ganzen in sich tragen. Wenn wir Heiligendarstellungen betrachten, zum Beispiel von den vier Evangelisten oder von Jesu, so stellen wir fest, dass sie häufig mit einem Tier abgebildet sind. Damit soll ausgedrückt werden, dass der Mensch dann zu seiner Heiligkeit, seiner Ganzheit gelangt, wenn er die Kraft des Tieres kennt und sie in seine Handlungen einfließen lässt. Der Heilsweg des Menschen muss mit der Kraft der Tiere verbunden sein. Dafür, so lehrt uns das Medizinrad, steht für jeden Menschen sein Tierverbündeter bereit. Das bedeutet, dass jedem Menschen ein Tier, oder auch mehrere, als geistige Kraft zur Seite stehen, die ihm beim Erkennen und Erfüllen seines Lebensauftrages helfen. Es ist wichtig, dass der Mensch um seine Tierverbündeten weiß, damit er sich mit dieser Kraft vereinen kann, die ihm hilft, instinktsicher, mit gesundem Menschenverstand zu handeln.*

So wie jede einzelne Tiergattung ihre unersetzbare Stellung auf der Erde einnimmt, so ist auch jeder einzelne Mensch zu einer, ihm persönlich zugeordneten Funktion berufen, die das Ganze für sein Gleichgewicht braucht.

Das Reich der Menschen

Nach der Erschaffung des Tierreichs lieben sich Sonne und Erde wieder, um das Reich der Menschen zu gebären, die Heilige 5. Dieser Welt gebührt im Rad die südliche Kreismitte, das südliche Tor zur eigentlichen Kreismitte, zur Einheit von Urgrund und Ursprung. Damit ist versinnbildlicht, dass der Mensch mit dem Bewusstsein der Heiligen 5 das Göttliche über die Kraft des Südens erfährt: Seine Weltanschauung ist getragen vom Gefühl des Urvertrauens, die Welt ist in Ordnung, alles hat darin seinen natürlichen Stellenwert. Das Feuer des Ostens, die Mineralien des Westens, die Pflanzen des Südens und die Tiere des Nordens sind seine Verwandten, er ist ihnen ebenbürtig und lernt von ihnen auf die gleiche Weise, wie er auch von seinen Mitmenschen lernen kann. Die Besonderheit des Menschen ist die Fähigkeit des Sprechens. Er ist das »sprachbegabte Tier«. Über die Sprache entsteht die Kraft der Berührung. Die Sprache ermöglicht dem Men-

* Wie man seinen Tierverbündeten finden kann, wird später bei den praktischen Übungen beschrieben.

schen den Eintritt in die Gemeinschaft mit anderen Menschen. Sie befähigt ihn, seine Vision mitzuteilen, wobei das Teilen eine besondere Rolle spielt: Indem man teilt oder die anderen teilhaben lässt am eigenen Leben, lebt man nicht nur egoistisch für sich allein, sondern auch für andere. Als Heilige 5 »berühren« sich die Menschen untereinander, zum einen in der tatsächlichen Berührung und zum anderen in der geistigen Berührung, in der jeder im anderen sein eigenes Spiegelbild erkennt. In der Sprache bekundet der Mensch auch die Fähigkeit, Teile (Silben oder Buchstaben) miteinander zu verbinden (zu Worten und Sätzen).

Die vier Himmelsrichtungen sind wie auf einer Landkarte Orientierungshilfen und Richtlinien, um unseren Platz zu finden, unser Zentrum, unseren Auftrag. Dazu wurde der Mensch mit fünf Instrumenten ausgerüstet: dem Sehen, das zur Kraft des Ostens gehört; dem Hören, der Kraft des Westens; dem Schmecken, der Kraft des Südens; dem Riechen, der Kraft des Nordens und schließlich dem Tasten, das der südlichen Kreismitte zugehört. Dieser Fünfsternkörper der sinnlichen Welterfahrung ist aber erst der Beginn der Entfaltung dessen, was als Möglichkeit unserer Bewusstseinsentwicklung vorhanden ist. Die vier Kräfte der vier Himmelsrichtungen sind Wege, durch deren Verbindung wir in unsere Mitte finden, da sich ihre Achsen als Nordsüd- und Ostwestachse in der Mitte treffen. Diese vier Hauptkoordinaten im Heiligen Kreis sind erweitert durch vier weitere, die Zwischenrichtungen, von denen jede die Kräfte der beiden benachbarten in sich vereint. Mit ihrer Hilfe erfährt der Mensch als Heilige 5 die Art und Weise, wie sich ihm das All mitteilt. Deshalb werden die Kräfte der Zwischenrichtungen, die Heilige 6, die Heilige 7, die Heilige 8 und die Heilige 9 immer aus der Sicht der Heiligen 5 betrachtet.

Das Reich der Ahnen

Der Mensch als Heilige 5, der über die Sonne, die Heilige 1, meditiert und sich mit dieser Kraft verbindet, erfährt die Kraft der Heiligen 6 im Südosten: die Vereinigung der Kraft des Ostens und des Südens, die Vereinigung von Vision und Vertrauen. Auf diese Weise teilt sich ihm die Welt der inspirierten Geister Verstorbener mit, die Welt der Ahnen, die im Vertrauen auf das Licht, im Vertrauen auf die Sonne, ihr Leben in geistiger Wachheit erfüllt haben. Auf der Bewusstseinsstufe der Heiligen 5 sind es geistige Vorbilder, die sinngebend wirken, wenn sie integriert werden können. Es ist die Welt der Menschheitsgeschichte. Und um diese Geschichte fortspinnen zu können, müssen wir sie als unser Erbe sehen, auf dem wir mit unserer Arbeit aufbauen. Als Kraft der Menschheitsgeschichte bedeutet die Heilige 6 auch alle unsere früheren Leben. Was heißt dies konkret für uns? Gehen wir zunächst davon aus, dass wir die Kraft der Ahnen im Zusammenhang mit unseren leiblichen Vorfahren, mit unserem Familienstammbaum, begreifen. Wichtig ist dabei die Einsicht, dass wir nicht zufällig in unsere irdische Familie hineingeboren worden sind, sondern dass sich jeder vor seiner Geburt dazu entschieden hat. Jeder hat sich seine eigenen Eltern selbst ausgewählt und trägt Verantwortung für alles, was ihm dadurch vererbt wurde. Alles Geschehen hat seinen richtigen Stellenwert in Raum und Zeit. Es gibt keine Zufälle. Es gibt nichts Ungerechtes im Plan des Großen Geistes, auch wenn wir das oft nicht so sehen können. Wenn wir unser irdisches Leben auf seine Essenz hin ausrichten, wenn wir erkennen, dass wir als Geistwesen unseren Ursprung im ewigen Urgrund des Großen Geistes haben, können wir alles, was uns auf Erden geschieht, als selbst gewollte Erfahrung akzeptieren, die wir in der Begrenztheit unseres irdischen Seins notwendig brauchen, um zu lernen und die in uns steckenden Talente zu entfalten. Es ist heilsam, sich an sein Erbe zu erinnern, und zu fragen: Wo ist der rote Faden in meinem Familienerbe, an dem ich weiterspinnen kann? Gibt es in meiner Arbeit, in meinem Beruf eine Verbindung zu dem, was mein Vater, meine Mutter, meine Großeltern oder sonst ein Verwandter in ihrem Leben versucht haben zu verwirklichen? Wo sehe ich Anknüpfungspunkte, die mich inspirieren? Welche Träume konnten sie nicht realisieren? Welche Utopien blieben Utopien? Bleiben Knoten in diesem roten Faden? Welche dieser Knoten kann ich auflösen?

Die Kraft der Ahnen ist aber nicht nur familienspezifisch, sie ist auch das Erbe außerfamiliärer Menschen, die uns durch ihr geistig erfülltes Leben ein Erbe hinterließen. Auch hier hilft das Fragen nach dem Berührungspunkt ihres Lebens mit dem persönlichen: Was ist es, das mich im Leben dieses Menschen anzieht, begeistert? Sehe ich eine Verbindung seines Lebensauftrags mit meinem? Welchen Bereich hat dieser Mensch gemeistert? Wo kann er mir als Lehrer und Meister helfen, damit auch meine Arbeit sinnbringend für die Geschichte der Menschheit sein kann?

Der Geist der Ahnen kann uns zum ständigen Begleiter werden. Aber wir müssen ihn einladen, ihn zu uns rufen, damit er hilfreich werden kann und mit seinem Licht unsere Aufgabe erleuchtet, damit sein Feuer das unsrige entzündet und uns zu Begeisterten macht, die ihre kühnsten Utopien vom Reich der Ideen ins Reich der Materie hinein wachtanzen.

Das Reich der Träume

Der Mensch als Heilige 5, der über die Erde, die Heilige 2, meditiert und sich mit dieser Kraft verbindet, erfährt die Kraft der Heiligen 7, im Medizinrad der Platz des Südwestens, zwischen der Kraft des Südens und der Kraft des Westens. Die Heilige 7 vereint in sich das Vertrauen des Südens und die Intuition des Westens. Sie vereint die Welt der Seele mit der Welt des Körpers. Die Seele als Brücke zwischen Geist und Körper verwandelt das scheinbar starre Gehäuse des Körpers zum unendlich weiten Raum des Geistes, in dem er in die Welt der Fantasien, der Imaginationen, des Alles-Möglichen reist und seine Grenzen sprengt. Diese Erfahrung kennen wir aus unseren nächtlichen Träumen. Dort können wir alles. Wir überwinden die Schwerkraft und die Materie. Wir können uns in die verschiedensten Gestalten verwandeln. Es begegnen uns Wesen, die wir auf der Erde noch nie erblickt haben. Wir wechseln unser Geschlecht oder werden zu Zwitterwesen. Wir treten in Welten ein, die wir zuvor noch nie gesehen haben. Wir sind an Schauplätzen der Vergangenheit ... Der Fantasie des Geistes sind keine Grenzen gesetzt. Aber was fangen wir mit unseren Nachtträumen an? Ungefähr ein Drittel unserer irdischen Lebenszeit verbringen wir im nächtlichen Traumzustand. Aber meist sind wir geneigt, Nachttraum und Wachzustand zu trennen. Was nachts mit uns passiert, nehmen wir nicht so ernst, für die meisten ist es nicht Wirklichkeit. Mit dieser Einstellung unserem Nachtleben gegenüber verleugnen wir aber einen wesentlichen Teil unseres irdischen Lebens. Zeigt uns doch der nächtliche Traum, dass wir bereits auf Erden Zugang zur unsichtbaren Welt haben. Das Wesentliche beim Träumen ist, dass sich das Seelisch-Geistige vom Körper löst und in anderen Gefilden umherreisen kann, die wir im Wachzustand nie sehen oder erleben könnten. Im Nachttraum leben wir ganz in unserer rechten Gehirnhälfte, in der Welt des Fühlens, der Triebe, der Bilder und Symbole, die zu einer Vision werden können, zu einer großartigen Erweiterung unserer begrenzten Tageswahrnehmung, zu einer unerschöpflichen Quelle, wenn wir sie als die andere Hälfte des Lebens und der Wirklichkeit erkennen und annehmen. Im Traum wird unser Geist frei, er schwingt sich auf zu seiner Welt, die er uns als Erinnerung an den Traum zurückbringt in die Sphäre des Wachzustandes. Im Wissen des Medizinrades ist nicht nur der nächtliche Traum gemeint, sondern die Einheit des nächtlichen Träumens mit dem Wachzustand des Tages. Die Indianer betrachten das ganze Leben als einen Traum, der erst dann vollständig oder ganz ist, wenn wir ihn als Einheit sehen, die sich aus Tagtraum und Nachttraum zusammensetzt. Deshalb ist es wichtig, die nächtliche Traumwelt in den Tagtraum oder Wachzustand miteinzubeziehen, seine Symbole und Bilder so zu verwandeln und aufzuschlüsseln, dass wir sie verkörpern, sie wachtanzen in unseren Handlungen und Aktionen. »Tanz deinen Traum wach« oder »Bring deinen Traum auf die Erde« ermuntern uns die indianischen Schamanen. Das klingt zwar schön, aber was fangen wir konkret damit an? Wir können diesen Satz und damit die Kraft der Heiligen 7, die Kraft des Traumes, nur verstehen, wenn wir uns selbst und unser irdisches Leben mit den Augen des Medizinrades sehen. Das heißt in diesem Fall: Ich als Person existiere nur in einem begrenzten Körper und in einem begrenzten Gehirn. Aber über das Begrenzte spannt sich die Brücke der Seele und führt es hinaus in die unbegrenzte Welt des Geistes, der sich die Begrenzung unseres irdischen Lebens ausgedacht und materielle Gestalt angenommen hat. Wenn es uns gelingt, die materielle Welt aus geistiger Sicht zu begreifen, dann spüren wir, wie auch der materielle Rahmen unseres Tagtraums sich verändern kann und sich auch in der Welt des Wachens die Kraft des Geistes verkörpert. Auf diese Weise wird das Leben magisch, denn in der Einheit von Nacht- und Tagtraum sind wir ganz, heil; unsere beiden Gehirnhälften sind in Verbindung und nicht mehr voneinander getrennt: »Seinen Traum wachtanzen«, seinen Lebenssinn in seiner Fülle und Vollendung aus beiden Welten, der sichtbaren und unsichtbaren, zu schöpfen, um ihn »wirklich« werden zu lassen, ist die Aufforderung an jeden! Es ist die Botschaft der Wassermannzeit, den eigenen Traum, das eigene Leben in die große kosmische Traumkette einzureihen, in die All-Einheit mit Gott, der die Erde träumt, die wiederum uns träumt, und wir träumen die Erde und die ganze Schöpfung, das All.

Die Kraft der Großen Gesetze

Der Mensch in der Kraft der Heiligen 5, der über die Welt der Pflanzen meditiert, sich mit der Kraft der Heiligen 3 vereint, öffnet sich dadurch der Kraft der Heiligen 8 im Nordwesten des Medizinrades. Die Heilige 8 vereint in sich die Kräfte des Westens und des Nordens: Intuitives Wollen und instinktsicheres Handeln vermählen sich und gebären die Kraft der Kreisläufe, der Zyklen und der Großen Gesetze. Versuchen wir, dem Weg zu folgen, der in der Verbindung der Heiligen 5 mit der Heiligen 3 zur Kraft der Heiligen 8 führt: Was erfährt der Mensch als Heilige 5, wenn er über die Kraft der Pflanzen meditiert? Die Pflanzen zeigen uns ihr unerschütterliches Vertrauen in die Kreisläufe des Lebens. Betrachten wir den Lebenszyklus eines Maiskorns:

Er beginnt im Dunkel der Erde und endet wieder im Dunkel der Erde. Dazwischen liegt die Zeit, wo der keimende Same die Erde durchbricht, dem Licht zustrebend sich entfaltet und schließlich welkt und stirbt. Im Sterben aber trägt er schon den Impuls zu neuem Leben, da er erneut den Samen gebiert. Wir sehen, es ist nicht ganz stimmig«, dabei von Beginn und Ende zu sprechen, es sind nur relative Begriffe, da das Ende wieder zum Anfang und der Anfang wieder zum Ende wird. Sowohl das Ende als auch der Anfang, das Sterben als auch die Geburt, sind lebendiger Wandel. Tod ist Geburt und Geburt ist Tod. Dieses Geheimnis versinnbildlicht uns schon die Form der 8.

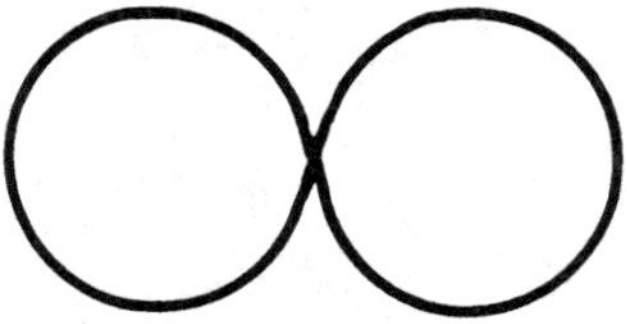

Zeichnen wir die 8, so merken wir, wenn wir in der Mitte der Nahtstelle der beiden Kreise beginnen, wie wir notwendig von der ersten sich schliessenden Kreisform wieder zur Mitte zurückkehren, um in die zweite übergehen zu können, dabei jedoch die Richtung ändern. Die Mitte ist das All, das Nichts, die All-Einheit, Gott. Die Heilige 8 lehrt uns, dass wir zu einer wahren Veränderung, zu einem tatsächlichen Wandel nur über die Mitte her fähig sind. Die Form der 8, wenn sie horizontal gezeichnet wird, ist das Zeichen für Unendlichkeit: zwei in entgegengesetzter Richtung verlaufende Kreise, die sich in der Mitte als gemeinsamer Punkt berühren. Stellt man sich das Ganze dreidimensional vor, so entsteht eine Spiralbewegung, die sich ins Unendliche fortsetzt. Daraus wird ersichtlich, dass nach einem abgelaufenen Zyklus nie wieder der gleiche folgen wird. Wenn dem nicht so wäre, gäbe es auch keine Entwicklung. Die 8 ist die unendliche Möglichkeit des Endlichen. Wenn wir Tod nicht als das Ende von allem, sondern nur als Ende eines Zyklus begreifen, der notwendigerweise übergeht in einen neuen, gelingt es uns, das Geheimnis von Tod und Wiedergeburt zu enthüllen und es zu unserem täglichen Ratgeber zu machen. Dann bewegen wir uns selbst als kreisende 8, sind harmonisch wie die Pflanzen vereint mit den unendlich endlichen Kreisläufen, in die alles Leben eingereiht ist. Erst in dieser Erfahrung vermählen sich unsere Willenskraft und unser instinktsicheres Denken zur Einsicht der Großen Gesetze, in der alles seine Bestimmung und Ordnung im übergeordneten Ganzen hat. Konkreter ausgedrückt: Wir müssen Tag für Tag unsere notwendigen Bedürfnisse beachten und sie über die Kraft des Wollens zu einer klaren Strategie verwandeln, damit sie Befriedigung und Harmonie finden. So wird ein Mangel – ein Bedürfnis ist immer Mangel an etwas – zum Motor einer Handlung; der Mangel ist wichtige Antriebskraft. Wenn wir jeden Tag das Notwendige erledigen, »die Not wenden«, wie schon das Wort sagt, leben wir in Harmonie mit den Großen Gesetzen und erfüllen damit unseren Lebensauftrag, unser Schicksal, gleich den Pflanzen, die in Einklang mit den Gesetzen ihres Schicksals leben und sich im Ur-Vertrauen dem Rhythmus von Leben und Sterben hingeben. Unsere Geburt ist nicht der Beginn unseres Lebens, sie ist nur der Beginn einer sich materiell als physischer Körper verdichteten Traumgestalt unseres Geistes. Als Geistwesen sind wir immer, und als solche stehen uns unendliche Seinszyklen zur Verfügung, die der Kosmos, die Ordnung des Universums, im Großen Geist für uns vorgesehen hat. Ebenso ist es mit dem Tod, der nicht das Ende unseres Seins, sondern nur ein Abschiednehmen von einer aktuell geträumten Gestalt unseres Geistes, unserem physischen Körper ist.

Zum Verstehen der Heiligen 8, der Gesetzmäßigkeit allen Lebens, gibt es ein Grundprinzip, das uns von einem bedeutenden ägyptischen Priester und Eingeweihten überliefert ist, von Hermes Trismegistos. Er schrieb die Weisheit dieses Prinzips auf eine Tafel aus grünem Smaragd nieder. Die Tafel ging verloren, aber ihr Inhalt lebt bis heute weiter. Er lautet:

Dasjenige, welches Unten ist, ist gleich demjenigen, welches Oben ist: Und dasjenige, welches Oben ist, ist gleich demjenigen, welches Unten ist, um zu vollbringen die Wunderwerke eines einzigen Dinges.

Dieses Analogiegesetz können wir verstehen, wenn wir uns den Kosmos als eine geordnete Einheit vorstellen (Kosmos heißt im Griechischen Ordnung), in dem alle Organismen – seien es die Erde, die Sonne, die anderen Planeten und Sonnensysteme, sei es der Mensch, die Pflanze, das Tier, das Mineral … – Teile des großen Organismus »Universum« sind. Wir haben schon beim Körper und seinen einzelnen Zellen gesehen, dass er nur dann gesund ist, wenn jede Zelle sich dem Gesetz der obersten Körperinstanz unterwirft. Ebenso gibt es kosmische Gesetze, die uns Menschen regieren. Der Mensch trägt als Mikrokosmos das getreue Abbild des Makrokosmos, des Universums in sich. Es gibt außerhalb des Mikrokosmos »Mensch« nichts, was nicht auch analog in ihm selbst zu finden ist. »… im Himmel wie auf Erden …« haben wir zu beten gelernt. Im Himmel wie auf Erden gibt es keine unterschiedlichen Gesetze, sondern in allen Erscheinungsformen des Lebens sprechen die gleichen Gesetze. Nur dadurch ist der Mensch fähig, das gesamte Universum zu begreifen, indem er es herunterholt vom Himmel auf die Erde, in sich hinein. So wie es uns der Spruch über dem Tempel von Delphi sagt:

Erkenne dich selbst,
damit du Gott erkennst.

Als Körper-Seele-Geist-Wesen sind wir Teil des kosmischen Stoffwechsels, und der kosmische Stoff ist gewebt aus den gesetzmäßigen An-Ordnungen der einzelnen Fasern. Unser aktuelles Leben ist eine Körperzelle des kosmischen Körpers, und als solche ist sie natürlich eingegliedert in den großen kosmischen Kreislauf.

Unser Schicksal, das uns in der irdischen Seinsform als persönliches Gesetz begegnet, ist der Kompass, der uns den Ort im kosmischen Stoffwechsel anzeigt, uns sagt, welche Funktion uns als Zelle X darin zugesprochen wird.

Immer wieder und wieder
steigst du hernieder
in der Erde wechselnden Schoß,
bis du gelernt im Licht zu lesen,
dass Leben und Sterben eines gewesen
und alle Zeiten zeitenlos.
Bis sich die mühsame Kette der Dinge
Zum immer ruhenden Ringe
In dir sich reiht –
In deinem Willen ist Weltenwille,
Stille ist in dir – Stille –
Und Ewigkeit.
MANFRED KYBER

Die Kraft der Bewegung

Der Mensch in der Kraft der Heiligen 5, der über die Welt der Tiere meditiert, sich mit der Kraft der Heiligen 4 vereint, erfährt dadurch die Kraft der Heiligen 9 im Nordosten des Heiligen Kreises. In der Kraft der Heiligen 9 sind die Kräfte des Nordens und des Ostens vereint: instinktsicheres Handeln und schöpferische Inspiration vermählen sich zur Kraft der energetischen Wirkweisen, der Kraft der Bewegung.

Im Tierreich können wir beobachten, wie jedes Tier eine bestimmte Rolle oder Funktion einnimmt, die mit den Rollen oder Funktionen anderer Tiere abgestimmt ist und dem übergeordneten Zusammenhang unterliegt, ihre Welt in Bezug zum Ganzen in harmonischer Bewegung zu halten. Versuchen wir dies wieder auf den Menschen zu übertragen, um die Kraft der Heiligen 9 zu begreifen: Wenn wir von den Tieren lernen wollen, so müssen wir uns die Frage stellen: Was ist meine persönliche Rolle, meine Funktion, meine Arbeit innerhalb der Gemeinschaft der Menschen? Diese Frage ist für unsere Zeit sehr wichtig geworden. Durch Expertentum und die in Einzelaspekte zersplitterten Wissenschaften gelang es einigen wenigen, sich an Machtpositionen zu stellen, mit dem Anspruch, alles regieren zu wollen. Wir haben den großen Zusammenhang verloren – mit unseren Mitmenschen (es gibt fast keine menschliche Gemeinschaft, sei es zwischen Partnern, sei es in der Familie, in Arbeitsgruppen, die im förderlichen Sinn funktioniert), mit den Tieren, mit den Pflanzen, mit den Mineralien, mit unserer Umwelt, mit unserem Planeten und allen weiteren Bewusstseinswesen des Universums. Die Indianer würden uns »Waisenkinder« nennen, da wir die Erde als Große Mutter und die Sonne als Großen Vater vergessen haben. Warum konnte diese Zerrissenheit, dieses Für-sich-und-gegen-den-anderen, so geschehen? Weil viel zu viele nicht ihre »power«, nicht ihre natürlich bestimmte Machtposition einnehmen, die sie, wenn sie ihre Aufgabe wüssten, so eindeutig wie ein Tier innerhalb seiner Tierwelt leben würden. Viel zu viele von uns neigen dazu, sich lieber von jemandem führen zu lassen als selbstverantwortlich zu werden und kreativ. Leider ist es immer noch so, dass die wenigen, die ihre Rolle kennen, sie nicht im fördernden Sinn für die Gemeinschaft einsetzen, sondern egoistisch motiviert der Machtverführung unterliegen und dem Ziel der Eigenkarriere ihr ganzes Tun widmen. Innerhalb des Tierreichs gibt es keine Wertskala, die »Berufe« der Tiere, ihre Rollen, sind gleichwertig wie die Zellen des körperlichen Organismus, wo die Leberzelle nicht vornehmer oder besser oder gescheiter ist als die Darmzelle. Es ist völlig un-natürlich, solche Bewertungen einzuführen und anzuwenden, sie lenken vom Kern der Sache ab, dem Bezug jeder einzelnen Rolle zum Ganzen.

Im Medizinrad heißt der Platz des Nordostens oder die Kraft der Heiligen 9 auch Kraft der »Medizin«. Medizin bedeutet in diesem Zusammenhang, dass jeder Mensch in der Äußerung seiner Arbeit, in seinem Tun, in der Erfüllung seiner Rolle heilsam wirkt, für sich, für die anderen, für die Erde, für das ganze Universum. Auf diese Weise wird jeder Mann zum Medizinmann und jede Frau zur Medizinfrau. Dabei sehen wir, dass der Begriff »Medizin« bei Weitem seinen Rahmen sprengt. Nicht nur ein Arzt, ein Psychologe oder ein Priester kann heilen, sondern jeder Mensch, wenn er seine Aufgabe im Ganzen gefunden hat und sie von seiner Mitte her lebt. Jede Wirkung, deren Verursacher man ist, muss auf die eigene Mitte bezogen sein, denn nur über die eigene Mitte steht man als Erd-Himmel-Achse in lebendigem Zusammenhang mit dem Ganzen. Betrachten wir zum Beispiel eine Frau, die ihre Medizin in der Rolle einer Bäckerin gefunden hat: Sie wirkt für das Ganze heilend, wenn sie sich bei ihrer Arbeit den Zusammenhang der vielen Einzelheiten, die notwendig sind, um die Idee »Brot« zu verwirklichen, bewusst macht, zum Beispiel, wenn sie mit den vier Elementen zusammenarbeitet: mit der Erde und der Sonne, die das Korn wachsen lassen, mit dem Wasser beim Teig anrühren, mit dem Feuer, das das Brot bäckt … und wenn sie außerdem ihre Liebe in diese Arbeit einfließen lässt, so wird das Brot für ihre Mitmenschen heilend.

Die Kraft der Heiligen 9 ist das integrierte Sich-Bewegen innerhalb des Großen Kosmischen Kreislaufes. In dieser Bewegung sind wir, wenn wir unsere Medizin entdecken und sie verwirklichen.

Im Wassermannzeitalter werden wir aufgefordert zur gemeinschaftlichen Zusammenarbeit der Menschen, in der es keine Rangordnung, keine Einzelführer mehr gibt. Jeder Einzelne soll das Potential seiner eigenen Macht wahrnehmen, das er über die Kraft des Ostens als Vision empfängt und mithilfe seines gesunden Menschenverstandes in seiner »Medizin« aktualisiert.

Die Kraft des Höheren Selbst

Meditiert der Mensch als Heilige 5 über die Welt des Menschen und verbindet er sich dadurch mit der Kraft der Heiligen 5, so eröffnet sich ihm die Welt der Heiligen 10 in der nördlichen Kreismitte. Der Mensch, der über den Menschen meditiert, erfährt das Ebenbild Gottes, die Kraft, aus der das ganze Universum strahlt. Diese Kraft ist sein Höheres Selbst. Es ist das Fundament allen Verstehens. Der Mensch in der Heiligen 10 spiegelt das gesamte Medizinrad wider. So wird jeder Mensch für den anderen zum Auge ins Universum. Jeder Einzelne ist eine kleine Sonne, ein spiralförmig wirbelndes Licht, das ewig leuchtet mit all den anderen großen und kleinen Sonnen. Das Höhere Selbst ist unser Wesenskern, unser Zentrum, nie inkarniert im Körper, aber ewig da. Es ist jenes Licht, das die Heiligenbilder als Heiligenschein um den Kopf zeigen. Das Höhere Selbst gehört dem ewigen Reich der Ideen des Geistes an. Das Höhere Selbst des Menschen ist seine innere Quelle, sein innerer Lehrer, sein innerer Heiler, die Kraft, die ihn zur Vollendung seines Bewusstseins in der Heiligen 20 führen kann, auch solange der Mensch noch in seinem materiellen Körper wohnt. Das Höhere Selbst ist in jedem Menschen. Wir nehmen es nur meist nicht wahr, weil wir seine Kraft mit der des Niederen Selbst zu oft zurückdrängen. Das Niedere Selbst kennen wir gut, es liebt das Zukünftige, es liebt es, Hindernisse zu kreieren, zu urteilen und verurteilen, es hat Erwartungen, stellt ständig Vergleiche zwischen sich und anderen an, ist nie zufrieden, ist nie still, ist immer nur auf seinen Vorteil bedacht, sieht nur sich, … aber es ist auch die einzige Brücke für den Menschen, die ihn zu seinem Höheren Selbst geleiten kann. Denn das Niedere Selbst ist dazu da, uns Erfahrungen zu lehren, positive wie negative. Und irgendwann kommt der rechte Zeitpunkt für jeden Menschen, wo er diese Erfahrungen nicht mehr nur in der Blase seiner begrenzten Wahrnehmung verstehen kann und zu einem höheren Bewusstsein erwacht. Nur über unser Höheres Selbst können wir mit den höheren geistigen Welten in Beziehung treten. Im Höheren Selbst sind wir immer, wenn wir Liebe schenken, die nur geben will ohne Erwartung, ohne sich daraus etwas zu erhoffen.

Diese Liebe ist Heilkraft und ist eins mit der göttlichen Liebe. Unser Höheres Selbst ist der Mitarbeiter Gottes, denn es steht immer in Verbindung mit dem Reich der göttlichen Ideen. Vom Höheren Selbst lernen wir zu dienen, Werkzeug der schöpferischen Hand Gottes zu werden. Wir begreifen, dass sein Wille unser Wille wird und erfahren dadurch unseren Lebenssinn, unsere Heilung und unseren Weg zur Vollendung. Unser Höheres Selbst steht immer im Austausch mit allen kosmischen Kräften und gibt uns damit die Möglichkeit, mit diesen Kräften zu kommunizieren, sogar in der Begrenztheit unseres materiellen Körpers. In der völligen Hingabe des Menschen an sein Menschsein und die für ihn bestimmte Aufgabe wird er das Niedere Selbst immer stärker als Tor zu seinem Höheren Selbst erfahren, das ihm die Wahrheit offenbart, aus freiem Willen Gott zu dienen. Gott ist kein Fremder, der außerhalb von uns ist, er ist in uns. Das Universum ist mein innerer Raum. Die Schamanen und Eingeweihten weisen immer wieder darauf hin, dass wahrer, dauerhafter Friede nur sein kann, wenn jeder Mensch in sich selbst Frieden findet, indem er die ungeheure Kraft des Niederen Selbst umzulenken lernt in die des Höheren Selbst und die daraus strömende Energie sinnvoll in seine Mitarbeit an der Schöpfung einsetzt. Wenn die Menschen sich mit ihrem Höheren Selbst begegnen könnten, gäbe es das Paradies auf Erden, die menschliche Kommunikation der Liebe. »Jeder Mensch trägt die Verantwortung für den Platz, an dem er lebt und wirkt. Es ist die Verantwortung und Beachtung, dass dieser Platz in Balance und Harmonie mit dem Ganzen steht. Wenn diese Verantwortung in jedem Menschen lebendig wäre, könnte sich wahrer Friede auf der Erde ausbreiten«, so lauten die Worte eines Hopi-Großvaters auf die immer wiederkehrende Frage, ob es Krieg geben würde. Im Wassermannzeitalter sind den Menschen besondere Hilfen gegeben, um die notwendigen Aufgaben erfüllen zu können. Dies sind die esoterischen Lehren, der geistige Schlüssel zum Ganzen. Esoteros heißt auf griechisch »das Innere«. Es ist das Innere, das dem Äußeren, »Exoteros«, innewohnt. Als solches ist es immer da, wenn auch nicht so offensichtlich wie das Äußere. Die esoterischen Lehren sind das wahre Wissen, das es immer gegeben hat und immer geben wird. Mit der Geburt des Zeitalters des Wassermannes ist die Sehnsucht nach diesem Wissen zunehmend gewachsen. Die Zeitenwende ist vor allem durch zwei sich ergänzende Merkmale sichtbar geworden: Zum einen ist da die Sehnsucht und das Bedürfnis der Menschen, die erkannten, dass der rationale Verstand allein nicht ihr Innerstes, ihre tiefsten Fragen, ihre »religio«, d.h. Rückbindung, zum Universum, befriedigend beantworten kann. Sie suchten daher wieder das wahre Wissen. Zum anderen treten die Eingeweihten des esoterischen Wissens viel mehr an die Öffentlichkeit und sind leichter zu erreichen, als das früher der Fall war. Bisher waren es immer nur wenige Auserwählte, die in dieses Wissen eingeweiht wurden. Die Vision der Gegenwart ist das Bild einer Menschheit, die allen ermöglicht, Wissende, Geistig-Erleuchtete zu werden, denn das »Handwerkszeug« wird jedem, der danach fragt, gegeben werden.

Nach Überlieferung des Medizinrades bestimmen die ersten zehn Kräfte unser menschliches Dasein zwischen Geburt und Tod. Es gibt aber darüber hinaus zehn weitere, die als kosmische Wesen den ersten zehn zur Seite stehen. Diese Kräfte können wir aber nur über das Tor unseres Höheren Selbst erfahren. Die kosmischen Wesen sind stets da und wirken im täglichen Leben immer durch die ersten zehn Kräfte. Wir werden an späterer Stelle sehen, wie wir durch die acht Jahresfeste Kontakt mit diesen Höheren Wesen aufnehmen können.

Die Reiche der Höheren kosmischen Wesen

Versuchen wir nun, uns diese Kräfte aus der Warte unseres Höheren Selbst vorzustellen:

Verbindet sich unser Höheres Selbst mit der Kraft der Sonne im Osten des Kreises, mit der Kraft der Heiligen 1, so eröffnet sich ihm die Kraft der Heiligen 11, die als erhöhte Oktave oder als Höheres Wesen durch die Heilige 1 wirkt. Dies ist die geistige Kraft aller Sonnen, der Geist des Lichtes, der Geist des Feuers. Die Kraft, die alle Menschen inspiriert und nicht mehr nur die Einzelperson.

Verbindet sich unser Höheres Selbst mit der Kraft der Erde im Westen des Kreises, mit der Heiligen 2, so eröffnet sich ihm die Kraft der Heiligen 12, jenes Höheren Wesens, das der Heiligen 2 zur Seite steht und durch sie wirkt. Es ist der Geist aller Erden oder Planeten, der Geist der Materie, der Geist des Dunklen, die Idee des intuitiven Wollens.

Verbindet sich unser Höheres Selbst mit der Kraft der Pflanzen, der Heiligen 3 im Süden des Kreises, so eröffnet sich ihm die Kraft der Heiligen 13, die als Höheres Wesen durch die Kraft der Heiligen 3 wirkt. Es ist der Geist aller Pflanzen. Als kosmische Wesen sind es alle weiblichen Gottheiten, die immer als Schutzgeister hinter der leiblichen Mutter standen. Ihre Kraft erfahren wir, wenn wir uns aus der leiblichen Mutterbeziehung befreien und in der Erde unsere wahre Mutter erkennen.

Verbindet sich unser Höheres Wesen mit der Kraft der Heiligen 4 im Norden des Kreises, mit der Kraft der Tiere, so eröffnet sich ihm die Kraft der Heiligen 14, die als Höheres Wesen der Heiligen 4 zur Seite steht und durch sie wirkt. Es ist der Geist der Tiere. Als kosmische Wesen sind es männliche Gottheiten, die dem leiblichen Vater als Helfer und Berater beistehen. Auch hier können wir uns erst dann mit ihrer Kraft verbinden, wenn wir uns aus der irdischen Vaterproblematik befreit haben und verstehen, dass der leibliche Vater nur Stellvertreter der Sonne war.

Verbindet sich unser Höheres Selbst mit der Kraft der Heiligen 5, der Kraft des Menschen, so eröffnet sich ihm die Kraft der Heiligen 15 in der östlichen Kreismitte. Die Einheit von Urgrund und Ursprung der Kreismitte wird über das Osttor erfahren, über die Kraft der Inspiration. Es ist der Geist der Menschen, das kosmische Wesen, das hinter der Gattung Mensch wirkt, der »Mensch im All«, das kosmische Bewusstsein.

Verbindet sich unser Höheres Selbst mit der Kraft der Ahnen, mit der Heiligen 6 im Südosten des Kreises, so eröffnet sich ihm die Kraft der Heiligen 16, die wiederum als erhöhtes Wesen der Heiligen 6 wirkt. Es ist der Geist der Ahnen. Als kosmisches Wesen sind es alle Erleuchteten, alle Avatare wie Jesus, Buddha, Mohammed, die Brückenbauer zwischen Himmel und Erde waren.

Verbindet sich unser Höheres Selbst mit der Kraft der Heiligen 7, der Kraft des Traumes im Südwesten des Kreises, so eröffnet sich ihm die Welt der Heiligen 17, die als Höhere Wesenheit durch die Kraft der Heiligen 7 spricht. Es sind dies der Geist und die Hüter des Traumes. Bei den Indianern heißen sie »Kachinas«, in unserer Sprache sind es die Naturgeister, von denen wir unsere Visionen in Form von Bildern empfangen. Es sind die Undinen, Wallinen und Nymphen als Wassergeister, die Gnome Zwerge und Devas als Erdgeister, die Feen, Sylphen und Trolle als Luftgeister und die Salamander und Faune als Feuergeister. Es sind alle Kräfte, die uns bereits auf der Erde berühren, nachts im Traum oder tagsüber, wenn wir fantasievolle Handlungen ausführen.

Verbindet sich unser Höheres Selbst mit der Kraft der Heiligen 8, mit der Kraft der Kreisläufe im Nordwesten des Kreises, so eröffnet sich ihm die Kraft der Heiligen 18, die wiederum als Höheres Wesen durch die Kraft der Heiligen 8 wirkt. Es ist der Geist der Großen Gesetze. Als kosmische Wesen sind es die Hüter und die Schreiber des Schicksals, die Karmameister. Sie werden bei jeder schamanischen Heilsitzung angerufen, um herauszufinden, ob die Krankheit mit einem früheren Leben zu tun hat, ob sie karmisch bedingt ist und generell, um von dieser Instanz her das Ja zur Heilung zu bekommen. Im christlichen Glauben heißen diese Kräfte Erzengel.

Verbindet sich unser Höheres Selbst mit der Kraft der Heiligen 9, mit der Kraft der gesamten Energiebewegung im Nordosten des Kreises, so eröffnet sich ihm die Kraft der Heiligen 19, die als Höheres Wesen durch die Kraft der Heiligen 9 wirkt. Es sind all jene Geistwesen, die die gesamte Energiebewegung steuern und damit das Universum in Balance halten. Es sind die Erleuchteten des Alls. Sie befruchten mit ihrem Geist die jeweiligen Entwicklungsstufen der Menschheit auf der Erde. Im Christentum heißen sie Archai, Urkräfte. Als die weisen Lenker des Alls wirken sie im All, nicht auf der Erde, wie das die Erleuchteten der Heiligen 16 tun. Sie sind aber für den Menschen erreichbar, wenn er sich bewusst macht, dass sie alle Inspiration für ihn bereithaben, die notwendig ist für die »Zubereitung seiner Medizin«, für seine Aufgabe. Deshalb ist es auch sinnvoll, gerade sie dafür um Hilfe zu rufen.

Verbindet sich unser Höheres Selbst mit der Kraft der Heiligen 10, mit der Kraft des Höheren Selbst in der westlichen Kreismitte, so eröffnet sich ihm die Kraft der Heiligen 20. Es ist die Kraft des Großen Geistes, der Ganzheit, der Vollendung, die sich von der Heiligen 5 über die Heilige 10 und 15 bis zur Heiligen 20 vollzieht. Die Besonderheit dieser Kraft ist die Erfahrung des Todes, aber nicht als Ende, sondern als Quell des Lebens. Auf seinem Weg, den der Mensch als Wachsen und Reifen seines Bewusstseins bis hin zur höchsten Entfaltung erlebt, muss er immer wieder dem Tod begegnen. Tod ist Loslassen, Weggeben im doppelten Sinn: als Sich-Befreien von allen Kräften des Niederen Selbst und als Richtung-Geben, sich »einen Weg geben«. Tod ist auch ganz konkret Zerstören von Lebendigem, um sich am Leben zu erhalten, zum Beispiel wenn wir für unsere Nahrung Pflanzen und Tiere töten. Den Tod können wir als täglichen Begleiter und Ratgeber an unserer Seite sehen, der uns die Kraft des Wandels, der Bewegung, das alchimistische Lebenselixier einflößt. In unserem irdischen Dasein kommen wir mit jedem Tag unserem physischen Tod ein Stück näher. Betrachten wir diese Bewegung vom Geist her, so verläuft diese für ihn gerade umgekehrt, denn mit jedem Tag nähert er sich seinem Ursprung, dem Ewigen Reich des Großen Geistes. In der Heiligen Kraft der 20 ist kein Unterschied mehr zwischen Tod und Leben, beide sind Wandel und damit eins im Geiste. Als Großes-Geist-Wesen lebt der Mensch im urparadiesischen Zustand, wo keine Getrenntheit, keine Gegensätzlichkeit ihn mehr vom Göttlichen trennt, wo er eins ist und ruhen kann in der Liebesumarmung seiner Ur-Großeltern. Die Heilige 20 ist die Kraft, die den Menschen heilig, im Sinne von ganz, macht: Alles, was im Heiligen Kreis auf 20 ergänzt wird, erfährt über diese Bezogenheit die Vollendung.

In der Heiligen 20 schließt sich der Kreis, das »Ende« wird wieder zum »Anfang«, die Heilige 20 verschmilzt mit der Heiligen Null, mit der Kreismitte, dem Nichts, das alles in sich birgt.

Die Farben des Medizinrades

Den vier Richtungen des Medizinrades werden auch jeweils bestimmte Farben zugeordnet:

Der Osten hat die Farbe Gelb oder Gold. Die Farbe der Sonne.

Der Westen hat die Farbe Schwarz. Die Farbe der Erde, des Dunklen.

Der Süden hat die Farbe Rot. Es ist die Farbe der Gefühle, aber der unausgeglichenen, der aggressiven, die den Frieden der Erde verhindern. Die eigentliche Farbe des Südens ist Grün, die Farbe der Pflanzen, der Harmonie, des Friedens.

Der Norden hat die Farbe Blau oder Weiß. Die Farbe der Luft.

Die Hauptkoordinaten des Medizinrades zeigen dem Menschen die Vierfältigkeit seines Bewusstseins. Sie sind die vier Wege, der Weg des Ostens als Tor des Geistes, der Weg des Westens als Tor des Körpers, der Weg des Südens als Tor der Gefühle, der Seele, der Weg des Nordens als Tor des Verstandes. Alle vier Wege sind der eine, denn sie treffen sich in der Kreismitte, sie bestimmen das Zentrum, unsere Göttlichkeit. Wichtig für das Arbeiten mit dem Medizinrad ist, dass wir lernen, diese Vierfältigkeit auf dem einen Weg zu entfalten, sodass alle vier Tore geöffnet werden können, durch die die Wirklichkeit in ihrer Ganzheit erfahrbar wird.

Das magische Arbeiten im Kraftplatz

In diesem Kapitel wollen wir mit der praktischen Arbeit beginnen. Bis jetzt kennen wir den theoretischen Aufbau, die Struktur des Medizinrades, den Heiligen Kreis der 20 Heiligen Kräfte.

Die erste Handlung jedes Menschen, der sich mit diesem Wissen auseinandersetzen will, ist, das Medizinrad zu bauen. Als vorerst nur geistiges Gebilde braucht es seinen irdischen Niederschlag, denn wir nähern uns ihm als Menschen, die sich entschieden haben, auf der Erde in einem materiellen Körper zu leben.

Deshalb können wir nur über die Erde, über das Verkörpern einer geistigen Idee, lernen. Es ist die menschliche Aufgabe, das Materielle Schritt für Schritt aus seiner Starrheit in immer feinstofflichere Sphären aufzulösen. »Seinen eigenen Heiligen Kreis schaffen« ist das erste magische Ritual, das wir auf dem Weg zu unserer Ganzwerdung ausführen wollen. Es ist das grundlegende Ritual, das wir bei jeder magischen Handlung anwenden werden. »Wenn wir mit dem Großen Geist sprechen, dann nur vom Heiligen Kreis aus«, erklären die Indianer. Denn der Kreis als Sinnbild des Ganzen setzt uns immer in Verbindung mit dem Göttlichen. Er ist heilig, denn er macht uns heil, indem er uns einbezieht in das Ganze. Das Medizinrad ist, wenn wir es, wie im folgenden dargestellt wird, mit Steinen aufbauen, ein geweihter Ort, an den wir die Kräfte des Universums einladen, bei uns in unserer Mitte zu sein. Es ist der Ur-Tempel, in dem wir mit dem Göttlichen kommunizieren. Der Heilige Steinkreis, den unsere Vorfahren, die Kelten und Germanen, noch als ursprünglichen Ort der Gottesverehrung anerkannten, ist das Erbe für die Wassermannzeit geworden, ein Erbe, das zurückreicht bis in die Altsteinzeit. Der Heilige Kreis hat als Einziger den Raum, der groß genug ist, alle Religionen, alle geweihten Orte der Gottesanbetung in sich aufzunehmen. Er ist frei von Doktrinen. Er steht offen für alle, die ihre Rückbindung zum Ganzen suchen.

In diesem natürlichen Tempel gibt es keinen Priester, der als besonders Berufener die »verlorenen Schäfchen zum Hirten« zurückbringt; in diesem Tempel ist jeder Mensch selbst »Pontifex«, »Brückenbauer«, denn er baut sich selbst seine eigene Brücke, die Himmel und Erde verbindet. Der Tempel in Form eines sichtbaren Steinkreises wird zur Widerspiegelung des inneren Heiligtums im Menschen selbst, das in ihm als seine Mitte ruht. Das mit Steinen aufgebaute Medizinrad ist eine gegenständliche, sichtbare Hilfe, die uns ins Unsichtbare, in das in uns selbst kreisende Medizinrad leitet. Diesen Weg kann uns keiner abnehmen, kein Priester, kein Guru, kein schamanischer Meister. Er fordert den freien Willen jedes Einzelnen.

Je nach den äußeren Lebensbedingungen stehen mehrere »Baupläne« zur Verfügung: zum Beispiel kann das Rad in der Natur gebaut werden, aber auch innerhalb eines Raumes. Eine andere Überlegung ist, ob man sich ein festes Medizinrad bauen will, das im Freien oder in einem Raum immer aufgebaut bleiben soll oder eines, das sich je nach Bedarf auf- und abbauen lässt.

Das Medizinrad in einem Raum

Fangen wir mit der einfachsten Möglichkeit an, mit einem Medizinrad, das innerhalb eines Raumes auf- und abgebaut werden kann:

Als Markierungspunkte der vier Hauptrichtungen und der vier Zwischenrichtungen können Steine oder Gegenstände dienen, die symbolisch die jeweilige Kraft der Richtungen versinnbildlichen: Im Osten eine Kerze für die Kraft des Lichts, im Westen eine Schale mit Erde für die Kraft der Erde, im Süden eine Pflanze für die Kraft der Pflanzen, im Norden ein Tiersymbol (es kann ruhig Ihr Teddybär oder sonst ein Schmusetier sein, das Sie bei sich wohnen haben). Für die Zwischenrichtungen nimmt man am besten erst einmal Steine, denn diese Kraftqualitäten sind nicht sehr einfach darzustellen. Für jeden werden sich im Lauf des intensiveren Arbeitens die entsprechenden Symbole herauskristallisieren. Wenn Sie lieber Steine für alle Richtungen nehmen wollen, so können Sie bereits gesammelte nehmen oder in der Natur welche suchen. Achten Sie dabei darauf, dass die einzelnen Steine einen Bezug zu der Richtung haben, für die Sie sie bestimmen. Sie können zum Beispiel ihre Färbung dahingehend als maßgebend betrachten, dass ein gelblich gefärbter Stein zum Osten passt, ein rötlicher zum Süden, ein schwarzer zum Westen und ein bläulicher oder weißer zum Norden. Die Steine der vier Hauptrichtungen sollten etwas größer sein als die der vier Zwischenrichtungen. Eine andere Möglichkeit besteht darin, selber Symbole der acht Richtungen herzustellen, zum Beispiel können Sie Steine behauen, Symbole einritzen oder alle Richtungen in Ton modellieren. Wählen Sie sich eine der Möglichkeiten, die Ihnen naheliegt, zu der Sie spontan den stärksten Zugang verspüren. Wichtig ist (darauf werden wir später noch detaillierter eingehen), dass Sie bei jedem Stein, den Sie aus der Natur zu sich holen, darum bitten, dass Sie ihn nehmen dürfen und zum Dank etwas als Geschenk zurücklassen.

Haben Sie Ihre Richtungssymbole beisammen, dann sehen Sie sich in Ihrem Raum um, welcher Platz dafür geeignet ist, Ihr Medizinrad aufzulegen. Vielleicht wissen Sie den Ort sofort, vielleicht ist es Ihr Lieblingsplatz. Sonst können Sie mit geschlossenen Augen im Zimmer umhergehen, wobei Sie die linke Hand zu einer, dem Boden zugewandten Schale formen, mit der Sie eine »Antenne« bilden, um den geeigneten Platz aufzuspüren. Die Schamanen nennen diese Übung »sich vom Platz rufen lassen«. Es ist eine Sensibilisierungsübung zum Erfassen der unterschiedlichen Energiequalitäten.

Das Reinigen und Weihen des Ortes

Haben Sie den Ort gefunden, so muss er zuerst gereinigt und geweiht werden: Dazu dient uns Räucherwerk aus Kräutern. Am kräftigsten wirkt eine Mischung aus Salbei, Lavendel oder Süßgras (gibt es fast nur in Kanada) und Lebensbaum, auch Thuja genannt. Der Rauch von Salbei wirkt reinigend, der Rauch von Lavendel oder Süßgras wirkt weihend und der Rauch von Lebensbaum wirkt kraftaufladend. Geben Sie die Kräutermischung in eine schöne Schale, zum Beispiel in eine große, flache Muschel oder in eine aus Stein gehauene Schale. Zum Anfachen der angebrannten Kräuter ist am besten eine Feder geeignet, eine Adlerfeder oder ein Fächer aus aufgereihten kleinen Federn; man sollte nie selbst hineinblasen!

Gehen Sie nun im Uhrzeigersinn dreimal um den Platz Ihres Medizinrades herum, einmal, um ihn zu reinigen, einmal, um ihn zu weihen und einmal, um ihn mit Kraft aufzuladen. Bei dieser Handlung berühren wir gleich einen weiteren wichtigen Punkt, der uns im magischen Arbeiten oft begegnen wird: die Bewegungsrichtung im Kreis. Innerhalb des Medizinrades gibt es die linksläufige, dem Uhrzeigersinn entgegengesetzte Richtung und die rechtsläufige, dem Uhrzeigersinn folgende. Für alle praktischen Übungen, die hier im Rahmen dieses Buches dargestellt werden, gilt immer die Bewegung im Uhrzeigersinn. Es ist die natürliche Bewegung des Menschen auf der Erde, sie folgt dem Lauf der Sonne, von der Erde aus betrachtet. Wenn ich dieser Bewegung folge, bin ich immer angebunden an die kosmischen Kräfte; in dieser Bewegung rufe ich sie um Hilfe an. Die Bewegung, die entgegen dem Uhrzeigersinn erfolgt, die gegen die natürliche Bewegung der Sonne gerichtet ist, bedeutet ein Beschwören der kosmischen Kräfte, ein direktes Eingreifen des Menschen in die natürliche Ordnung, wenn Not besteht. Dass Letzteres nicht ungefährlich ist, lehrt uns die Geschichte, denken wir nur an das Dritte Reich, das auch ganz unverblümt seine Macht der Beschwörung im Symbol der nach links gerichteten Swastika (dem Hakenkreuz) zum Ausdruck brachte. Die Kraft des Beschwörens kann nur allzu leicht missbraucht werden.

Damit verstanden wird, welche Handlung eine schamanische ist, müssen die Symbole so gut wie möglich erschlossen werden.

Das Auflegen der Heiligen Richtungen

Legen Sie die Symbole für die acht Richtungen auf den von Ihnen ausgewählten Platz. Das Aufbauen des Medizinrades geschieht analog der Heiligen Zählweise: 1 – der Osten, 2 – der

Westen, 3 – der Süden, 4 – der Norden*, 6 – der Südosten, 7 – der Südwesten, 8 – Der Nordwesten, 9 – der Nordosten.**

Am leichtesten tun Sie sich, wenn Sie zuerst die Kreismitte markieren mit einem Gegenstand, der die Kraft der in der Einheit aufgelösten Zweiheit versinnbildlicht. Das wäre zum Beispiel ein Ast, der sich oben in zwei Äste aufgabelt, den Sie senkrecht in ein Gefäß mit Wasser oder Erde aufstellen, oder ein Stein, der aufgrund seiner Färbung oder Struktur zweigeteilt ist ... Bevor Sie den Gegenstand für die Kreismitte auflegen, räuchern Sie ihn, indem Sie ihn über die Räucherschale halten und mit einer Feder abfächeln. Konzentrieren Sie sich innerlich dabei auf die Kraft, die dieser Gegenstand nun vertritt und legen Sie ihn als Kreismitte auf. Die Fläche des Kreises sollte so groß sein, dass Sie darin an jedem Richtungspunkt gut sitzen können, ohne dabei den Mittelpunkt zu berühren.

Beginnen Sie nun mit dem Osten. Nehmen Sie Ihren Ost-Gegenstand, räuchern Sie ihn und legen Sie ihn auf den Platz des Ostens. Als Nächstes folgt der Gegenstand für den Westen etc. Verfahren Sie beim Auflegen aller Richtungen wie es beim Osten beschrieben wurde, wobei Sie sich stets bewusst machen, welche Kraft jede Richtung bedeutet, indem Sie laut die Kraft der jeweiligen Richtung anrufen.***

Folgen Sie immer dem Uhrzeigersinn! Sind alle acht Richtungen bestimmt, dann gehen Sie räuchernd um den Kreis im Uhrzeigersinn (!) herum und fächeln seine äußere Begrenzung mit der Feder ab. Diese Handlung bedeutet ein »Versiegeln« des Krei-

* Die Kräfte der inneren Kreismitte (5, 10, 15, 20) werden hier noch nicht gelegt.

** Mit einem Kompass können Sie von der Mitte her die Richtungen bestimmen, falls Sie sie so nicht wissen.

*** Genaueres zur Anrufung der Kräfte der Heiligen Richtungen finden Sie auf S. 144ff.

ses. Der Kreis ist somit ein ungestörtes Energiefeld, abgeriegelt gegen störende Einflüsse von außen. Das Versiegeln kann auch mit Tabak oder Mehl gemacht werden, das man um den Kreis herum streut, oder auch durch Absprengen mit Wasser.

Bevor Sie in den Kreis treten, fächeln Sie sich selbst mithilfe Ihres Räucherwerks ab. Beginnen Sie dabei an der Vorderseite Ihres Körpers, von den Füßen aufwärts streichend bis zur Kopfspitze. Dann streichen Sie mit der Feder in kräftigen Zügen von oben nach unten, also vom Kopf aus Ihre Vorder- und Rückseite ab und Ihre beiden Flanken. Abschließend fächeln Sie ein zweites Mal sanft von den Füßen aufwärs, der Körperachse folgend, bis zur Kopfspitze und noch ein Stück darüber hinaus. Die Wirkung des Abräucherns ist sehr viel stärker, wenn man von einer anderen Person geräuchert wird; aber hier an dieser Stelle, wo Sie alleine arbeiten und generell da, wo Sie ein Ritual für sich alleine begehen, ist es wirkungsvoller, es selbst zu tun als gar nicht. Warum? Was ist der Sinn dieser Handlung?

Das Räuchern wirkt ausgleichend. Durch Salbei wird man gereinigt, durch Lavendel geweiht und durch den Lebensbaum mit Kraft aufgeladen. Dabei spielt das Abfächeln mit der Feder dicht am Körper entlang eine wichtige Rolle; es wird ein bestimmtes elektromagnetisches Spannungsfeld erzeugt, das wir als äußerst wohltuend empfinden. Um unseren Körper befindet sich immer ein mehr oder weniger stark geladenes Spannungsfeld, das sich aus positiv und negativ geladenen Ionen zusammensetzt. Meistens überwiegen dabei die negativen oder die positiven Ionen, sodass wir uns fast nie in einem ausgewogenen Energiefeld bewegen. Mithilfe von physikalischen Untersuchungen entdeckte man nun, was das Räuchern, dieses alte schamanische Ritual, bedeutet. Das Entlangstreifen mit einer Feder am Körper erzeugt ein elektromagnetisches Energiefeld, dessen Spannungsverhältnis vergleichbar ist mit der Atmosphäre, die auf einem 3000 m hohen Berg herrscht. Jeder, der schon einmal Gebirgsluft geatmet hat, wird zugeben, dass diese Luft sehr wohltuend und kräftigend wirkt. Dieses wohlige Gefühl entsteht, da in dieser Höhe unser elektromagnetisches Körperfeld in Balance gebracht wird und sich Positiv- und Negativionen die Waage halten. Dieselbe Wirkung hat die Kräutermischung. Ein ausbalanciertes Energiefeld um den Körper macht sich in allen Bereichen positiv bemerkbar. Es sollte daher Voraussetzung für jede schamanische Handlung sein.

Nachdem Sie sich geräuchert haben, gehen Sie zum Süden des Kreises, klopfen dreimal mit dem Fuß auf den symbolischen Gegenstand des Südens, steigen über ihn in das Innere des Kreises hinein und klopfen wieder dreimal mit dem Fuß auf den südlichen Markierungspunkt. Das Klopfen bedeutet, den Zugang des Kreises über den Süden her zu öffnen (dreimal für die Heilige 3 des Südens) und den Kreis nach außen hin wieder zu schließen. Der südliche Zugang ist für den Beginn des schamanischen Arbeitens immer der geeignetste. Er schenkt Unschuld und Vertrauen und erinnert daran, dass wir als unwissendes Kind in den Kreis gehen.

Gehen Sie nun so aufmerksam wie möglich mit halbgeschlossenen Augen und der linken Hand, die dem Boden zugewandt eine offene Schale formt, im Uhrzeigersinn um den Kreis herum und versuchen Sie, der Kraft zu folgen. Lassen Sie sich zu der Richtung führen, die Sie ruft; nehmen Sie dabei Ihre linke Hand wieder als Antenne und versuchen Sie, sie als sensibles Instrument zu benutzen, mit dem Sie die Energie empfangen können. Wenn Sie das länger üben und damit etwas vertrauter sind, werden Sie die Kraft als unterschiedliche Vibration oder als Prickeln in der Hand wahrnehmen können. Die linke Hand wird bei allen schamanischen Tätigkeiten als empfangende eingesetzt, die rechte dagegen immer als die Hand, die gibt. Dies hat zum einen damit zu tun, dass unsere rechte Körperseite positiv geladen ist, somit die Bereitschaft hat, Kraft zu geben, und unsere linke Körperseite negativ geladen ist und daher aufnehmen oder empfangen kann. Zum anderen hat es mit der Widerspiegelung der beiden Gehirnhälften zu tun, da wir mit der linken Körperseite stärker der Welt des Möglichen, des Unsichtbaren zugewandt sind und mit der rechten mehr der Welt der Sinnesdaten, des Materiellen und Sichtbaren.

Wichtig beim Aufspüren der Kraft ist, dass Sie Ihre Wahrnehmungssinne schärfen. Dies ist immer eine der ersten Übungen, der sich jeder Schamanenlehrling unterziehen muss. Die fünf Sinne müssen sensibilisiert werden, die Aufmerksamkeit in der sinnlichen Welt muss zur Meisterschaft gebracht werden. Spüren Sie die Kraft also mit all Ihren fünf Sinnen. Gehen Sie ruhig so lange im Kreis herum (aber nie über die Mitte!), bis Sie eindeutig das Verlangen verspüren, sich in einer der acht Richtungen niederzulassen. Setzen Sie sich dort nieder, das Gesicht der Kreismitte zugewandt. Meditieren Sie über die Kraft, die Sie an diesem Platz erfahren, öffnen Sie sich ihr und lassen Sie sie einströmen. Merken Sie sich, welche der acht Richtungen Sie gerufen hat, dies kann ein erster Anhaltspunkt dafür sein, welches Ihr persönlicher Platz im Medizinrad ist, Ihr Kraftplatz.

Der Kraftplatz im Medizinrad

Der Kraftplatz ist der Ort (oder die Himmelsrichtung) im Medizinrad, mit der jeder Mensch schicksalsmäßig verbunden ist, den er sich als seine besondere Kraftquelle bei seiner Geburt ausgesucht hat. Weiß man seinen persönlichen Kraftplatz, so hat man für sein ganzes irdisches Leben lang diese Kraft als persönlichen Begleiter. Ein Mensch zum Beispiel, der »in den Osten hineingeboren wurde«, entdeckt im Lauf des oben beschriebenen Rituals, dass es ihn immer wieder als Erstes zum Osten hinzieht, dass es der Ort im Kreis ist, an dem er sich instinktmäßig niederlässt und er sich dort »zu Hause« fühlt, dass ihm die Kraft dieses Platzes sehr vertraut erscheint und es ihm auch nicht schwerfällt, sich dieser Kraft zu öffnen, sie wahrzunehmen ... So darf er annehmen, dass der Osten sein persönlicher Kraftplatz ist. Damit er nun mit dieser Kraft auch tatsächlich etwas anfangen kann, muss er ihre Qualität besser kennenlernen, ihre Besonderheit, damit er sich mehr und mehr mit ihr verbünden lernt und sie »anzapfen« kann, wann immer es seine irdischen Aufgaben und Anforderungen verlangen. Das heißt bei unserem Beispiel, er muss die Kräfte des Ostens, die Kraft des Lichtes, des Feuers, der Inspiration, der Fantasie, der Kreativität, des Spontanen, des Unvermuteten wiederentdecken lernen und sich erinnern, dass ihm die Qualität dieser Kraft als besondere Hilfe für sein irdisches Dasein mitgegeben wurde. Er muss sich nun wieder auf sie besinnen und lernen, sie anzurufen, um das für ihn Notwendige zu erfahren. Sich wieder bewusst an den Ort seiner Kraft wenden zu können, ist eine großartige Hilfe.

Setzen Sie sich nun an den Ort der Kraft mit dem Blick zur Mitte (oder wenn Sie gerade nicht im Medizinrad selbst sind, wenden Sie sich direkt mit dem Gesicht der entsprechenden

Himmelsrichtung zu) und rufen Sie die Kraft in den Kreis, in Ihre Mitte, und lauschen Sie ihrer Stimme und empfangen Sie die Weisung für den nächsten Schritt des Rituals. Voraussetzung, sich der Kraft der acht Richtungen zu öffnen, ist die innere Stille, das Ausschalten der gewohnt rotierenden Gedanken, die völlige Hingabe an das Jetzt. Diejenigen, die mithilfe verschiedener Meditationstechniken wissen, wie sie in diese Stille eintauchen können, mögen sie dafür anwenden. Für all jene, die keine kennen, seien hier einige Möglichkeiten vorgestellt:

Meditationsübungen

Die Kleiner-Tod-Atmung

Sie können bei dieser Atmung stehen oder sitzen. Wenn Sie stehen, stellen Sie sich ganz in Ihre Himmel-Erde-Achse, imaginieren Sie eine Senkrechte durch Ihre verlängerte Wirbelsäule, die wie ein Baumstamm durch Sie hindurchgeht. Wenn Sie sitzen, nehmen Sie als Erstes Kontakt mit dem Boden auf und spüren genau die Stelle Ihres Körpers, mit der Sie den Boden berühren. Wenn Sie festen Stand oder Sitz haben, atmen Sie tief ein und zählen dabei im Sekundenrhythmus bis zwölf, halten dann den Atem für zwölf Sekunden an, atmen auf zwölf Sekunden aus und halten den Atem wieder zwölf Sekunden an. Dies wiederholen Sie siebenmal. Dabei werden Sie bemerken, wie zunehmend das Bedürfnis wächst, nach Luft zu schnappen; versuchen Sie aber, dem nicht nachzugeben, sondern den oben beschriebenen Ablauf durchzuhalten. Durch die Zeitspanne des Nicht-Atmens erlebt man einen »kleinen Tod«. Physisch betrachtet verändern sich dabei die Neuronen des Gehirns vorübergehend, und das hilft, in einen anderen Bewusstseinszustand überzugehen, der für jede schamanische Handlung notwendig ist. Geistig zeigt sich die Veränderung darin, dass die Gedanken sterben und Ruhe einkehrt.

Nach dieser Atemübung konzentrieren Sie sich auf den Platz, auf dem Sie im Kreis sitzen. Sie können Bilder wahrnehmen, Geistesblitze empfangen … Stellen Sie laut an die Kraft alle Fragen, die Sie haben, und lauschen Sie auf die Antwort. Seien Sie nicht entmutigt oder enttäuscht, wenn Sie bei den ersten Versuchen noch keinen direkten Kontakt aufnehmen können; bei dem einen geht es gleich, bei dem anderen ist wiederholtes Üben erforderlich.

Die Erde-Himmel-Atmung

Sie können diese Atemübung ebenfalls im Sitzen oder Stehen ausführen. Versuchen Sie, beim Einatmen den Atem vom Steißbein hoch zu schicken bis zum Kopf, wobei Sie sich vorstellen, Ihre Fontanelle sei zum Himmel hin geöffnet. Beim Ausatmen lassen Sie Ihren Atem dann von der Fontanelle abwärts sinken und dort, wo Sie mit Ihrem Körper Kontakt zum Boden haben – im Stehen bei den Füßen, im Sitzen am Steißbein oder Gesäß –, stoßen Sie ihn kräftig in die Erde.Wenn Sie nun wieder einatmen, holen Sie beim Einatmen die Kraft der Erde in sich herein, leiten sie bis zur Fontanelle und beim Ausatmen, beim Loslassen, nehmen Sie die Kraft des Himmels und lassen sie in sich einströmen auf dem Weg zurück zur Erde. Machen Sie diese Übung so lange, bis Sie körperlich diese Achse wahrnehmen, die Sie mit Erde und Himmel verbindet. Danach wenden Sie Ihre Aufmerksamkeit der Kraft Ihres Platzes zu.

Das Sprechen oder Singen eines Kraftwortes

Eine bekannte Meditationstechnik ist das Singen oder Sprechen eines Kraftwortes, eines Mantras. Auch hier singt oder spricht man im Fluss des Ein- und Ausatmens. Das bekannteste Mantra ist »Ooommm«. Es ist der Gesang der Erde.

Atmen Sie kräftig ein, und mit dem langsam verströmenden Ausatmen singen oder sprechen Sie »Ooommm«. Anschließend können Sie das »Mmmaaa« singen, den Gesang des Ur-Weiblichen, und dann das »Rrraaa«, den Gesang des Ur-Männlichen. Singt man die Abfolge von »Ooommm-Mmmaaa-Rrraaa«, so erzeugt man im äußeren und im inneren Raum eine Harmonie, die einen ruhig werden lässt und sensibilisiert für das Wahrnehmen der Kraft.

Gehen wir aber wieder zurück zum Kreis. Bevor Sie aus dem Kreis heraustreten, danken Sie den Kräften des Kreises, insbesondere der Kraft, die Sie gerufen hat, und bewegen sich im Uhrzeigersinn zum Süden, wo Sie mit dreimaligem Klopfen den Kreis wieder öffnen und dann schließen. Räumen Sie dann die Gegenstände weg, die Ihr Medizinrad gebildet haben. Suchen Sie sich dafür eine geeignete Aufbewahrungsmöglichkeit, einen Lederbeutel, ein schönes Säckchen oder eine kleine Truhe. Überlegen Sie sich auch, ob Sie vielleicht schon vor dieser Übung eine Beziehung zu dem Platz hatten, der Sie rief. Erinnern Sie sich, wo im Haus oder Zimmer Sie sich gewohnheitsgemäß niederlassen, in welcher Richtung Sie am Tisch sitzen, wo Ihr Bett steht etc. Es ist oft verblüffend, wie sehr diese Plätze mit dem Kraftplatz im Medizinrad übereinstimmen. Es ist ratsam, die erste Übung öfters zu wiederholen, bis Sie Gewissheit haben, dass Sie den richtigen Platz gefunden haben. Kennen Sie Ihren Kraftplatz, so versuchen Sie, dieses erste Stück Weisheit in Ihren Alltag zu integrieren. Sie können es anwenden in Situationen, in denen Sie sich schwach fühlen, wo Sie mit etwas nicht zurechtkommen, wo Sie Hilfe brauchen. Setzen Sie sich für kurze Zeit in die Richtung Ihres Kraftplatzes und rufen Sie diese Kraft um Hilfe. Auf diese Weise wenden Sie sich an Ihre direkteste Kraftquelle, die Ihnen immer zufließen wird und Ihnen den nächsten Schritt zeigen kann.

Das fest gebaute Medizinrad in der Natur

Die Erde als Große Mutter hat für jedes ihrer Kinder einen besonderen Platz vorgesehen, der jedem Menschen als sein persönlicher Kraftplatz sein ganzes irdisches Leben lang zur Verfügung steht. Hier geht es um ein konkretes Fleckchen Erde, das darauf wartet, dass der Mensch es entdeckt und für sich als Ort der Kraft einsetzt. Dies ist der Platz, an dem jeder sein Medizinrad aufbauen kann, seinen Heiligen Kreis, zu dem er immer wieder hingehen kann, sei es körperlich oder geistig.

Das Auffinden des persönlichen Kraftplatzes in der Natur

Es spielt keine Rolle, ob Sie in der Stadt oder auf dem Land leben. Wichtig ist, dass Sie ein Fleckchen noch einigermaßen wilder Natur kennen, das Sie gerne aufsuchen, an dem Sie sich wohlfühlen. (Eine Parkanlage innerhalb der Stadt ist schlecht geeignet, da Sie nicht ungestört sind und solche Naturoasen meist schon von den Naturgeistern verlassen worden sind, weil Gift,

Lärm und Verschmutzung zu sehr überhandgenommen haben.) Für dieses Ritual sollten Sie sich einen ganzen Tag Zeit nehmen. Es ist gut, dabei zu fasten, nichts zu trinken und auch keine Drogen einzunehmen. Das hat verschiedene Gründe: Der naheliegendste ist der, dass Sie durch das Fasten diesen Tag schon ein wenig von den alltäglichen herausheben. Sie sind nicht wie gewohnt in Ihrem normalen Rhythmus; das hilft, sich leichter der Kraft der Natur zu öffnen, man wird durchlässiger. Ein anderer Grund ist der, dass jedes schamanische Ritual einen kleinen persönlichen Tribut verlangt, damit Nehmen und Geben ausgewogen sind. Wenn Sie bei diesem Ritual ein wenig Hunger oder Durst leiden, wird das von den Naturgeistern sicher nicht übersehen werden.

Bevor Sie losgehen, nehmen Sie einen Kompass mit, eine Räucherschale mit den drei Kräutern Salbei, Lavendel und Lebensbaum, eine Feder, Tabak und einen persönlichen Gegenstand, den Sie oft bei sich tragen und den Sie als persönliche Verbindung auf materieller Ebene dann in der Mitte des Medizinrades zurücklassen werden. Stehen Sie an diesem Tag mit Sonnenaufgang auf. Sind Sie draußen in der Natur, dann versuchen Sie, sich als Erstes zu sammeln, ruhig zu werden und sich mit all Ihrer Aufmerksamkeit der bevorstehenden Aufgabe zu öffnen. Dafür können Sie eine der beschriebenen Atemübungen machen. Oder Sie führen folgende Meditation aus, die von einigen Schamanen speziell für das Finden des Kraftplatzes angewandt wird:

Der Energietanz

Legen Sie sich entspannt auf die Erde. Spüren Sie genau jene Körperstellen, die auf der Erde aufliegen. Dann »beatmen« Sie den ganzen Körper, indem Sie Ihr Bewusstsein in jede Körperstelle schicken. Beginnen Sie mit dem linken Fuß. Wandern Sie bewusst mit Ihrem Einatemstrom zur linken Fußspitze, beim Ausatmen versenken Sie sich von dieser Stelle in die Erde hinein. Es folgt der Fußballen, dann die Ferse, die Wade, das Knie, die Oberschenkel, hinauf zur linken Hüfte und schließlich ins linke Becken. Das gleiche machen Sie mit dem rechten Fuß bis zum rechten Becken. Dann konzentrieren Sie sich auf den Beginn Ihrer Wirbelsäule im Bereich des Steißbeines, atmen Sie kräftig dorthin und wieder aus in die Erde. Wandern Sie Stück für Stück so hinauf bis zum oberen Halswirbel. Dann gehen Sie mit dem Einatmen in Ihre rechte Schulter und atmen wieder aus in die Erde; weiter in die Elle, zum Handgelenk bis in die Fingerspitzen. Das gleiche von der linken Schulter hinab bis zu den Fingerspitzen der linken Hand. Danach »beatmen« Sie, vom oberen Halswirbel ausgehend, den Hinterkopf bis zur Schädeldecke; dann nach vorne über die Stirn, die Augenhöhlen, die Nase, die Backen, den Mund und das Kinn. – Diese Übung macht ungeheuer wach, sensibilisiert den ganzen Körper, öffnet die Poren, sodass ein Austausch zwischen Innen und Außen stattfinden kann. Man hat eine verstärkte Wahrnehmung der Körper-Ganzheit, und zugleich bleibt die Welt des ständig arbeitenden Gehirns mit all seinen Gedanken still, da man ganz auf den Atem konzentriert ist. Der eigene Körper wird dem der Erdenmutter eingegliedert und auf diese Weise kann er leichter geführt werden. Bleiben Sie nach der Übung noch etwas liegen und geben Sie sich ganz der tragenden Kraft der Erde hin. Bitten Sie die Erde, Ihre Große Mutter, dass sie Ihnen bei der Suche Ihres Kraftplatzes führend zur Seite stehen möge. Atmen Sie dann ein paarmal kräftig ein und aus und stehen Sie auf. Stellen Sie sich nun vor, Ihre Kopfspitze ist an einem unsichtbaren Faden aufgehängt und von Ihrem Steißbein reicht ein verlängertes Bein zur Erde. Gehen Sie mit leicht gespreizter Beinstellung ein wenig in die Knie. Jetzt stehen Sie in Ihrer natürlichen Achse, die von Ihrem Zentrum, das etwa eine Handbreit unterhalb des Bauchnabels liegt und auch als »Hara« bekannt ist, nach oben hin Kontakt mit dem Himmel hat und nach unten hin mit der Erde.

Nun stellen Sie sich vor, dass auch Ihre beiden Arme an zwei unsichtbaren Fäden aufgehängt sind, die seitlich vom Körper langsam nach oben gezogen werden, bis sie parallel zum Erdboden sind. Jetzt machen Sie eine Geste, als würden Sie eine Kugel mit beiden Händen umarmen und denken Sie, es ist die Erde, die Sie umarmen. Ab diesem Punkt lassen Sie sich von der Energie führen, die unsichtbar um Sie herum da ist. Ihre Hände, Ihre Füße, Ihr ganzer Körper »tanzt« mit der Kraft, an die Sie angeschlossen sind, die Sie trägt und leitet. Bitten Sie immer wieder laut, zu Ihrem Platz hingeführt zu werden. Sie lassen dabei Ihre Augen halb geschlossen. Beeilen Sie sich nicht, und nehmen Sie alles wahr, was Ihnen dabei an Gerüchen, an Lauten, an Tieren oder inneren Bildern begegnet. Erinnern Sie sich, dass Ihre Füße auf etwas Lebendigem gehen, dem bewusst ist, was Sie tun und das Ihre Bitte hören kann und Sie führen und tragen wird, wenn es spürt, dass Sie es ernst meinen. Erst wenn Sie sicher sind, Ihren Platz gefunden zu haben, beenden Sie Ihren Energietanz. Schauen Sie sich den Ort genau an, vielleicht kannten Sie ihn schon aus Tag- oder Nachtträumen. Dann reinigen Sie ihn mit dem Rauch der Kräuter. Beginnen Sie nun mit dem Sammeln der Steine, die Sie zum Bau des Medizinrades brauchen. (Für das Aufbauen eines Medizinrades in der Natur werden immer Steine verwendet.) Sie brauchen vier große, vier mittelgroße und viele kleine Steine zum Schließen des Kreises. Auch einen Ast müssen Sie finden, der sich nach oben in zwei Äste aufgabelt. Denken Sie dabei daran: Es darf niemals aus der Natur einfach etwas genommen werden, ohne vorher zu fragen, zu erklären, wofür es gebraucht wird und ohne einen Dank zurückzulassen. Für einen Schamanen sind die Steine seine ältesten Verwandten. Sie leben schon viel länger als der Mensch auf der Erde, sie haben vieles gesehen, sind durch unzählige Veränderungen gegangen, die Geschichte der Erde und das Wissen der Erde sind in ihnen gespeichert: sie sind das »Gedächtnis der Erde«, sagen die Schamanen, »und wer mit einem Stein sprechen kann, seine Sprache versteht, kann Einschau halten in dieses immense Gehirn unserer Großen Mutter«. – Gehen Sie also auf die Steinsuche mit dieser inneren Einstellung. Sie können Ihre Steine in der Reihenfolge der Heiligen Zählweise zusammensuchen, zuerst den Oststein, dann den Weststein, den Südstein … oder Sie gehen ganz intuitiv vor, indem Sie sich zu den Steinen hinführen lassen, sie einzeln in Ihre linke Hand (die Empfangende!) nehmen und sie fragen, für welche Richtung sie bestimmt sind. Bei beiden Arten ist es wichtig, den Stein nicht einfach wegzunehmen, sondern ihn darum zu bitten, dass er Ihnen für Ihren Zweck dienen möge; erklären Sie ihm genau, wozu Sie ihn brauchen. An die Stelle, wo der Stein gelegen hat, streuen Sie zum Dank etwas Tabak. Tabak gilt als schamanisch altbewährtes Geschenk an die Naturkräfte und ist von diesen sehr begehrt. Wenn Sie die acht äußeren Richtungssteine beisammen haben, müssen Sie noch vier weitere suchen, die Steine für die Heilige 5, 10, 15 und 20, die um die Kreismitte gelegt werden. Falls Ihr Kraftplatz um einen Baum liegt, so nehmen Sie den Baum als Mittelpunkt des Kreises; es ist der Lebensbaum, die Mitte, die strömende Quelle zwischen Himmel und Erde. Wenn an Ihrem Platz kein

Baum steht, dann suchen Sie sich einen zweigegabelten Ast. Sehen Sie sich um, welcher Ast Ihnen ins Auge springt, rufen Sie ihn; er kann schon am Boden liegen oder Ihnen aber von einem Baum »zuwinken«. Die Zweigabelung, die aus dem einen Ast hervorgeht, ist Symbol für die Einheit der beiden gegenpoligen Ur-Kräfte von Urmutter-Urgrund und Urvater-Ursprung. Nehmen Sie den Ast, wenn er auf dem Boden liegt, auf die gleiche Weise zu sich, wie Sie es bei den Steinen getan haben. Sagen Sie, wofür Sie ihn brauchen, bitten Sie ihn, sich dafür bereitzustellen und geben Sie auch wieder zum Dank eine kleine Tabakgabe. Müssen Sie den Ast vom Baum brechen, so halten Sie ihn zuerst mit Ihrer linken Hand und fragen ihn, ob er gewillt ist, sich zu »opfern«. Sobald Ihre Hand ein angenehmes Wärmegefühl wahrnimmt, ist es ein Zeichen für seine Zustimmung. Ein Nein erkennt man daran, dass der Ast versucht, aus der Hand zurückzuweichen oder ein Kältegefühl hinterlässt. Bei einem Ja nehmen Sie dann Ihre Feder und streichen damit den Ast entlang in Richtung Stamm und bitten dabei alle Naturgeister, die sich dort aufhalten, in den Stamm zu gehen, weil Sie vorhaben, den Ast zu brechen. Dies ist eine schamanische Regel, die für jedes Pflücken von Pflanzen, Ästen oder das Fällen von Bäumen gilt. Stecken Sie dann den abgeschnittenen, zweigegabelten Ast mit der Gabelung nach oben als Kreismittelpunkt in die Erde. Mithilfe des Kompasses können Sie die acht Richtungen von dieser Mitte her bestimmen. Doch bevor Sie mit dem Auflegen des Kreises beginnen, rufen Sie die Heilige Kraft der Mitte an und bitten Sie sie, hierherzukommen. Rufen Sie laut, senden Sie Ihre Stimme hinaus ins All!

Das Anrufen der Kräfte

Ich rufe Dich, Ur-Mutter, Du Ewiges Nichts, Du in der Leere Ruhende, Du, die alles birgt, Ur-Grund allen Lebens, und Dich, Ur-Vater, Heilige Schöpfung und Heiliger Ur-Sprung, ich bitte Euch, hierherzukommen, in diesen Heiligen Kreis, in meine Mitte.

Sie müssen die Worte nicht genauso nachsprechen oder gar auswendig lernen, aber vielleicht sind sie für den Beginn hilfreich. Je intensiver Sie selbst mit dem Medizinrad arbeiten, desto inniger werden Sie mit seinen Kräften vertraut und Ihre eigenen Worte dafür finden. Nachdem Sie die Kraft der Mitte gerufen haben, stecken Sie den Ast fest in den Boden. Wenn Sie als Mitte einen Baum haben, dann rufen Sie die Heilige Null, hierher in diesen Baum zu kommen.

Beim Auflegen des Oststeines wenden Sie sich dem Osten zu und rufen laut:

Ich rufe die Kraft des Ostens, die Kraft der Heiligen 1, die Kraft der Sonne, die Kraft des Feuers und des Blitzes, die Kraft des Lichtes, der Erleuchtung und Inspiration, die Kraft der Vision, hierherzukommen an diesen Platz, in die Mitte meines Kreises!

Heben Sie nun eine kleine Vertiefung aus, räuchern Sie sie aus, streuen etwas Tabak hinein, räuchern den Stein und graben ihn fest bis zur Hälfte in die Erde ein. So verfahren Sie mit allen Steinen.

Als Nächstes folgt der Weststein. Wenden Sie sich dem Westen zu und rufen Sie laut:

»Ich rufe die Kraft des Westens, die Kraft der Heiligen 2, die Kraft der Erde, die Kraft der Steine, die Kraft des Dunklen die Kraft der Innenschau und Intuition, die Kraft des Wollens, die Kraft der Magie, hierherzukommen an diesen Platz, in meinen Heiligen Kreis!

Dann kommt der Südstein. Wenden Sie sich dem Süden zu und rufen Sie laut:

Ich rufe die Kraft des Südens, die Kraft der Heiligen 3, die Kraft der Pflanzen, die Kraft der Gefühle, die Kraft von Unschuld und Vertrauen, die Kraft des Wassers, die Kraft des Mondes, hierherzukommen in meinen Heiligen Kreis!

Beim Auflegen des Nordsteines wenden Sie sich dem Norden zu und rufen laut:

Ich rufe die Kraft des Nordens, die Kraft der Heiligen 4, die Kraft der Tiere, die Kraft des Verstandes, der Klarheit, der Weisheit und Logik, die Kraft des Instinktes, die Kraft der Winde und der Luft, hierherzukommen an diesen Ort, in meinen Heiligen Kreis!

Wenn Sie den Stein für die Kraft der Heiligen 5 in der südlichen Kreismitte auflegen, rufen Sie laut:

Ich rufe die Kraft der Heiligen 5, die Kraft des Menschen, die Kraft der Sprache und Berührung, hierherzukommen an diesen Ort, in meinen Heiligen Kreis!

Dann legen Sie den Südoststein auf, wobei Sie zum Südosten gewandt rufen:

Ich rufe die Kraft des Südostens, die Kraft der Heiligen 6, die Kraft der Ahnen, hierherzukommen an diesen Ort, in meinen Heiligen Kreis!

Als Nächster kommt der Stein für den Südwesten. Wenden Sie sich zum Südwesten und rufen Sie laut:

Ich rufe die Kraft des Südwestens, die Kraft des Traumes, hierherzukommen an diesen Ort, in meinen Heiligen Kreis!

Dann der Stein für den Nordwesten. Wenden Sie sich zu dieser Richtung und rufen Sie laut:

Ich rufe die Kraft des Nordwestens, die Kraft der Heiligen 8, die Kraft der Kreisläufe, die Kraft der Großen Gesetze, hierherzukommen an diesen Ort, in meinen Heiligen Kreis!

Für das Auflegen des Nordoststeines rufen Sie in diese Richtung laut:

Ich rufe die Kraft des Nordostens, die Kraft der Heiligen 9, die Kraft der Bewegung, die Kraft der Medizin, hierherzukommen an diesen Ort, in meinen Heiligen Kreis!

Den Stein für die Heilige 10 legen Sie in der nördlichen Kreismitte auf mit den Worten:

Ich rufe die Kraft der Heiligen 10, die Kraft des Höheren Selbst, hierherzukommen an diesen Platz, in meinen Heiligen Kreis!

Für den Beginn der »Medizinarbeit« ist es vollauf ausreichend, mit den Kräften bis zur Heiligen 10 zu kommunizieren. Hier, beim Aufbau des Medizinrades, brauchen Sie die Kräfte, die als erhöhte Wesen den acht Richtungen zur Seite stehen und durch sie immer auch schon wirken, nicht mehr einzeln anzurufen. Aber für die innere Kreismitte fehlen noch zwei Steine, die Sie, verbunden mit einer Anrufung, auflegen müssen.

Nehmen Sie den Stein für die Heilige 15 und legen Sie ihn in der östlichen Kreismitte mit den Worten auf:

Ich rufe die Kraft der Heiligen 15, die Kraft des Menschen im All, hierherzukommen an diesen Platz, in meinen Heiligen Kreis!

Und beim Stein, der für die Heilige 20 bestimmt ist, in der westlichen Kreismitte:

Ich rufe die Kraft der Heiligen Vollendung, die Kraft der Heiligen 20, die Kraft, die ganz macht, den Großen Geist!

Jetzt ist Ihr Steinkreis ganz, ein heiliger Platz. Die Hauptrichtungen werden mit den kleinen Steinen verbunden, sodass der Kreis ganz geschlossen ist. Versiegeln Sie ihn, indem Sie ihn, dem Uhrzeigersinn folgend, von außen abräuchern oder einen Kreis Tabak ziehen. Falls an Ihrem Platz ein Bach oder eine Quelle in der Nähe ist, können Sie sich auch Wasser holen und Ihr Medizinrad damit absprengen. (Denken Sie daran, auch Wasser will gefragt werden, ob es dazu bereit ist!)

Dann treten Sie über den Südstein in das Innere des Kreises ein, wobei Sie den Kreis durch dreimaliges Klopfen öffnen und wieder schließen. Erinnern Sie sich dabei, Sie beginnen mit Unschuld und Vertrauen. Schreiten Sie nun im Uhrzeigersinn den Kreis ab. Formen Sie wieder Ihre linke Hand zur »Antenne«, halten Sie die Augen halb offen. Gehen Sie so lange im Kreis herum, bis Sie den Ruf einer Richtung sicher wahrnehmen. Setzen Sie sich dann mit dem Rücken zu der Richtung, das Gesicht der

Kreismitte zugewandt, an diesem Platz nieder. Stellen Sie sich vor, durch Ihren Körper läuft ein Rohr, ein leerer Kanal, durch das diese Kraft, mit der Sie verbunden sind, hindurchströmen kann. Von oben empfangen Sie die Kraft Ihres himmlischen Aspektes und von unten die Ihres irdischen. Merken Sie sich alles, was Sie empfangen, welche Bilder, welche Einfälle, welche Gedanken, welche Gefühle, welche Erinnerung, welche Anforderung … Bleiben Sie an diesem Ort so lange, bis entweder eine andere Richtung Sie ruft oder Sie spüren, das Ritual beschließen zu können. Falls Sie den Ruf einer anderen Richtung wahrnehmen, folgen Sie ihm, gehen aber stets im Uhrzeigersinn hin, niemals quer über die Kreismitte! Sie können auch, wenn Sie sich wach und aufnahmefähig fühlen, noch alle anderen Richtungen zu Stationen Ihrer Meditation machen und einfach einmal empfinden, wie sich die einzelnen Plätze anfühlen. Je länger Sie mit dem Rad arbeiten, desto stärker werden Sie die unterschiedlichen Qualitäten der einzelnen Richtungen wahrnehmen lernen. Dies ist eine Fähigkeit, die jeder Mensch besitzt, bei dem einen ist sie sehr schnell aufgeweckt, bei dem anderen braucht es mehr Zeit. Wenn Sie wollen, können Sie sich ein »Medizinbuch« anlegen, in dem Sie Ihre Erfahrungen als Erinnerungshilfe festhalten können.

Die Kreismitte – das Kindesfeuer

Bevor Sie aus dem Kreis herausgehen, vergraben Sie Ihren persönlichen Gegenstand, den Sie mitgebracht haben, in der Kreismitte. Es ist Ihre Dankesgabe an die Erde, dass Sie diesen Platz bekommen haben, aber auch Ihre materielle Verbindung mit diesem Ort, Ihrem Kraftplatz. Die Kreismitte heißt in der Medizinradsprache »Kindesfeuer«. Damit ist etwas ausgedrückt, das wir alle von der Bibel her kennen, was aber viel älter als die Bibel ist: »Werdet wieder wie die Kinder, denn ihrer ist das Gottesreich.« Das Kindesfeuer ist Sinnbild des erleuchteten Kindes, des gesunden, des heilen Kindes, das nie Leid erfahren hat, das nur Liebe kennt und eins ist in der Kraft seiner Ur-Großeltern. Eines der wichtigsten Gesetze im Medizinrad lautet: »Es darf nichts getan werden, was den Kindern schadet!«

Wenn Sie Ihren Gegenstand vergraben haben, gehen Sie wieder über den Süden aus Ihrem Kreis heraus. Damit ist das Ritual beendet. Sie können, sooft Sie wollen, zu Ihrem Kraftplatz gehen. Falls Sie einen Garten haben oder eine Möglichkeit innerhalb Ihrer Wohnung, so können Sie auch dort ein bleibendes Medizinrad aufbauen, eine »Hauskapelle«. Aber das schließt nicht aus, auch draußen in der Natur seinen persönlichen Kraftplatz zu kennen und zu benutzen.

Die vier Schilde des Menschen

Diese Schilde sind vier unterschiedliche Kräfte, die jeder Mensch besitzt. Sie befinden sich nicht im Körper selbst, sind also keine materiellen Kräfte. Ihr Ort ist die Aura des Menschen. Die Aura ist das Energiefeld, das sich um den Körper eiförmig ausbreitet, der Lichtkörper des Menschen. Es gibt Menschen unter uns, die diesen Lichtkörper sehen können. Viele Heiler arbeiten mithilfe des Aura-Sehens; dort können sie die Krankheiten ablesen, ihre Ursache sehen und oft auch eine bevorstehende Krankheit vorhersagen, da jede Krankheit vor ihrem physischen Niederschlag im Körper in der Aura sichtbar ist. Die Schamanen, die uns das Wissen über das Medizinrad offenbart haben, erklären, dass in der Aura vier spezielle Energiezentren oder Lichtwirbel vorhanden sind, die an den vier Körperseiten des Menschen liegen: Zwei links und rechts, je eines hinten und vorne. In ihrer Sprache nennen sie diese vier Lichtwirbel »Schilde«. Wir können sie uns tatsächlich wie vier Schilde vorstellen, die dem Menschen wie einem Krieger überreicht wurden und die ihm für seinen Lebenskampf zur Seite stehen. Wir besitzen nicht nur einen Schild, sondern vier, die uns zwingen, uns nach allen vier Richtungen zu drehen. Unsere Aufmerksamkeit muss allen vier Richtungen gelten. Nur so wird der Mensch zum »magischen Krieger«, der von seinem Zentrum her seine vier Schilde in Balance hält, sie alle einsetzt, sie abwechselnd der Welt entgegenhält.

Um mit den vier Schilden arbeiten zu lernen, ist es nicht notwendig, die Aura sehen zu können. Wichtig ist erst einmal, die Qualität der Schilde kennenzulernen, sie dann im täglichen Leben bewusst einsetzen zu lernen und in den Reaktionen der Menschen untereinander die jeweilige Schildeinstellung »sehen« zu können.

Wenden wir uns zunächst der Anordnung der vier Schilde innerhalb der Aura zu: Bei Mann und Frau sind die Schilde gegengeschlechtlich gesetzt. Die Anordnung ändert sich auch mit Beginn des Erwachsenenalters.

Betrachten wir also erst einmal die Schild-Einstellung, wie sie uns von der Geburt bis zum Beginn des Erwachsenenalters gegeben ist:

Die vier Schilde des Mädchens

- Vor seinem Körper befindet sich sein Kleines-Mädchen-Schild, sein Südschild.
- Hinter seinem Körper sein Frau-Schild, sein Nordschild.
- Zur rechten Seite sein Innerer-Mann-Schild, sein Westschild.
- Zur linken Seite sein Innerer-Kleiner-Junge-Schild, sein Ostschild.

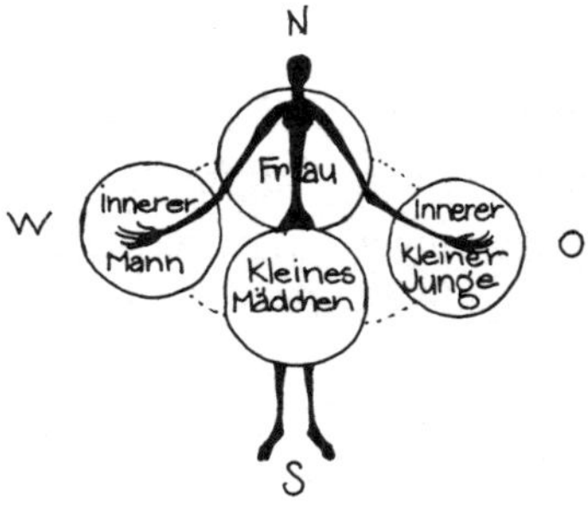

Die vier Schilde des Jungen

- Vor seinem Körper befindet sich sein Kleiner-Junge-Schild, sein Südschild.
- Hinter seinem Körper sein Mann-Schild, sein Nordschild.
- Zur rechten Seite sein Innere-Frau-Schild, sein Westschild.
- Zur linken Seite sein Inneres-Kleines-Mädchen-Schild, sein Ostschild.

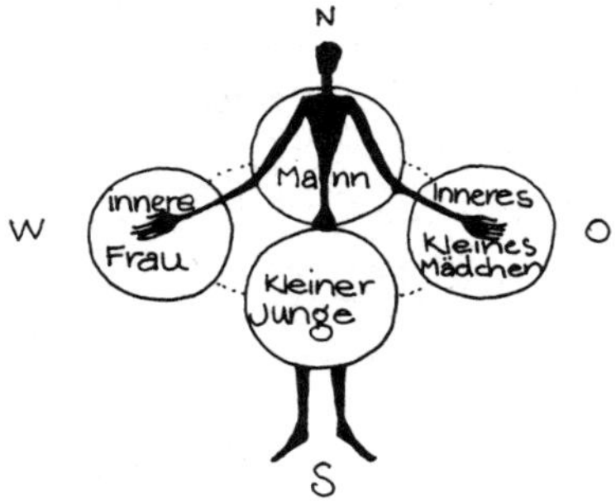

Die Anordnung dieser »Kindheits-Schilde« ändert sich bei Eintritt ins Erwachsenenalter folgendermaßen:

Die vier Schilde der Frau

- Nach vorne hin trägt sie ihren Frau-Schild, den Nordschild.
- Nach hinten ihren Kleines-Mädchen-Schild, den Südschild.
- Rechts wieder ihren Innerer-Mann-Schild, den Westschild.
- Links wieder ihren Innerer-Kleiner-Junge-Schild, den Ostschild.

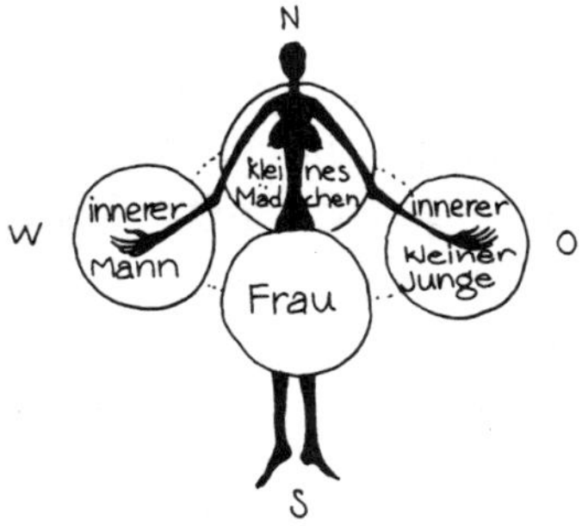

Die vier Schilde des Mannes

- Nach vorne trägt er seinen Mann-Schild, den Nordschild.
- Nach hinten hin seinen Kleiner-Junge-Schild, den Südschild.
- Rechts wieder seinen Innere-Frau-Schild, den Westschild.
- Links wieder seinen Inneres-Kleines-Mädchen-Schild, den Ostschild.

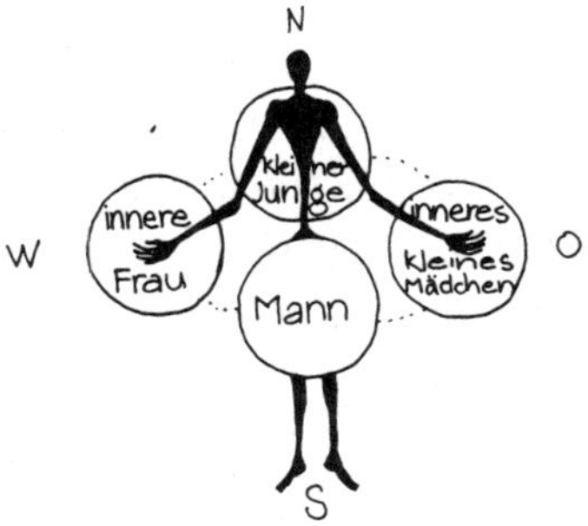

Wir sehen also, wie sich bei Mann und Frau ihre Kindheits- oder Südschilde mit den Erwachsenen- oder Nordschilden vertauschen. Es bedeutet unsere »normale« Veränderung vom Jungen zum Mann und vom Mädchen zur Frau. Wir treten als Erwachsene auf und nicht mehr als Kinder. Nord- und Südschild sind die »substantiellen Schilde« des Menschen. Mit diesen beiden meistern wir die Welt der Sinnesdaten, die sichtbare Wirklichkeit. Kennen wir aber nur diese beiden Schilde, so wird uns die andere Hälfte der Wirklichkeit, die Welt des Möglichen, die Welt des Unsichtbaren, nie zugänglich werden. Verbinden wir Nord- und Südschild, so erhalten wir eine Achse, im Medizinrad »Nagual-Achse« genannt. »Nagual« meint die nichtalltägliche Wirklichkeit. West- und Ostschild sind die »spirituellen Schilde« des Menschen, seine inneren geistigen Kräfte, die ihm die Welt des Geistigen, des Unsichtbaren, eröffnen. Tonal- und Nagualachse treffen sich. Der gemeinsame Berührungspunkt ist die Mitte, das Zentrum des Menschen. Von diesem Zentrum aus hat er den Überblick über die bestmögliche Handhabung seiner Vier-Schilde-Kräfte und weiß, welchen der vier Schilde er gerade der Welt entgegenstreckt und welchen er in bestimmten Situationen am treffendsten einsetzen muss. Im schamanischen Sinn ist ein Mensch erst dann gesund, heil, ganz, wenn er seine vier Schilde als gleich stark entwickelte Kräfte einzusetzen versteht. Dann ist er in seinem Magischen oder Höheren Selbst.

Doch nun müssen wir, um »magischer Schildkämpfer« werden zu können, die einzelnen Schilde näher erläutern, um ihre verschiedenen Kräfte kennenzulernen.

Der Südschild

Das Kleine-Mädchen der Frau und der Kleine-Junge des Mannes

Der Südschild von Mann und Frau vertritt den gesamten Bereich ihrer Kindheits- und Pubertätsgeschichte bis zum Eintritt ins Erwachsenenalter. Er spiegelt alle Erfahrungen wider, die Mann und Frau während dieser Zeit gemacht haben. Erinnern wir uns, im Süden des Medizinrades sind wir in Kontakt mit unserer Seele, mit unseren Gefühlen. Fast alle haben wir die Unschuld und das Vertrauen, das wir als Baby in diese Welt mitbrachten, im Laufe unserer Sozialisation verloren. Dafür mussten wir lernen, dass Liebe immer mit Schmerz und Leiden verbunden ist. Mit dieser Erfahrung identifizierten wir uns schließlich und sie wurde bestimmend für alle weiteren Erfahrungen. Anstelle des Urvertrauens drängte sich zunehmend die Angst auf, die uns als Angst vor dem Leben bis ins Erwachsenenalter verfolgt. Fast alle kämpfen wir als Erwachsene noch mit unseren leiblichen Eltern, suchen immer noch Schuldige für all die Leiden, die wir durchmachen mussten und ziehen einen ständig wachsenden Sack voller Erwartungen hinter uns her, in dem die unerfüllten Kinderwünsche weiter auf die befriedigende Hand der Mutter warten. Bei vielen Erwachsenen steht somit der Südschild immer noch vor ihnen, statt als Vergangenes hinter ihnen, das integriert hätte werden sollen. Der Nordschild, die Kraft des für sich selbst sorgenden und eigenverantwortlichen Erwachsenen, verkümmert im Hintergrund. Der Südschild schwillt immer stärker an, er behauptet störrisch seinen Platz und gewährt keinem der anderen Schilde Zutritt. So ein Mensch ist »krank«, denn er ist ungleichgewichtig, seine Schilde sind »eingefroren«, sein lebendiges Wachsen ist stehen geblieben. Damit er wieder gesund werden kann und wieder ins Gleichgewicht kommt und seinen Mitmenschen nicht mehr ständig den mit krankhaften Erwartungen vollgespickten Südschild entgegenhält, muss er die anderen drei Schilde »wachtanzen«, muss seine drei anderen Persönlichkeiten kennenlernen und akzeptieren. Der Schlüssel für die Balance des Südschildes liegt in der Nagualachse verborgen, in der spirituellen Kraft des Ostschildes.

Der Ostschild

Der Innere-Kleine-Junge bei der Frau und das Innere-Kleine-Mädchen beim Mann

Er verkörpert die heile, von jeder Erziehung unberührt gebliebene Kraft des Kindes. Sie ist jedem Menschen als unveränderliches geistiges Kraftpotential zur Meisterung seines Lebens mitgegeben. Unbewusst stand sie unserem substantiellen Kinderschild schon immer zur Seite, sonst hätten viele Kinder ihre Kindheitstraumata nicht so gut überstehen können. Das heile Kind des Ostschildes ist die Kraft des Ostens. Es ist die Begeisterung für das »Lebensspiel«, das Spontane, der göttliche Funke, der sich in Fantasie und blitzartigen Einfällen niederschlägt. Aus der Kraft des Ostschildes lebt der Mensch in der göttlichen Liebe und ganz im Augenblick; es gibt keine persönliche Geschichte, keine Angst, kein Leiden und keinen Schmerz. Dieses Kind ist vom Licht der Sonne inspiriert, es lebt seine Vision auf der Erde. Es erkennt seine wahren Eltern in Sonne und Erde und lebt in diesem unschuldigen Vertrauen geborgen und frei. Es weiß, dass es seine eigene Entscheidung war, welche leiblichen Eltern es sich ausgesucht hat für dieses Erdenleben, und respektiert sie als Stellvertreter der Großen Eltern und misst ihnen aus dieser Einsicht heraus niemals das Gewicht bei, wie es das leibliche Kind tut.

Dem verwundeten Kind des Südschildes steht also immer die heilende Kraft des Ostkindes zur Seite. Als spirituelle Kraft zur substantiellen ist sie im Gegengeschlecht des leiblichen Kindes ausgedrückt. Erst in der Verbindung beider, wenn sich das Kleine-Mädchen mit dem Kleinen-Jungen verbindet bei der Frau, und der Kleine-Junge mit dem Kleinen-Mädchen beim Mann, rundet sich die Kraft des Kindes zur Ganzheit: »Südschild und Ostschild tanzen miteinander.« Und nun kann der Erwachsene auch seinen Nordschild nach vorne halten.

Der Nordschild

Der Frau-Schild der Frau und der Mann-Schild des Mannes

Der Nordschild »verkörpert« die Kraft des Mannes oder die Kraft der Frau. Im Norden des Medizinrades arbeiten wir mit dem heilen Menschenverstand, den wir dann haben, wenn wir unsere »Tiernatur«, unsere Instinktkraft, wieder einsetzen. Wir kennen als Mann oder Frau unsere Rolle im alltäglichen Leben und gleich einem Tier geben wir uns dieser mit ganzem Herzen hin. Wir funktionieren im positiven Sinn, indem wir mit unserem Verstand Vorgehensweisen entwickeln und in Handlungen zum Ausdruck bringen. Die Frau überblickt ihr Arbeitsfeld ebenso wie der Mann das seine, und jeder tut das Notwendige, damit alles reibungslos ablaufen kann. Aber reibungslos läuft es fast nie, denn, wie vorher schon erwähnt, wird unser Nordschild nur allzugerne vom Südschild verdrängt, sodass wir als Erwachsene häufig unsere Rollen mit der Südschild-Einstellung zu meistern versuchen, was niemals richtig funktionieren kann. Ein Mann oder eine Frau, die noch in der Erinnerung an ihre unbefriedigten Kindheitswünsche leben, sind nicht in der Lage, ihren Nordschild in seiner gesamten Kraft einzusetzen. Sie haben große Schwierigkeiten, ihren speziellen Platz innerhalb der Gemeinschaft zu finden, ihn zu füllen. Sie sind sich in der Wahl ihrer Strategien, die ihre Rolle erfordern würde, unsicher oder sie glauben, alles schon zu wissen und leben nur noch aus dem Gedächtnis. Dass dies keine allzu positive Voraussetzung für die Erziehung ihrer eigenen Kinder ist, braucht eigentlich nicht detaillierter beschrieben werden! Damit der Nordschild wieder seine »gesunde Größe« entfalten kann, muss seine substantielle Kraft sich austauschen können mit der spirituellen, die ihm auf der Nagual-Achse West-Ost in der Kraft des Westschildes zur Verfügung steht.

Der Westschild

Die Kraft des Inneren-Mannes bei der Frau, die Kraft der Inneren-Frau beim Mann

Um die Kraft des Westschildes verstehen zu können, müssen wir wieder vom Medizinrad ausgehen. Der Westschild, den Mann und Frau normalerweise in der rechten Hand (unsichtbar) halten, »verkörpert« den Willen, der aus der Tiefe kommt. Wenn wir diesen Schild der Umwelt entgegenhalten, zeigen wir unser Inneres, den Blick nach innen und die Kraft des Intuitiven und Imaginären. So erlebt der Mann über die Kraft seiner Inneren-Frau und die Frau über die Kraft ihres Inneren-Mannes die innere Schau, den inneren Raum, die inneren Bilder, die innere Stimme, das Intuitive. Als Frau begegnet mir mein Innerstes, die nie versiegende Stimme meines inneren Heilers, über mein Gegengeschlecht, über meine männliche Seite. Als Mann begegnet mir diese Kraft über meine weibliche Seite. Wären Mann und Frau an die Kraft ihres Westschildes angeschlossen, könnten ihre nördlichen Tonalschilde ausgewogen und meisterhaft eingesetzt werden. Für die immer wieder neu auftretenden Anforderungen des Alltags kann die Nagualkraft des Westschildes eine große Hilfe sein, wenn Mann und Frau es lernen, beide Schilde zu gebrauchen.

Die Arbeit mit den vier Schilden zielt vor allem darauf hin, die Tonalschilde mit den Nagual-Schilden zu verbinden. Wie wir sehen, finden Mann und Frau über ihr Gegengeschlecht Zugang zum Nagual, zur Welt des Unsichtbaren und Spirituellen: Die Frau über den Inneren-Mann (Westschild) und den Inneren-Kleinen-Jungen (Ostschild) und der Mann über die Innere-Frau und das Innere-Kleine-Mädchen. Die Schilde der Nagualachse sind unpersönliche Kräfte, sie entspringen der geistigen Welt. Sie sind die ursprünglichen, archaischen Wesenskräfte des Menschen, die alle irdischen Erfahrungen mit dem Ganzen rückverbinden, mit Gott. Im täglichen Leben bedeutet das Bewusstwerdung und Achtsamkeit, die auf das Verbinden und Ergänzen und Austauschen beider Welten gerichtet sind. Konkret für den Mann und die Frau heißt es, sich mit der Kraft ihres inneren Gegengeschlechts zu versöhnen, zu vereinen. Die Getrenntheit von Mann und Frau ist zum einen eine äußerlich sichtbare, zum anderen aber eine scheinbare, die vom Aspekt des Ganzen her nicht »wirklich« ist. In der Tonal-Begegnung zwischen Mann und Frau haben beide die Möglichkeit, ihre wahre persönliche Einheit zu finden, da zugleich immer die Begegnung ihrer »Nagual-Personen« mitschwingt, die meist nicht bemerkt wird und unbewusst geschieht. Es ist wichtig, diese beiden »unsichtbaren Personen« kennenzulernen und sich ihre Dynamik bewusst zu machen. Die vielen Leiden und Probleme, die sich aus unbewussten Aktionen zwischen Mann und Frau ergeben, können dadurch gelöst werden. Oft sucht die Frau in ihrem männlichen Gegenüber all jene Qualitäten, die im Grunde genommen ihre eigenen männlichen Kräfte wären, die sie aber nicht aufweckt und einsetzt, sondern von dem Mann, den sie liebt und bewundert, ergänzen lässt. Das gleiche geschieht umgekehrt beim Mann. So eine Partnerschaft ist keine Begegnung von zwei »ganzen« Menschen, sondern eine zweier Hälften, die sich auf diese Weise vollständig machen wollen. (Die Redewendung vieler Eheleute »meine bessere Hälfte« als Bezeichnung für den Gatten spiegelt diese Einstellung trefflich wider!) Damit sich Mann und Frau frei begegnen können, als zwei zur Ganzheit gereifte Menschen, muss der Mann in Einklang mit seiner eigenen Inneren Frau leben, seine weibliche Seite integriert haben und die Frau ihre männliche. Denn nur über ihren Inneren-Mann erreicht die Frau tatsächlich das Wesen des Mannes und nur über seine Innere-Frau erreicht der Mann das Wesen der Frau.

Das praktische Arbeiten mit den vier Schilden

Auch hier arbeiten wir wieder in Verbindung mit dem Medizinrad. Wenn wir die Kräfte der vier Richtungen mit den Kräften der vier Schilde immer inniger zu verknüpfen lernen und sie tatkräftig im Leben einsetzen, werden wir allmählich alle vier als gleich große Lichter, je nach Notwendigkeit, vor uns her halten können.

Die vier Schilde im Alltag

Normalerweise haben wir gelernt, bei allem, was von außen an uns herantrifft, mit den Tonal-Schilden, insbesondere dem Südschild, zu antworten. Ein einfaches Beispiel: Ich werde an meinem Arbeitsplatz mit einer neuen Situation konfrontiert. Reagiere ich oft mit der Angst, versagen zu können, habe ich kein Selbstvertrauen, so stelle ich meinen Südschild vor mich und spiegle mein Kleines-Mädchen oder meinen Kleinen-Jungen, die immer wieder erfahren mussten, dass sie nichts können, dumm seien und hilflos. Die Zukehrung des Südschildes als erste Reaktion geschieht fast immer automatisch; wir haben es so gelernt und aus Gewohnheit beibehalten. In Wahrheit könnten wir aber zur Lösung einer Aufgabe vier Schildkräfte einsetzen. Wären wir uns dieser bewusst, so könnten wir folgendermaßen verfahren: Als erstes müßte der Nordschild, der Frau- oder Mann-Schild, in Aktion treten. Stellen Sie sich vor, die vier Schilde seien vier Personen, die die Ganzheit Ihrer Person bilden, die Ihnen helfen, ganz zu werden. Versuchen Sie, wenn Sie nun vom Nordschild her das Problem angehen, sich ganz in die Kraft dieser »Nordperson« zu versetzen, das Problem kann so auf neutralere Weise betrachtet werden. Ihre Nordfrau oder Ihr Nordmann würde sagen: »Gut, das ist eine neue Aufgabe für mich. Welche Strategien sind notwendig, damit ich sie in Klarheit ausführen kann? Wo sehe ich Zusammenhänge mit dem, was ich bereits kann? Wozu dient mir das Ganze, was lerne ich dabei? Ich werde mich dieser Aufgabe mit ganzem Herzen hingeben. Ich weiß, ich habe einen gesunden Menschenverstand, den ich jederzeit einsetzen kann ...« Das wäre in der Welt des Tonal die angemessene Schildeinstellung. Bleiben wir weiter bei unserem Beispiel: Man könnte sich aber auch eine Person vorstellen, die auf die Problemstellung so antworten würde: »Wunderbar, endlich einmal was Neues! Ich kann meine Fantasie spielen lassen, mir etwas dazu einfallen lassen, mal sehen, was es dabei zu entdecken gibt! Ich bin begeistert und freue mich, dass ich mit etwas völlig Neuem spielen kann.« Das war Ihr Innerer-Kleiner-Junge oder Ihr Inneres-Kleines-Mädchen, Ihr Ostschild. Aber Sie haben in sich noch eine weitere Person, die ebenfalls zu dem Problem Stellung nehmen möchte. Es ist Ihr Westschild, Ihr Innerer-Mann oder Ihre Innere-Frau: »Ich habe viel Kraft und ich kann diese Kraft umwandeln nach außen, wenn ich eindeutig Ja zu dieser Aufgabe sage, wenn ich sie lösen will. Dass diese Aufgabe zu mir kommt, habe ich selbst gewollt. In mir selbst liegt der Schlüssel zu ihrer Lösung, meine innere Quelle der Weisheit, mein innerer Lehrer, ihn frage ich, was für ein Symbol, welches Bild mit der neuen Aufgabe verbunden ist. Ich werde still und lausche seiner Stimme, sehe seine Bilder und empfange seine Kraft.« Vielleicht erinnern Sie sich an eine dieser »Personen«; sicher sind Sie ihnen schon öfters begegnet. Sie können sich aber bewusst mit ihnen »verabreden« und sie bei all Ihren Reaktionen und Aktionen zu Wort kommen lassen, sodass Sie nicht immer einer von ihnen den Vortritt lassen, sondern alle vier durch näheres Kennenlernen liebgewinnen und um Rat fragen. Denken Sie im alltäglichen Geschehen einfach öfters daran, Ihre gewohnheitsmäßige Schildeinstellung zu beobachten. Welcher Schild hat bei Ihnen den Vorzug? Und versuchen Sie dann, bewusst die betreffende Situation von der Warte der anderen Schilde aus zu sehen. Halten Sie ruhig einen nach dem anderen vor sich her und entdecken Sie, wie unterschiedlich sich ein und dieselbe Situation dabei darstellt. Spüren Sie, welcher der Schilde Ihnen nahesteht und welcher Ihnen fremd erscheint?

Das Arbeiten mit den vier Schilden im Medizinrad

Wenn Sie ein konkretes Problem, das Ihnen sehr zu schaffen macht, nicht lösen können, so ist es sehr hilfreich, damit in das Medizinrad zu gehen und das Problem von den vier Richtungen mit den vier Schildeinstellungen zu beleuchten. Aber auch generell hilft das Meditieren im Medizinrad an den Plätzen der vier Richtungen, die potentielle Kraft der vier Schilde zu entdecken. Voraussetzung dazu ist wieder die eigene Leere, damit die Kraft Sie füllen kann. Wenn Sie innerlich nicht ruhig werden können, versuchen Sie, mit einer der zuvor dargestellten Meditationsübungen Stille einkehren zu lassen. Versuchen Sie dann, wenn Sie im Osten sitzen, die Kraft Ihres Ostschildes wahrzunehmen. Machen Sie diese Übung auch im Westen, um Ihren Westschild kennenzulernen; ebenso im Süden für Ihren Südschild und im Norden für Ihren Nordschild. Bitten Sie bei allen Plätzen um Hilfe und Klarheit. Fragen Sie, was Sie tun müssen, um alle vier Schilde ins Gleichgewicht zu bringen. Meditieren Sie über Blockaden und Hindernisse, die Sie aufbauen und dadurch bestimmte Schilde nicht miteinander schwingen lassen können. Welcher der vier Schilde macht Ihnen die größte Schwierigkeit? Überlegen Sie sich, ob Sie eine oder mehrere Blockaden aufgeben können, durchschauen Sie sie, wozu sie Ihnen gedient haben. Wenn etwas die freie Entfaltung eines Ihrer Schilde verhindert und Sie diesen weggeben wollen, so ist es hilfreich, dies konkret rituell zu tun: Suchen Sie sich für das, was Sie weg-geben wollen, ein Symbol, das Sie dann in der Erde vergraben oder schreiben Sie es auf Papier, das Sie dann dem Feuer übergeben … es gibt dafür viele Formen oder Rituale, die Sie selbst entdecken können. Das Weg-Geben ist in der Medizinarbeit, insbesondere für Heilungen, ein zentraler Punkt. Durch Weg-Geben haben wir immer die Möglichkeit, alles, was krank macht, was wir so gerne als unnötigen Ballast festhalten wollen, abzuwerfen. Es ist eine Reinigung, die aber nur dann heilend werden kann, wenn wir es von ganzem Herzen wollen. Das Weg-Geben gehört zur Kraft des Nordens im Medizinrad, zur Kraft der Tiere. Denn die Tiere geben sich ganz hin, indem sie sich für den Menschen als Nahrung »opfern«. Diese Kraft müssen wir vor Augen haben. So wie das Tier in seiner vorherigen Gestalt stirbt und in einen neuen Lebenszyklus übergeht, indem es Nahrung für den Menschen wird oder Saite einer Laute oder Schuh, so stirbt auch bei uns ein Teil, und etwas Neues kann entstehen. Das Weg-Geben ist ein Versprechen an die Erde, für das man Verantwortung übernimmt. Die Erde nimmt alles, was wir weg-geben, auf, und sie allein kann es in Liebe und Kraft verwandeln. Es ist eine ihrer Aufgaben.

Das Arbeiten mit den vier Schilden in der Natur

Haben Sie entdeckt, dass Sie mit einem oder mehreren der vier Schilde besondere Schwierigkeiten haben, so hilft Ihnen als beste Lehrerin die Natur. Sie hat für jeden der vier Schilde einen speziellen »Arbeitsplatz«.

Probleme mit dem Südschild, dem Kleinen-Mädchen- oder Kleinen-Jungen-Schild

Suchen Sie sich in der Natur einen Platz, wo es Wasser gibt: einen Fluss, einen See, einen Wasserfall, eine Quelle … Sprechen Sie zum Wasser, erzählen Sie ihm von Ihren Schwierigkeiten, fragen und bitten Sie das Wasser um Hilfe. Schauen Sie dabei ins Wasser, beobachten Sie, wie es mit Hindernissen umgeht. Versuchen Sie, selbst das Wasser zu werden und fließen Sie mit ihm mit; machen Sie diese Vorstellung so konkret, dass Sie fast körperlich wahrnehmen können, wie es den Stein umspült oder wegreißt, und nehmen Sie diese neue Empfindung ganz in Ihren Körper auf. So seltsam es vielleicht zunächst für Sie klingen mag, lernen Sie vom Wasser, vertrauen Sie auf seine Weisheit. Wenn Sie sich ihm anvertrauen und hingeben können, wird es Sie durch Ihre Schwierigkeit führen und Ihnen einen Weg zeigen, wie Sie Ihren Südschild wieder ins Gleichgewicht mit den anderen Schilden bringen können.

Probleme mit dem Nordschild, dem Mann- oder Frau-Schild

Hierbei hilft Ihnen der Gipfel eines Berges, der Sie näher zum Polarstern, zur Himmelsmitte führt. »Verbrüdern« Sie sich beim Aufstieg ganz mit Ihrem Problem, nehmen Sie es liebevoll an wie einen Freund, der da ist, um Ihnen durch seine Anwesenheit etwas Wichtiges zu sagen, das Sie aber noch nicht richtig verstanden haben. Bitten Sie diesen »Freund«, Ihnen noch einmal alles zu erklären. Fragen Sie sich auch, welchen persönlichen Vorteil Sie hatten, indem Sie Ihr Problem aufrechterhielten. Wozu diente es Ihnen? Lassen Sie sich von einem Stein »rufen«, schauen Sie auf dem Weg nach einem Stein, ohne ihn zu suchen, warten Sie, bis er Ihnen ins Auge springt. Danken Sie ihm und nehmen Sie ihn mit. Stärken Sie Ihre Aufmerksamkeit, hören Sie zu, wie die Natur zu Ihnen spricht, welche Tiere kommen und Ihnen etwas sagen wollen, welche Pflanzen Ihren Aufstieg begleiten, wie sich Ihr Schritt auf der Erde anfühlt. Spüren Sie den Wind, die Sonne, den Regen, Ihre Anstrengung, Ihren Schweiß, das Klopfen Ihres Herzens, den Rhythmus Ihres Atems. Sprechen Sie laut zu all den sichtbaren und unsichtbaren Lebewesen, schütten Sie Ihr Herz aus. Stellen Sie sich vor, Sie sind ein Teil der Natur und treffen all Ihre »Verwandten«. Oben auf dem Gipfel des Berges betrachten Sie Ihren Stein. Erfassen Sie ihn von allen Richtungen und suchen Sie, ob Sie ein Tier darin sehen können. Meditieren Sie über dieses Tier, legen Sie sich hin, schließen Sie die Augen und warten Sie, bis Sie das Tier deutlich vor sich sehen. Fragen Sie es und erläutern Sie ihm Ihr Problem. Oder wenden Sie sich an die Luft, an den Himmel über Ihnen. Verbinden Sie sich mit diesem Element über Ihren Atem, beim Ausatmen strömt es aus Ihrem Körper hinaus in die unbegrenzte Weite und beim Einatmen kommen Sie von dort wieder in Ihren Körper zurück. Alles, was Ihnen auf dem Weg zum Berg hinauf und oben auf dem Gipfel begegnet, müssen Sie als Symbole sehen, die nicht zufällig an Ihnen vorbeihuschen, sondern die eine Antwort der Natur auf Ihre Frage sind. Ihre Arbeit ist es, die Vielfalt der Zeichen miteinander zu verbinden, sodass ein ganzes Bild entsteht, das Ihnen Ihr Problem mit der Kraft des Nordschildes widerspiegelt und Wege zeigt, wie Sie lernen können, es wieder in Balance zu bringen. Überlegen Sie sich auch hier, wo Ihr stärkster Widerstand sitzt, den Sie aufgebaut haben und der schuld daran ist, dass Sie Ihren Nordschild nicht richtig handhaben können. Fragen Sie sich aufrichtig, ob Sie bereit sind, ihn über Bord zu werfen. Wenn ja, dann nehmen Sie den Stein und vergraben ihn in der Erde. Wenn Sie aber spüren, dass Sie noch Zeit brauchen, um mit dem »Bild« zu arbeiten, das sich Ihnen gerade eröffnet hat, so nehmen Sie den Stein mit nach Hause als Erinnerung an Ihre Aufgabe, dieses Problem zu lösen, und geben Sie ihn erst dann weg, wenn Sie das Problem ganz durchschaut haben.

Probleme mit dem Westschild, dem Inneren-Mann oder der Inneren-Frau

Um Ihren Westschild besser kennenzulernen, gehen Sie in einen dunklen Wald oder in eine Höhle. Achten Sie auf dem Weg dorthin wieder auf alle Zeichen, die Ihnen dabei begegnen. Wenn Sie den Platz gefunden haben, dann legen Sie sich auf die Erde und versuchen, eins mit ihr zu werden. Als Hilfe dazu können Sie die Körper-Erde-Atmung anwenden, wie sie weiter oben beschrieben wurde. Stellen Sie sich vor, Sie wären selbst die Erde, erleben Sie, was in Ihrem Dunkeln vor sich geht. Bitten Sie laut die Erde, dass sie Ihnen die Kraft Ihres Inneren-Mannes oder Ihrer Inneren-Frau zeigt. Diese Reise führt Sie in Ihr Inneres, in Ihre eigene Dunkelheit, in die Sie aber Licht bringen, wenn Sie sie bewusst erforschen. Lassen Sie einen Sonnenstrahl in diese Dunkelheit hinein und beobachten Sie, was er Ihnen offenbart. Welche Ein-Sicht gewährt Ihnen diese Übung, was sagt das über die Kraft Ihrer inneren männlichen oder weiblichen Seite? Überlegen Sie wieder, was notwendig ist, was Sie tun müssen, um diesen Schild einsatzfähig zu machen, welche Blockade können Sie weg-geben? Wenn Sie darüber Klarheit haben, ritualisieren Sie das Weg-geben wieder durch das Eingraben eines symbolischen Gegenstandes!

Probleme mit dem Ostschild, dem Inneren-Kleinen-Jungen oder Inneren-Kleinen-Mädchen

Suchen Sie sich eine Ebene, ein flaches offenes Tal oder eine wüstenähnliche Landschaft. Machen Sie sich vor Sonnenaufgang auf den Weg und suchen Sie sich einen Platz, von dem Sie gen Osten gerichtet den Sonnenaufgang beobachten können. Imaginieren Sie das Bild, als wären Sie selbst die Sonne und wachsen Sie mit ihrem sich ergießenden Licht, unter dem alles hervorkommt und lebendig wird. Erinnern Sie sich daran, dass diese ungeheure Kraft in Ihnen ist durch Ihren Ostschild. Im morgendlichen Licht der Sonne taucht alles, was ist, aus der Dunkelheit wieder zum Leben auf, die Erde wird neu geboren und mit ihr alle Wesen, auch der Mensch. Im Licht der Sonne sind wir befähigt, den Schritt in einen neuen Tag zu tun, der in sich alle Möglichkeiten birgt zum Entstehen von Neuem. Der Ostschild ernährt seine Kraft immer nur aus der Inspiration, die ihm durch die Kraft der Sonne zuteil wird. Dadurch lebt er in der Freude des Unbekannten, das sich jeden Tag wieder aufs Neue offenbart. Es ist die Freude und das Glück des So-Seins im Da-Sein. Es ist das Spontane, das der Augenblick enthält. Schauen Sie kurz in die Sonne und schließen Sie gleich darauf Ihre Augen. Nehmen Sie das nachschwingende Bild der Sonne in sich auf und lassen Sie es als Kraftstrom durch Ihren Körper pulsieren. Meditieren Sie darüber, was Sie tun müssen, um Ihren Ostschild aufzuwecken und wieder einsetzen zu können.

Die Wahrnehmung der vier Schilde durch vier Personen

Eine weitere Möglichkeit, wie Sie sich mit Ihren vier Schilden vertraut machen können, ist, sie durch vier Menschen vertreten zu lassen. Diesen vier »Schild-Menschen« wird vorher erklärt, welche Bedeutung jeweils die vier Schilde haben. Dann bestimmt man, wer welchen Schild übernimmt. Derjenige, der seine Schilde befragen will, legt sich mit dem Rücken auf den Boden. Zu seinen Füßen setzt sich der Südschild – für die Frau das Kleine-Mädchen, für den Mann der Kleine-Junge; in Kopfhöhe setzt sich der Nordschild – für die Frau ihr Frauschild und für den Mann sein Mannschild; rechts setzt sich der Westschild – für die Frau ihr Innerer-Mann und für den Mann seine Innere-Frau; links setzt sich der Ostschild – für die Frau ihr Innerer-Kleiner-Junge und für den Mann sein Inneres-Kleines-Mädchen. Alle vier Schilde blicken in die gleiche Richtung wie die am Boden liegende Person. Wenn Sie diese Übung mit Freunden machen, versuchen Sie, die Auswahl der vier Schilde so zu bestimmen, dass die Tonalschilde das gleiche Geschlecht haben wie die Person, die in der Mitte liegt, der »Schildträger« also, und die Nagualschilde das Gegengeschlecht. Der Schildträger streckt nun seine beiden Arme aus und fasst je eine Hand seiner Nagualschilde. Der Nordschild legt ihm beide Hände unter den Kopf, die Füße berühren den Rücken des Südschildes.

Der Schildträger schließt nun die Augen und nimmt erst einmal Kontakt auf mit diesen vier Kräften und macht sich bewusst, dass er sie immer bei sich hat als Verbündete, als Helfer seines Ichs. Dann konzentriert er sich auf ein akutes Problem, das ihn belastet und das er bis jetzt nicht lösen konnte. Er teilt es seinen vier Schild-Menschen mit. Diese müssen nun versuchen, ganz aus der Kraft ihres Schildes zu dem Problem Stellung zu nehmen und dem Fragenden zu antworten. Der Schildträger hört genau zu, was seine Schilde zu ihm sagen und achtet darauf, welcher Schild ihm vertraut ist und welcher nicht, welche Antwort er ungern annimmt. Die Übung kann so lange fortgesetzt werden, bis dem Schildträger sein Problem einsichtig ist. Er wird erkennen, wie er zukünftig seine Schwierigkeiten meistern kann. Oft kommt es zu einem Erlebnis der Ganzheit, die dann als tiefes Glück empfunden wird.

Wie Sie sehen, wird zunächst mit der Anordnung der vier Schilde gearbeitet, wie sie uns bis zum Eintritt ins Erwachsenenalter gegeben ist. Die Schamanen erklären, dass bei vielen Menschen die Schilde »eingerostet«, nicht bewusst sind und sie diese deshalb nicht abwechselnd nach vorne halten können. Ein Mensch, der nicht in Kontakt mit seinen vier Schilden lebt, ist in ihren Augen krank, denn er ist nicht ganz. Deshalb hat Gesundheit viel mit der bewussten Entfaltung der vier Schildkräfte zu tun.

Wenn nun bei unserer Übung der Schildträger aufsteht, geht der Nordschild nach vorne, in seine »gesunde« Stellung, und der Südschild nach hinten an den Platz des Nordens. In dieser neuen Stellung wird dem Schildträger sichtbar gemacht, wie seine Frau oder sein Mann in Aktion tritt und als angemessene Kraft der Welt begegnet. Er soll sich nochmals seine vier Schild-Menschen einprägen, es ist wichtig, den »Schild-Sprung«, wie er in der Übung durch Vertauschung des Süd- und Nordschildes veranschaulicht wurde, nie mehr zu vergessen. Man soll diese Erfahrung in den Alltag integrieren und öfters die momentanen Schildeinstellungen beobachten und korrigieren.

Die Vier-Schilde-Übung am Baum

Auch mit dieser Übung können Sie Ihre vier Schilde kennenlernen. Gehen Sie dazu zu einem Baum, an dem Sie ungestört verweilen können. Begrüßen Sie den Baum und bitten Sie ihn, dass er Ihnen helfen möge, Ihre vier Schilde »wachzutanzen«. Beginnen Sie mit Ihrem Südschild. Dazu setzen Sie sich, Kopf und Rücken an den Baumstamm gelehnt, an seine Südseite. Ihr Gesicht blickt nach Süden. Meditieren Sie über Ihren Kindheitsschild. Vergegenwärtigen Sie sich nochmal seine Geschichte.

Wo ist er am meisten verwundet worden? Sind diese Wunden verheilt? Ist er durchfurcht von Spuren, die Schmerz und unerfüllt gebliebene Wünsche hinterlassen haben? Wo sind seine Gefühle verletzt worden? Welche Situationen führten zu einem Vertrauensbruch? Wann erlebte er Angst? ... Versuchen Sie, den Kindheits-Schild selbst sprechen zu lassen, so, als säße Ihnen das Kind, das Sie einst waren, persönlich gegenüber.

Dann gehen Sie zur Nordseite des Baumes und setzen sich nieder, wieder mit dem Rücken an den Baum gelehnt, nach Norden blickend. Jetzt arbeiten Sie mit Ihrem Mann- oder Frauenschild, dem nördlichen Tonalschild. Stellen Sie sich wieder vor, Ihr Mann oder Ihre Frau, also Ihre Person, wie sie den Mitmenschen sichtbar gegenübertritt, säße vor Ihnen. Hören Sie diesem Schild gut zu, was er Ihnen zu sagen hat. Fragen Sie ihn, wie er mit seiner Rolle fertig wird, ob er den alltäglichen Anforderungen genügt, inwieweit er Klarheit über seine Aufgabe in der Gemeinschaft hat. Welchen Situationen weicht er aus? Wo ist er handlungsunfähig? Wo kann er schwer Entscheidungen treffen? Was versteht er nicht? Worin liegen seine Schwierigkeiten des Integrierens? Wo fehlt der Zusammenhang seiner einzelnen Handlungsweisen? ...

Als Nächstes gehen Sie zur Westrichtung des Baumes, den Rücken am Stamm, das Gesicht mit Blick nach Westen. Hier begegnen Sie Ihrem Westschild, Ihrem gegengeschlechtlichen Erwachsenen-Schild. Die Frau trifft ihren Inneren-Mann, der Mann seine Innere-Frau. In dieser Begegnung tauchen meist die größten Schwierigkeiten auf. Aber es sind nur Widerstände des verzogenen Verstandes, der nicht zulassen will, dass sich im Mann eine innerlich verborgene Frauengestalt befinden soll und bei der Frau ein verborgener Mann. Versuchen Sie aber trotz all dieser Barrieren, Ihren Westschild »personifiziert« vor sich Platz nehmen zu lassen und fragen Sie ihn nach seiner »Medizin«, nach seiner Eigenart. Lassen Sie sich von ihm berichten, in welchen Situationen er magisch handelte, wo er intuitiv das Richtige tat. Fragen Sie ihn, wo er zu sich steht. Wo spürt er sein Kraftzentrum? Was sieht er beim Blick in sein Inneres? Welche Willenskraft zeigt er, wie bekundet er seinen Willen? Hört er die Stimme seines inneren Lehrers? Welcher Teil Ihres Wesens kann weggegeben werden, sterben, um den eigentlichen Wesenskern wachsen zu lassen? …

Zum Schluß gehen Sie zur Ostrichtung des Baumes, Ihr Rücken lehnt am Stamm und Ihr Gesicht blickt nach Osten. Hier begegnet Ihnen Ihr gegengeschlechtlicher nagualer Kinder-Schild, der Frau ihr Innerer-Kleiner-Junge, dem Mann sein Inneres-Kleines-Mädchen. Es ist die Kraft des »sonnigen«, heilgebliebenen Kindes, das immer schon dem südlichen, substantiellen Schild der Tonalwelt zur Seite gestanden hat; wir sind uns darüber nur nicht bewusst gewesen. Fragen Sie dieses »Sonnenkind« nach seinen Vergnügen. Wo ist es begeistert, voller Ideen und Einfälle, wo sprüht es vor Fantasie? Wo ist es spontan? Welche Vision empfängt es? Wo will es kreativ werden? Wo spielt es gerne? …

Wenn Sie alle vier Schilde befragt haben, setzen Sie sich in den Norden des Baumes, dem Ort des Weg-Gebens. Überlegen Sie sich, welcher Ihrer Schilde den größten Ballast trägt und was Sie abwerfen wollen. Erinnern Sie sich, bevor Sie es weggeben, wozu es Ihnen gedient hat, was Sie damit gelernt haben. Geben Sie nur das weg, was Sie wirklich weg-geben und loslassen können. Sagen Sie laut, was Sie weg-geben wollen. Das Laut-Aussprechen ist sehr wichtig, denn die Sprache ist die Eigenart des Menschen als Heilige 5, und sie ist das Instrument, um mit seinen »Verwandten«, den Steinen, Pflanzen und Tieren zu kommunizieren. Wir können die Kraft der Erde nur empfangen, wenn wir aus der gedanklichen oder mentalen Vorstellung heraustreten und »materiell« werden im Sprechen. Gedanken bleiben immer innerhalb des elektromagnetischen Feldes, das uns wie eine Blase einhüllt und abschließt. Diese Blase sprengen wir, indem wir laut sprechen, und wenn wir gestikulieren, eine Gebärde machen als Ausdruck der menschlichen Eigenschaft des Berührens. Deshalb ist es wichtig, für das Weg-Geben eine rituelle Form zu finden, in der Sie das Wollen und den Inhalt des Weg-Gebens symbolisch vergegenständlichen und ihn im Eingraben oder Verbrennen transformieren.

Dann, wenn Sie mit allem fertig sind und den Baum verlassen wollen, danken Sie ihm mit Tabak und Worten (!) und umarmen Sie ihn. Diese Übung wird deshalb mit einem Baum gemacht, weil Sie dadurch noch die Hilfe des Baumes bekommen. Die Kraft des Baumes ist die Kraft der Harmonie und der Verbindung beider Welten. Der Baum als Lebewesen der Erde hat Bewusstsein und steht Ihnen damit bei dieser Übung zur Seite.

Die zehn Energiezentren oder Chakras des Menschen

Das Hauptanliegen der schamanischen Überbringer des Medizinrades ist, dem zivilisierten Menschen mithilfe dieses Wissens eine Brücke zu bauen, die ihn wieder in Verbindung bringt mit ihren beiden Ufern: der Welt des Materiellen, dem Tonal, und der Welt des Spirituellen, dem Nagual. Das eine Ufer ist der Körper, das andere sein Geist, und zwischen beiden ist die Seele, die als Brücke beide verbindet.

Die Welt der Seele setzt sich aus zehn speziellen Energiewirbeln oder feinstofflichen Kräften zusammen, die den meisten unter der indischen Bezeichnung »Chakras« bekannt sein werden. Übersetzt bedeutet das »Räder« oder »Energiewirbel«. Im indianischen Schamanismus spricht man von »Lichtkörpern«, die zehnfarbig den menschlichen Lichtleib bilden. Über diesen Lichtleib hat der Mensch Anteil an der kosmischen Energie, durch ihn leuchtet in ihm die Kraft des Ewigen Lichtes. Der Lichtleib ist unvergänglich, unsterblich.

Wir können uns diese Energiezentren als zehn leere Gefäße vorstellen, wobei jedes eine andere kosmische Licht- oder Energiequalität einströmen lässt. Verbinden wir die zehn Chakras mit den Kräften des Medizinrades, so können wir die einzelnen Qualitäten detaillierter begreifen. Beim praktischen Arbeiten lernen wir, sie wahrzunehmen und sensibel dafür zu werden, welches Chakra nicht im Gleichgewicht ist. Wir werden Übungen kennenlernen, mit denen wir heilend in diesen feinstofflichen Leib eingreifen können, was aber mit größter Vorsicht, Behutsamkeit und Können geschehen muss.

Betrachten wir zunächst die Anordnung der zehn Chakras. Die ersten sieben Lichtkörper sind vom Steißbein bis zur Schädeldecke der Wirbelsäule vorgelagert.

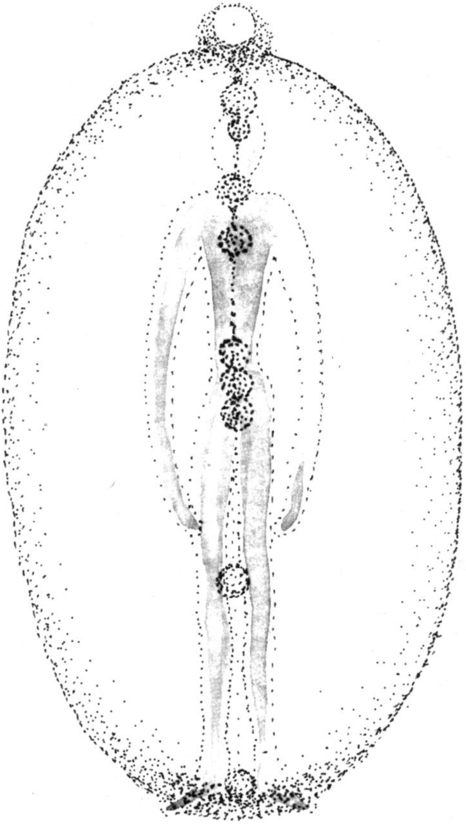

Die Inder und viele andere Kulturen arbeiten nur mit diesen sieben Chakras. Im Medizinrad werden uns aber noch drei weitere offenbart, auf die wir im Anschluss an die sieben bekannten näher eingehen wollen.

Alle Chakras bestehen aus feinstofflicher Lichtenergie, die ihren Ursprung in der kosmischen Energie hat. Bei jedem Menschen sind die Chakras verschieden von dieser kosmischen Ursubstanz. Je nachdem, wie bewusst man sich dieser einzelnen Energiewirbel ist, wie man sie wahrnimmt, aufweckt, im Alltag einsetzt, desto vollendeter werden sie. Es kommt vor allem darauf an, alle zehn Energieräder harmonisch schwingen zu lassen, ihren Strom zu spüren, der uns mit dem All verbindet, uns zur All-Einheit führt.

Das Medizinrad ist unser ganzheitliches Werkzeug, das uns schrittweise den Zugang zu jedem einzelnen unserer Chakras ermöglicht. Denn die kosmischen Kräfte der Heiligen Richtungen, über die wir meditieren, wenn wir in unserem Heiligen Kreis sind, strömen nicht ungeordnet irgendwo in uns ein, sondern haben dafür vorgesehene Schleusen, die Chakras. In den Heiligen Richtungen des Kreises zu meditieren, sich ihnen zu öffnen und ihre Kraft zu spüren, geht immer einher mit einem schrittweisen Aufwecken und Kennenlernen unserer Energiewirbel. Wir lernen dadurch, sie zu unterscheiden, ihrer Kommunikation untereinander gewahr zu werden und in ihrem fließenden Kraftstrom die Körperganzheit als mikrokosmische Spiegelung der makrokosmischen Ganzheit zu erleben.

Das 1. Chakra – das Sonnenrad

Das 1. Chakra hat seinen Sitz an der Basis der Wirbelsäule in Höhe des Steißbeines und heißt daher auch Basischakra. Im Medizinrad steht es mit dem Osten in Verbindung, der Kraft der Heiligen 1. Es macht uns die Kraft der Sonne, des Feuers bewusst und heißt deshalb auch Sonnenrad. Im 1. Chakra empfängt der Mensch die Kraft der Erneuerung, die Kraft des Schöpferischen, die ihn, wenn er zu Hingabe fähig ist, Anteil haben lässt am unerschöpflichen Reich der Ideen. Die Körperorgane, die sich am Ort des Sonnenrades befinden, sind die Fortpflanzungsorgane. Bei der Zeugung, der Befruchtung des Eies durch den Samen, erlebt der Mensch, wie er selbst zum Schöpfer von neuem Leben wird. Hier erfährt er die Kraft der Heiligen 1 auf direkteste Weise. Zugleich wird ihm in der Vereinigung mit seinem Gegengeschlecht die Auflösung des Getrenntseins im Glücksgefühl der Einswerdung, in der Ekstase des Orgasmus, offenbart. Die Energie, die der Mensch im Orgasmus bewusst wahrnimmt, kann als feuriger Energiestrom erlebt werden, der sich aufwärts steigend durch alle Energiewirbel hindurchzieht und der ein Gefühl der Auflösung seiner Grenzen erzeugt, das sich als pulsierendes Beatmet-Werden von einer ungeheuren Kraft beschreiben lässt. Über die Fähigkeit, den Orgasmus auf diese Weise zu erleben, wird dem Menschen bereits auf Erden sein Ewiges Zuhause gezeigt. Der Orgasmus wird oft nur als körperliches Vergnügen gesehen, dessen Rausch aber schnell abklingt und nur ein trauriges, bitteres Gefühl der Einsamkeit zurücklässt. Das Wesentliche des Orgasmus ist aber seine spirituelle Kraft, die den Menschen verbinden und ihm seine Zugehörigkeit zur All-Einheit verdeutlichen will. Im Orgasmus verbrennt unser Ego, wir sterben »körperlich« in diesem Moment, lösen uns auf und sind da im Augenblick, sind nur noch Energie und Feuer der göttlichen Liebe.

Um dieses Chakra aufzuwecken und es ganz mit der Kraft der Heiligen 1 zu füllen, ist es wichtig, Abschied von der durch Erziehung und Gesellschaft geprägten Sexualität zu nehmen, um unbelastet ihren eigentlichen Sinngehalt wiederentdecken und neu kreieren zu können, in einem ganzheitlichen, gesunden Sinn, der uns von Beginn der Menschheit an als Schlüssel der Religio, der Rückbindung zum Ganzen, geschenkt wurde.

Die Farbe des ersten Lichtrades ist Rot. Die Energie, die es trägt, steht in Verbindung mit den Nebennieren und den Fortpflanzungsorganen. Eine Krankheit der Nebennieren und der Fortpflanzungsorgane wird daher beim magischen oder schamanischen Heilen immer in Zusammenhang mit dem Zustand des 1. Chakras gebracht. Der Weg der Heilung geschieht durch das Aufwecken dieses Chakras, über eine Auseinandersetzung damit, was dieses Chakra für den Menschen bedeutet.

Das 2. Chakra – das Erdrad

Das 2. Chakra sitzt über dem ersten, etwa eine Handbreit unterhalb des Bauchnabels auf Höhe des Kreuzbeines der Wirbelsäule und heißt auch Sakralzentrum. Wir erfahren seine Kraft über die Heilige 2, über die Kraft des Westens, die wir im Medizinrad als Kraft der Erde empfangen. Wenn wir uns im Medizinrad der Kraft der Erde öffnen, uns dem Blick nach innen hingeben und ins Zentrum unserer Kraftquelle zu unserem intuitiven Wollen eindringen, füllt sich das 2. Chakra oder Erdrad mit der Energie, die dadurch frei wird, kann somit unseren Willen steuern und unseren Weg lenken. Verbundensein mit der Kraft des 2. Chakras bedeutet für den Menschen, in seiner Mitte, in seinem Zentrum zu sein. Körperlich gesehen ist diese Mitte sein physischer Schwerpunkt, der Schnittpunkt der beiden Achsen rechte Schulter – linkes Bein und linke Schulter – rechtes Bein. Alle ostasiatischen Kampfsportarten, wie Aikido, Karate, Judo, Tai-Chi … sind ganz auf das Zentriertsein in diesem Chakra, das bei ihnen »Hara« heißt, aufgebaut. Nur im Ganz-da-Sein in diesem Zentrum bringen sie es zur magischen Meisterschaft in ihrer Disziplin, in der sie nicht mehr mit physischer Kraft arbeiten, sondern mit bewusster Energiesteuerung. Die meisten Menschen kennen unbewusst die Kraft, die ihnen vom zweiten Energiewirbel zuströmt, aus Momenten der Gefahr, wo ein intuitives Auf-das-Gaspedal-Treten lebensrettend war oder wo eine Mutter einen großen Felsblock hochheben konnte, unter dem das Bein ihres Kindes eingeklemmt war … Wenn wir uns hinterher an solche Situationen erinnern, so haben wir immer das Gefühl, dass wir nicht selbst der Handelnde waren.

Diese ungeheure Kraft, die plötzlich durch uns wirkt, uns, ohne dass wir vorher einen klaren Gedanken fassen können, zum einzig richtigen Handgriff zwingt, ist die Kraft der Magie. In all diesen Momenten handeln wir magisch, die Kräfte kommen auf uns zu und können eingreifend oder helfend wirken, weil wir in dem Moment gar keine Zeit haben, sie durch den falschen Eigenwillen des Verstandes zu übersehen, sondern eins sind mit der Kraft unserer Intuition.

Die Farbe des 2. Chakras ist Orange. Die mit dem Chakra korrespondierenden Organe sind die Nieren.

Das 3. Chakra – das Pflanzenrad

Das 3. Chakra befindet sich als gelbliches Lichtrad unterhalb des Rippenbogens und umfasst das Zwerchfell und den Nabel. Von der Wirbelsäule aus betrachtet liegt es auf Höhe des ersten Lungenwirbels im Übergang zum zwölften Brustwirbel. Wir erfahren seine Kraft, wenn wir uns der Kraft der Heiligen 3 im Süden des Medizinrades öffnen, der Kraft der Pflanzen; daher auch sein Name »Pflanzenrad«. Hier ist die energetische »Umschaltstelle« der Gefühle.

Wenn wir bereit sind, wieder von den Pflanzen zu lernen, ihre Geduld, ihr Vertrauen und ihre Unschuld beachten, die sie uns mit ihrem harmonischen Wachsen zeigen, so können wir durch unser 3. Chakra die Kraft empfangen, die wir für unser Wohlbefinden und die Harmonie unserer Gefühle brauchen. Im Austausch mit dieser Kraft spüren wir, was an Beachtung und Sorge notwendig ist für unser Wachsen. So wie die Pflanzen von der Großen Mutter Erde gepflegt und ernährt werden, so versorgt und ernährt sie auch uns. Das 3. Chakra gerät am leichtesten aus der Balance, denn im Gefühlsbereich lassen wir uns immer wieder am leichtesten verwunden. Ein böses Wort versetzt uns nur allzu schnell einen Magenstüber. Wenn es uns bei solchen »Schlägen« gelingt, nicht in diesem negativen Gefühl zu verharren, sondern uns daran zu erinnern, dass wir für alles selbst verantwortlich sind, dass wir es selbst gewollt haben, um daraus zu lernen, dann spricht die weibliche Gottheit durch dieses Chakra zu uns und lehrt uns das Gleichgewicht von Lassen und Tun, die Kunst des Seins im Wachsen. Wenn wir die Kraft dieses Chakras unvollständig aufgeweckt haben, können damit Krankheiten des ihm zugehörigen Organbereiches, Leber, Galle, Milz und Verdauungssystem, einhergehen.

Das 4. Chakra – das Tierrad

Das 4. Chakra entfaltet ein grünes Lichtwirbelfeld am Ansatz des Brustbeins in Herzhöhe und heißt daher auch Herzchakra. An der Wirbelsäule liegt es zwischen viertem und fünftem Brustwirbel. Dieses Chakra wird über die Kraft des Nordens, die Heilige 4, die Kraft der Tiere, gesteuert. In diesem Lichtkörper wird uns die Kraft zuteil, die wir brauchen, um unsere Aufgabe zu erkennen. Hier empfangen wir die Denkkraft, die logische Schlüsse und Zusammenhänge herstellt, die das Einzelne ins Ganze integriert und die Strategien entwickelt, damit wir Klarheit über die Aufgabe, die wir verwirklichen müssen, erhalten. Das Tier kennt seine Rolle und trifft instinktiv richtige Entscheidungen, um sie zu erfüllen. Mithilfe unseres Tierrades kommunizieren wir mit den Kräften, die dazu da sind, uns unsere Funktion oder Aufgabe, die wir auf der Erde haben, mitzuteilen. Sind wir an diese Kraft angenabelt, handeln wir aus der Ruhe heraus, identifizieren uns nicht gefühlsmäßig mit dem Geschehen, sondern geben uns ihm von ganzem Herzen hin, voll erwartungsfreier Liebe, wie es das Tier macht.

Wenn wir also von den Tieren die Fähigkeit der Hingabe auf menschliche Bereiche übertragen könnten und das Weg-Geben als Kraft der Reinigung und Erneuerung einsetzen würden – sei es körperlich im Weg-Geben von Schmerzen, Krankheiten, sei es seelisch im Weg-Geben von nicht wesentlichen Wünschen und Bedürfnissen, sei es im Bereich des Verstandes im Weg-Geben der Sicherheit – so wüssten wir schon alles, und es würde sich uns darin eine wahrhaft heilende Medizin offenbaren.

Das 5. Chakra – das Menschenrad

Das 5. Chakra befindet sich über dem Kehlkopf im Bereich des Halses und heißt daher auch das Halszentrum. An der Wirbelsäule liegt es beim siebten Halswirbel. Menschen, die diesen Energiekörper sehen können, nehmen ihn als blaues Licht wahr. Dieses Chakra können wir aufwecken, wenn wir uns der Kraft der Heiligen 5, der Kraft des Menschen, in der südlichen Kreismitte des Medizinrades, hingeben. Das Wesentliche der Menschen oder der menschlichen Gemeinschaft ist die Fähigkeit des Sprechens und des Berührens. Echte Kommunikation ist dann gegeben, wenn wir den anderen durch Worte berühren, die aus der eigenen Tiefe kommen, in denen sich Kraft und Magie ausdrücken und das nicht nur einfach leeres Gerede ist. Wenn wir keine eingespielten Redensarten mehr einsetzen und schweigen lernen, bis sich die wahre Stimme aus uns meldet und durch uns spricht, leben wir in Verbindung mit der Kraft des 5. Chakras. Das ganze Lymphsystem, Lunge, Luft- und Speiseröhre, Kehlkopf, Stimmbänder, Schilddrüse, Schultern und Arme sind diesem Chakra zugeordnet.

Das 6. Chakra – das Ahnenrad

Das 6. Chakra hat seinen Sitz auf der Stirn zwischen beiden Augen und heißt daher auch »drittes« oder »geistiges Auge«. Verknüpfen wir diesen Energiewirbel mit dem Medizinrad, mit der Kraft der Heiligen 6, der Kraft der Ahnen, so begreifen wir die Bezeichnung »Ahnenrad«. Über diesen Lichtkörper, der ein weißes oder purpurfarbenes Licht abstrahlt, empfangen wir die Kraft der Ahnen. Das »geistige Auge« gewährt uns Einsicht in den Bereich unseres geistigen Erbes. Es macht uns unser Erbe bewusst und zeigt uns die Ansätze des Weiterknüpfens. Über die Kraft der Heiligen 6 im Südosten des Medizinrades erfahren wir mit unserem dritten Auge den geistigen Zusammenhang aller Seelen und Wesen, mit denen wir durch frühere Inkarnationen verbunden sind. Angenabelt an diesen Lichtkörper, wirken wir mit unserem Geist an der endlosen Kette der Geistesgeschichte der Menschheit. Nur wenn wir unseren Geist in diese Kette einreihen und ihn bewusst einsetzen, um das ihm übertragene Erbe weiterzuführen, integriert er sich ins Ganze, in die All-Einheit, wo er inspiriert wird vom Großen Geist des Universums. Es ist wichtig, die Ahnen wieder anzurufen und sie um geistige Zusammenarbeit zu bitten; sie warten nur darauf, gerufen zu werden, denn es ist ihre Aufgabe, nachdem sie ihr irdisches Leben erfüllt haben, ihr besonnenes Auge auf uns zu werfen. Sie sind für uns immer als Lehrer und geistige Helfer da und erreichbar, wenn wir sie darum bitten, mit ihrem Licht unser Ahnenrad zu lenken. Die körperlichen Organe, die mit diesem Lichtkörper in Verbindung stehen, sind die Augen, die Ohren, die Nebenhöhlen, Zirbeldrüse und Hypophyse.

Das 7. Chakra – das Traumrad

Das 7. Chakra hat seinen Sitz an der Schädeldecke, dort, wo sich bei Säuglingen die noch geöffnete Fontanelle befindet. Sein weißes Licht umgibt den Kopf wie eine Krone, es wird deshalb auch Kronenchakra genannt. In diesem Lichtkörper verkehren wir mit der Kraft der Heiligen 7, der Kraft des Südwestens im

Medizinrad, der Kraft des Traumes. Daher sein Medizinname »Traumrad«. Solange bei Säuglingen die Fontanelle noch geöffnet ist, leben sie noch ganz im Nagual, in der Welt der Triebe und Träume, im Reich der Fantasie, wo sie die Hüter des Traumes, die Nymphen und Sylphen, die Trolle und Salamander noch sehen können. Als Erwachsene können wir uns fast nie an diese frühkindliche Traumzeit erinnern, obwohl wir über unser Traumrad die Möglichkeit hätten, uns in diese Zeit zurückzuversetzen und sie Tag für Tag neu zu erfahren, indem wir die Bilder der Nacht mit denen des Tages verbinden und darin Augenblicke der Ganzheit erfahren.

Wenn wir uns im Südwesten des Medizinrades der Kraft des Traumes öffnen, empfangen wir die kosmische Energie, die Bewusstsein, Unterbewusstsein und Unbewusstes miteinander in Beziehung bringt und unsere beiden Gehirnhälften zur Einheit führt. In diesem Seinszustand wird uns das Göttliche offenbar, und wir erkennen damit auch das Göttliche in uns. Über unser Traumrad sind wir fähig, Ganzheit zu erleben, da wir in diesem Lichtkörper die kosmische Kraft in uns aufnehmen, die uns energetisch mit der All-Einheit verwebt. Als Säuglinge kannten wir den Traum noch, den wir uns für diese Erdeninkarnation gewählt hatten und wir kannten die Natur- oder Traumgeister, die uns führten. »Werdet wie die Kinder!« mahnt uns unser Traumrad, nur so können wir unser irdisches Leben wieder einbetten in den göttlichen Ur-Grund, dem es entsprang.

Innerhalb des körperlichen Bereiches stehen die beiden Gehirnhälften und die Epiphyse mit dem Energiestrom dieses Chakras in Zusammenhang. Wie wir schon angedeutet haben, arbeitet das Medizinrad nicht nur mit sieben Chakras, sondern noch mit drei weiteren, die wir nun näher betrachten wollen.

Das 8. Chakra – das Karmarad

Das 8. Chakra bildet sein energetisches Wirbelfeld zwischen den beiden Knien. Sein regenbogenfarbenes Licht umgibt den gesamten Körper. Die indianischen Schamanen bezeichnen diesen zweiten feinstofflichen Lichtkörper als Gesundheitsaura des Menschen. An ihrer Färbung diagnostiziert der Schamane die Krankheiten, erkennt, ob sie karmisch bedingt sind und ob die Möglichkeit einer Heilung besteht. Im 8. Chakra wirken die Kräfte der Heiligen 8, die Kraft des Nordwestens. Es heißt daher auch Gesetzesrad oder Karmarad. Hier begegnen sich unsere eigenen Gesetze und die Großen Kosmischen Gesetze. Sind wir in Einklang mit den großen himmlischen Zyklen, so sind wir in Harmonie mit unserem Schicksal und sind gesund. Jede Krankheit ist ein Zeichen dafür, dass wir gesetzesbrüchig geworden sind, und es gibt die Chance zur Heilung, wenn wir lernen, den Gesetzesbruch ausfindig zu machen und uns wieder eingliedern in den kosmischen Zyklus. Wenn wir krank sind oder unser Schicksal mit seinen Gesetzen nicht leben, leiden nicht nur wir daran, sondern auch das Ganze. Dies erlebt jeder Mensch, der autonom und eigenmächtig sich den Großen Gesetzen widersetzt, damit krank oder ver-rückt ist, als zerstörende Krebszelle. Wenn wir im Heiligen Kreis die Heilige 8, die Kraft der Großen Gesetze, anrufen und sie bitten, uns die Gesetze zu zeigen, die für das irdische Leben Gültigkeit haben, und wenn wir darüber meditieren, erwecken wir das 8. Licht in uns.

Das 9. Chakra – die Aura

Das 9. Chakra hat seinen energetischen Sammelpunkt zwischen den beiden Füßen. Es umgibt den gesamten Körper mit einem eiförmigen, schwarzen Licht oder Energiefeld. In diesem Auramantel befinden sich auch die vier Schilde des Menschen. Über unsere Aura wirken die Kräfte des Nordostens, der Heiligen 9, die Kräfte der Bewegung, der Medizin. Wir »tanzen« mit ihnen und erwecken unser 9. Licht, wenn wir mit aller Hingabe um die Vision unserer Medizin flehen und wenn wir sie, nachdem wir sie gefunden haben, dem Wohl und der Heilung aller zukommen lassen. In unserer Medizin empfangen wir den Ruf, Mitarbeiter Gottes auf Erden zu werden.

Das 10. Chakra – unser Höheres Selbst

Das 10. Chakra thront etwa eine Handbreit über unserem Kopf und umgibt ihn mit einem goldweißlichen Licht gleich einem Heiligenschein. Mit diesem Licht empfängt unser Höheres Selbst die universelle Lebensenergie, die Allbewusstheit. Wenn wir in unserem Höheren Selbst sind, leben wir in der Einheit von Tonal und Nagual. Nur in dieser Einheit sind wir »magisch« und damit befähigt, die Höheren Wesen des Medizinrades, die Kräfte der Heiligen 11 bis zur Heiligen 20 wahrzunehmen.

Praktisches Arbeiten mit den Chakras

Wir wissen nun, wo sich die einzelnen Chakras befinden, welche Kräfte durch sie wirken. Alle zusammen sind unsere Kommunikationsmittel mit dem All. In der Praxis arbeiten wir nur mit den ersten sieben Chakras. Sind wir uns dieser bewusst und können wir sie zu ihrer vollen Größe entfalten, so werden dadurch auch die drei letzteren aufgeweckt.

Das Aufwecken der Chakras

Mithilfe unseres Atems haben wir die unmittelbarste Möglichkeit, uns unserer Lichtkörper gewahr zu werden. Mit dem Atemrhythmus stehen wir schon immer im Austausch mit der kosmischen Energie. Der Atem ist unser Lebenselixier, das wir selbstverständlich ausschütten und wieder einsaugen. Der Atem gibt uns den Takt und den Grundschritt für die Kunst unseres Lebenstanzes, den wir meisterlich beherrschen, wenn wir ihn mit unserem kosmischen Partner zu einem »Paso doble« auf der Erdenbühne tanzen: Ausatmen-Lassen und Einatmen-Tun, das sind die zwei Grundschritte, und dazwischen liegt die Stille, das Nichts und Alles des Nichtatmens, der Spannungsmoment des Tanzes, von dem aus es in eine neue Figur übergeht. Durch bewusste Atem-Meditation können wir die Erfahrung des »Es-atmet-mich« machen. Der kosmische Atem ist in mir und bettet mich ein in den lebendigen Wandel von Lassen und Tun, von Ausatmen und Einatmen und Nichtatmen. Diese kosmische Beatmung können wir durch unsere Lichtkörper als geistige Energie oder Kräfte aufnehmen. Es ist der kosmische Lebenssaft, der den Menschen unsterblich macht.

Atemübungen für die ersten sieben Chakras

Wenn Sie die hier beschriebenen Atemübungen machen wollen, wählen Sie sich eine gute Stunde dazu, in der Sie ungestört und ohne Zeitdruck arbeiten können. Setzen Sie sich auf den Boden, »um der Erde näher zu sein«, wie die Indianer sagen. Sie können die Übungen drinnen in Ihrer Wohnung an einem ruhigen Ort machen oder draußen in der Natur, an einem Baum, an einem Flussufer ... oder in Ihrem Medizinrad, wo Sie sich bei jeder der sieben Atemweisen in die Richtung des entsprechenden Chakras setzen.

Der Schöpferatem

Atemübung für das 1. Chakra, das Sonnenrad

Langsam durch die Nase tief in den Bauch einatmen – den Atem anhalten und dabei siebenmal, so fest wie möglich, den Schließmuskel des Anus zusammenziehen – wieder loslassen – durch den Mund ausatmen.

Der weibliche oder passive Atem

Atemübung für das 2. Chakra, das Erdrad

Scharfes Einatmen durch den Mund in die Brust – den Atem kurz anhalten und dann in den Unterbauch fallen lassen – fest durch den Mund ausatmen.

Der männliche oder aktive Atem

Atemübung für das 3. Chakra, das Pflanzenrad

Scharfes Einatmen durch die Nase in die Brust – den Atem kurz anhalten und dann in den Oberbauch fallen lassen – fest durch den Mund ausatmen.

Der Reinigungsatem

Atemübung für das 4. Chakra, das Tierrad

Durch die Nase langsam in den Bauch einatmen – Atem anhalten – dann dreimal den Atem in die Brust heben und wieder in den Bauch fallen lassen – über den Mund ausatmen.

Der Glückliche Atem

Atemübung für das 5. Chakra, das Menschenrad

Die Bauchmuskeln holen den Atem durch sieben Stöße über den Mund ein – beim Ausatmen stoßen sie ihn siebenmal wieder über den Mund aus.

Der Beruhigungsatem

Atemübung für das 6. Chakra, das Ahnenrad

Der Mittelfinger liegt zwischen den beiden Augen auf dem dritten Auge, der Daumen liegt auf dem rechten Nasenloch – langsam durch das linke Nasenloch tief in den Bauch einatmen – mit dem Ringfinger das linke Nasenloch schließen, und für vier Sekunden den Atem anhalten – dann durch das rechte Nasenloch ausatmen – durch das rechte Nasenloch einatmen – den Atem tief in den Bauch schicken – rechtes Nasenloch wieder schließen und den Atem für vier Sekunden anhalten – über das linke Nasenloch ausatmen.

Die Kleiner-Tod-Atmung

Atemübung für das 7. Chakra, das Traumrad

Durch die Nase in den Bauch einatmen – den Atem für zwölf Sekunden (oder so lange wie möglich) anhalten – über den Mund ganz ausatmen, wieder den Atem für zwölf Sekunden anhalten – und wieder über die Nase einatmen.

Alle Atemübungen sollten elfmal hintereinander durchgeführt werden. Konzentrieren Sie sich bei jeder Atemübung auf das dazugehörige Chakra und fühlen Sie sich in diese Kraft ein. Wenn Sie wollen, können Sie eine Weile in jedem Chakra mit geschlossenen Augen meditieren und das Bild, das sich Ihnen zeigt, malen. Sie können die Reihenfolge vom Basischakra nach oben zum Kronenchakra einhalten. Gerade wenn Sie diese Übung mit Malen verbinden, ist es interessant, sie öfters zu wiederholen und sich mit der Veränderung der Bilder auseinanderzusetzen.

Neben dem Atmen verhilft uns noch das Singen von bestimmten Silben und das Imaginieren der Lichtfarben zum Erwecken unserer Chakras. Sie können entweder nach der jeweiligen Atemübung eines bestimmten Chakras die zu ihm gehörige Silbe singen und danach auch noch sein Licht imaginieren oder Sie machen zuerst die Atemübung für alle Chakras durch und beginnen erst dann mit dem Singen und nach dem Singen imaginieren Sie die Farben. Finden Sie selbst die für Sie geeignetste Weise.

Die Töne oder das Wachsingen der Chakras

Für das 1. Chakra

Atmen Sie tief über die Nase in den Bauch ein, und mit dem langsam verströmenden Ausatmen singen Sie ein lautes und volles »Aaahhh«.

Für das 2. Chakra

Tief über die Nase in den Bauch einatmen und beim Ausatmen »Sol« singen.

Für das 3. Chakra
Wieder tief über die Nase in den Bauch einatmen und beim Ausatmen »Suuummm« singen.

Für das 4. Chakra
Tief über die Nase in den Bauch einatmen und beim Ausatmen »Eeeee« singen.

Für das 5. Chakra
Tief über die Nase in den Bauch einatmen und beim Ausatmen »Uuuu« singen.

Für das 6. Chakra
Tief über die Nase in den Bauch einatmen und beim Ausatmen »Sun« singen.

Für das 7. Chakra
Wieder tief und langsam den Atem durch die Nase in den Bauch schicken und beim Ausatmen »Ohm« singen.

Wenn Sie die Töne bei jedem Chakra singen, meditieren Sie dabei über den Sitz und die Kraft des Chakras. Entdecken Sie die Energie dort, wie sie sich anfühlt, wohin sie sich ihren Weg bahnt. Abschließend singen Sie:

AH-U-SOL-E-SUN-SUM-OHM

Diese Reihenfolge stimuliert am besten den energetischen Fluss durch alle Chakras.

Farbmeditation

Bei der Farbmeditation schicken Sie in Verbindung mit dem Atem die einzelnen Spektralfarben zu den jeweiligen Chakras.
Für das 1. Chakra: Halten Sie Ihre rechte Hand einige Zentimeter

Chakra	Farbe	Atem	Silbe
●	Rot	Schöpferisch	AH
●●	Orange	Weiblich	SOL
●●●	Gelb	Männlich	SUM
●●●●	Grün	Reinigend	E
▬	Blau	Glücklich	U
● ▬	Purpur	Beruhigend	SUN
●● ▬	Weiß	Kleiner Tod	OHM

über Ihr Chakra. Ihr Bewusstsein geht mit dem Einatmen ganz an diese Stelle, auch beim Ausatmen bleiben Sie dort. Dann imaginieren Sie die Farbe Rot und lassen Sie sie als rotes Licht, das aus dem Kosmos kommt, durch Ihre Hand auf dieses Chakra einströmen. Imaginieren Sie immer in Verbindung mit dem Ein- und Ausatmen.
Verfahren Sie auf die gleiche Weise mit den sechs anderen Chakras. Wenn Sie beim 7. Chakra angekommen sind, können Sie abschließend alle Farben mischen; das ergibt dann weißes Licht. Versuchen Sie, dieses Licht ganz um Ihren Körper strömen zu lassen, sodass er von einem weißen Lichtmantel eingehüllt wird.

Mithilfe dieser Übungen erfolgt nicht nur das Aufwecken der Chakras, sondern zugleich ein kleiner Selbstheilungsprozess. Die

Übungen können auch immer angewendet werden, wenn Sie aus dem Gleichgewicht gekommen sind – sei es körperlich, seelisch oder geistig.

Bevor wir uns näher mit der Chakra-Balancierung oder -Heilung in Verbindung mit dem Medizinrad beschäftigen, möchte ich noch auf das Thema »Krankheit und Heilung« allgemein eingehen.

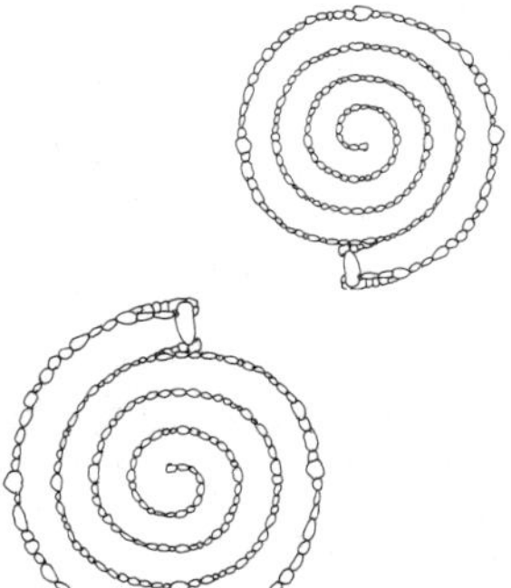

Krankheit und Heilung

Früher waren die Ärzte Priester. Ihnen allein oblag die Aufgabe der Heilung. Warum war das so und warum wurde den Priestern die Kunst des Heilens entzogen?

Das lateinische Wort für Priester ist »pontifex« und bedeutet »Brückenbauer«. Die Priester bauten also den Menschen die Brücke zu Gott, zum Ursprung. Dieses »Brückenschlagen« war ihr wesentlichstes Heilverfahren. Heilen war immer ein »Heiligen«, ein heiliger, religiöser Akt, der sich in viel tieferen Schichten des Erkrankten vollzog als nur in seinem physischen Körper. Die Priesterärzte kämpften nicht gegen Krankheitssymptome. Sie kämpften gegen gar nichts, sondern ermutigten den Kranken vielmehr, seine Krankheit wie einen Freund anzunehmen, der eine wichtige Botschaft bereithält, die ihm hilft, seinen Weg zu erkennen. Die Hilfe der Priester bestand fast ausschließlich im Entschlüsseln dieser Botschaften, die sie gemeinsam mit dem Kranken erarbeiteten. Körperliche Symptome waren in ihren Augen nur Warnsignale, deren Bekämpfung völlig sinnlos gewesen wäre, da man sie, solange das Urprinzip der Krankheit, ihre ureigenste Botschaft, nicht erkannt wurde, nur verschieben oder verlagern könnte und das Symptom mit Sicherheit an einer anderen Stelle auftreten würde. Der Priester sah, dass der Kranke krank ist und nicht eine Krankheit hat; was er hat, sind immer nur Symptome, Warnsignale des Körpers. Für den Priesterarzt war das Urprinzip, das sich in jeder Krankheit spiegelte, der Verlust der Ordnung des Einzelnen in Beziehung zum Ganzen; das heißt, der Erkrankte hat Wege eingeschlagen, die nicht mehr im Einklang stehen mit denen seines Schicksals, sondern herausgelöst aus der göttlichen Ordnung, aus der kosmischen Gesetzmäßigkeit, zu Irrwegen wurden, die sich körperlich als Schmerz und Behinderung manifestierten, die aber im seelisch-geistigen Bereich liegen.

Bis 1 800 v. u. Z. gab es in Griechenland noch die berühmten Asklepiaden, die Priesterärzte, die in religiösen Ritualen die Kranken heilten.

Einer von ihnen war Hippokrates, der jedoch die Tradition der asklepiadischen Heilkunst sprengte, indem er begann, die Krankheiten für sich zu studieren, ihre rein körperliche Aktivität und Virulenz beobachtete, um entsprechende Heilweisen zu entwickeln, die losgelöst von den religiösen Ritualen waren. Das war das Ende der Priesterärzte im Abendland.

Unsere heutigen Ärzte müssen ihren Berufseid immer noch auf Hippokrates schwören, sie stehen in seinem Dienst, betreiben reine Symptombekämpfung und arbeiten verzweifelt und verbissen mit ihren immer gigantischeren Maschinen und Apparaten gegen die Krankheit. Dass die Symptombekämpfung aber sinnlos ist, sehen die Schulmediziner nicht: Es gibt immer noch kranke Menschen, weder Häufigkeit noch Ausmaß der Krankheiten haben sich verringert. Das Symbol der heutigen Ärzteschaft ist zwar immer noch der Äskulapstab, aber die Schulmedizin hat den dahinterliegenden Sinn verloren. Der Äskulapstab, mit der sich nach oben windenden Schlange, weist nämlich auf den Sündenfall des Menschen im Paradies hin. Der Stab versinnbildlicht den Lebensbaum des Paradieses, an dem die Schlange mit ihrem Kopf nach unten, der Erde zugewandt, das Menschenpaar zu seiner Gesetzesüberschreitung verführt. Durch diese »Sünde« (im Sinn von

Absonderung) wurde dem Menschen auf schmerzliche Weise seine Getrenntheit von der paradiesischen All-Einheit, dem Göttlichen, bewusst. Ab da begann der Leidensweg des Menschen, um die Einheit, den paradiesischen Zustand wiederzuerlangen. Die nach unten gerichtete Schlange machte den Menschen »krank«; sie symbolisiert das Irdische, das Materielle. Die nach oben gerichtete Schlange des Äskulapstabes weist zum Himmel, zum geistigen Ur-Grund und Ur-Sprung, zum Paradies; es ist die Bewegung, die den Menschen wieder heilt, ihn ganz macht. Der paradiesische Lebensbaum, der durch die Gesetzesmissachtung zum Todesbaum wurde, ist jedoch immer der Lebensbaum geblieben. Wir müssen nur erkennen, dass Wandel, Bewegung, das Urprinzip des Lebens, des Ewigen ist. Das Bild der Schlange ist Ausdruck der ewigen Energie, die immer fließt: Geburt ist Bewegung, Tod ist Bewegung, beide sind Wandler zu neuen Lebensformen und als solche sind sie eins. Der Äskulapstab als Attribut des weisen Priesterarztes ist uns bis heute erhalten geblieben und verpflichtet jene, die ihn halten, zu seiner ursprünglichen Bedeutung.

In den schamanischen Heilmethoden ist das Wesen des Priesterarztes bewahrt worden. Der Schamane sieht an der Manifestation einer Krankheit, dass der Erkrankte sein Gleichgewicht verloren hat, nicht mehr in Harmonie mit den Gesetzen seines Schicksals und den Großen Gesetzen lebt. Die indianischen Schamanen sagen dann: »Er hat seinen Traum verloren«; oder: »Er hat seine Vision verloren«; oder: »Er lebt nicht seine Medizin«.

Der Schamane heilt, indem er dem Menschen wieder Hoffnung gibt und Mut macht, dass dieser seine Zukunft neu sehen kann und sich der Kraft der Vision nicht mehr versperrt. Dazu ist es aber notwendig, dass der Kranke die Eigenverantwortung übernimmt und die Krankheit als Lehre für sein Wachsen verstehen lernt. Die Botschaft der Krankheit muss richtig aufgeschlüsselt werden. »Richtig« heißt in diesem Fall wieder, dass der eigenmächtige Weg in Beziehung gesetzt wird zur Macht des Ganzen. Dies geschieht beim schamanischen oder magischen Heilen immer, denn der Schamane heilt nicht selber, sondern nur in Verbindung mit den kosmischen Kräften, an die er angeschlossen ist. Indem er das Kranksein in Beziehung setzt zum Ganzen, kann wahre Heilung geschehen. Der Kranke muss immer seine Krankheit annehmen, sie nicht bekämpfen, er muss sich so lange mit ihr verbünden, bis er diesen »Bund« versteht und bereit ist, ihn wieder aufzulösen. Dann muss sich der Kranke klar darüber sein, ob er die Krankheit von ganzem Herzen weg-geben kann oder ob er sie noch eine Weile braucht, um mit ihr zu lernen. »Der Mensch hat gewählt, durch den Weg der Krankheit zu lernen, um wieder heil oder ganz zu werden«, sagte ein Hopischamane. Durch die Krankheit werden wir immer daran erinnert, unser irdisches Sein mit dem kosmischen in Verbindung zu bringen.

Magisches Heilen im Medizinrad

Beim schamanischen oder magischen Heilen arbeitet man immer unter Einbeziehung der kosmischen Kräfte und ist daher ständig mit dem Ganzen verbunden und im Gleichgewicht von Tonal- und Nagualwelt. Wenn wir mit dem Medizinrad als »ganzheitliche Medizin« arbeiten lernen, werden wir im Lauf dieser Arbeit mehr und mehr erkennen, dass wir tatsächlich mit der Ganzheit in Berührung sind: den 20 Heiligen Kräften.

In der Darstellung der Heiligen Kräfte des Medizinrades haben wir die Heilige 20 als Kraft des Todes kennengelernt – Tod als Vollendung, als Aussöhnung aller Gegensätze, als Quelle des Lebens. Nur die Heilige 20 wird wieder zur Heiligen 0, dem leeren Heiligen Kreis des göttlichen Ur-Grundes, der eins ist mit der Fülle des Alls, der göttlichen Schöpfung und dem Ur-Sprung. Die Heilige 20 ist die Ganzheit selbst, der Große Geist. Wenn wir mit dem Medizinrad heilen wollen, müssen wir alles in Beziehung zum Ganzen setzen und uns auf die Heilige 20 ergänzen. Wir müssen den Tod als Ratgeber einsetzen, denn der Tod ist es, der uns wieder ganz macht und uns in die All-Einheit zurückführt. Wenn wir unser Niedriges Selbst sterben lassen und durch seinen Tod in das neue Leben unseres Höheren Selbst eingehen, strömt das ewige Leben auch in uns, sogar schon auf Erden.

Die Ergänzung der einzelnen Chakras zur Heiligen 20

Wir haben nun die zehn Chakras als unsere Kommunikationshilfe zum All kennengelernt. Um Schamane oder Magier zu werden und um in die Kraft des Höheren Selbst zu gelangen, müssen wir lernen, jede einzelne »Sprechleitung« zum All so rein und vollendet wie möglich zu machen. Dazu verhilft uns das Medizinrad, indem wir jedes Chakra mit seiner nagualen Kraft, die ihm vom Kosmos zu seiner Vollendung zur Seite steht, zu verbinden versuchen.

Die folgende Übersicht zeigt, welche naguale Kraft welches Chakra zu seiner Ganzheit »rundet«:

- Das 1. Chakra – das Sonnenrad bedarf der Heiligen 19, der Erleuchteten des Alls, der Archai.
- Das 2. Chakra – das Erdrad bedarf der Heiligen 18, der Hüter und Schreiber des Karmas.
- Das 3. Chakra – das Pflanzenrad bedarf der Heiligen 17, der Traumhüter, der Naturgeister.
- Das 4. Chakra – das Tierrad bedarf der Heiligen 16, der Erleuchteten, der Avatare.
- Das 5. Chakra – das Menschenrad bedarf der Heiligen 15, des kosmischen Menschen im All.
- Das 6. Chakra – das Ahnenrad bedarf der Heiligen 14, des Geistes aller Tiere.
- Das 7. Chakra – das Traumrad bedarf der Heiligen 13, des Geistes aller Pflanzen.
- Das 8. Chakra – das Karmarad bedarf der Heiligen 12, des Geistes aller Erden.
- Das 9. Chakra – die Aura bedarf der Heiligen 11, des Geistes aller Sonnen.
- Das 10. Chakra – das Höhere Selbst bedarf der Heiligen 10, des Höheren Selbst.

Um diese zehn Ergänzungspaare nicht nur theoretisch zu verstehen, empfiehlt es sich, über sie im Medizinrad zu meditieren.

1. Sonnenrad

Um das 1. Chakra zu balancieren, setzen Sie sich in den Osten Ihres Medizinrades. Richten Sie Ihr Bewusstsein auf den Ort des 1. Chakras. Nehmen Sie dabei Ihren Atem zu Hilfe, machen Sie die zugehörige Atemübung oder die Farbimagination, auch das Singen der Silbe »AH« kann Ihnen helfen, Kontakt mit diesem

Chakra aufzunehmen. Rufen Sie dann laut die Kraft der Heiligen 19 herbei und bitten Sie sie, Ihnen zu helfen, Ihr 1. Chakra in Balance zu bringen. Fragen Sie, was ihm fehlt, um ganz werden zu können. Mit dem ersten Energiewirbel empfangen wir unsere Vision und unsere Inspiration, und diese ist immer auf die Kraft der Heiligen 19, auf die Kraft der Großen Erleuchteten des Alls angewiesen. Nur in dieser Verbindung können unsere Ideen ganzwerden und sinnvoll für das Ganze. Die Stimme der Großen Weisen spricht zu uns erst dann, wenn wir sie fragen und wenn wir festgefahrene Muster und Erwartungen loslassen. Durch den Mut zum Unerwarteten, dem Neuen und Unbekannten, hören wir sie und gewinnen wieder Vertrauen in unsere Inspirationen.

2. Erdrad

Für die Balancierung des 2. Chakras setzen Sie sich in den Westen Ihres Medizinrades auf den Platz der Heiligen 2. Wenn Sie mit diesem Chakra Kontakt aufgenommen haben, wenden Sie sich an den Nordwesten, die Kraft der Heiligen 18, und bitten Sie sie, hierherzukommen und Ihnen zu helfen, Ihr 2. Chakra ins Gleichgewicht zu bringen. Wenn das 2. Chakra nicht voll entfaltet oder ganz ist, hat man Schwierigkeiten mit der Willenskraft, man befindet sich nicht in seiner Mitte, Innenschau und Intuition werden nicht eingesetzt. Mithilfe der Kraft der Heiligen 18, der Hüter und Schreiber unseres Karmas und der Großen Gesetze, finden wir einen Weg, wieder in die volle Kraft dieses Lichtkörpers zu gelangen. Von ihnen allein können wir die Gesetze erfahren, die unser Schicksal bestimmen. Über unseren Willen können wir unser Karma verwandeln, zum Beispiel, wenn wir die Botschaft einer Krankheit erkennen, die Krankheit weggeben und ihre Botschaft in unser Bewusstsein integrieren. Die Kraft der Heiligen 18 lehrt uns Eigenverantwortlichkeit: Alles, was jemandem geschieht, passiert, weil er es so will; weder die Gesellschaft noch der Vorgesetzte noch die Ehefrau ... sind schuld an seiner Situation. Jeder braucht die Lebenssituation, die er sich geschaffen hat, um zu lernen. Wenn Sie diese Erkenntnis in Ihren Alltag integrieren, tun Sie schon sehr viel, um dieses Chakra strahlen zu lassen.

3. Pflanzenrad

Gehen Sie dann in den Süden Ihres Medizinrades und meditieren Sie über Ihr 3. Chakra. Sind Sie mit Ihrer ganzen Aufmerksamkeit dort angelangt (nehmen Sie ruhig den männlichen Atem zu Hilfe, die Farbe Gelb und die Silbe SUM), so rufen Sie die Kraft der Heiligen 17 und bitten Sie sie um Hilfe für die volle Entfaltung Ihres dritten Energiewirbels. Die Heilige 17, die Traumhüter sind die Naturgeister, die im Feuer, im Wasser, in der Erde und in der Luft leben. Es sind die Salamander und Faune, die Undinen, Nymphen und Nixen, die Gnome, die Devas und Zwerge, die Sylphen und Trolle. Es sind die geheimnisvollen Wesen, die uns im Kindesalter in Atem hielten, uns in den Märchenwald und ins Zauberland führten. Als Kinder, wo wir noch viel stärker mit der Welt des Nagual, der Welt des Traumes verwoben waren und in Unschuld und Vertrauen an diese Wesen glaubten, mit ihnen sprachen und sie leibhaftig sahen, wo wir noch keinen »verzogenen« Menschenverstand als Riegel vor diese Welt geschoben hatten, damals besaßen wir noch die Kraft der Imagination und die Kraft der Fantasie. Das war sehr heilsam für unsere kindliche Gefühlswelt. Wenn es die Welt der Erwachsenen zu stark bedrängte, so wusste jedes Kind, dass es in seiner Traumwelt geborgen war. Es war eine instinktive Überlebenshilfe, die wir heute wieder lernen können, nicht um aus der materiellen Wirklichkeit zu flüchten, sondern um uns wieder daran zu erinnern, dass es dahinter noch eine andere Wirklichkeit gibt, die genauso wirklich ist, und dass beide Wirklichkeiten sich gegenseitig brauchen, um als Wirklichkeit ganz zu werden. Wir sind auf die Zusammenarbeit mit den Naturgeistern angewiesen und leben das immer, wenn wir uns im Reich des Traumes und der Fantasie aufhalten. Denn dort empfangen wir ihre Botschaften.

4. Tierrad

Um Ihr 4. Chakra auszugleichen, setzen Sie sich in den Norden Ihres Medizinrades und konzentrieren sich auf den Ort dieses Chakras (der reinigende Atem, die Farbvorstellung Grün und das Singen von »E« helfen, diesen Ort aufzuwecken). Wenden Sie sich dann an den Südosten und rufen Sie die Kraft der Heiligen 16. Die Avatare sind Helfer, die dem Menschen seine Rolle innerhalb der Gemeinschaft deutlicher machen können. Ihre Kraft lehrt uns die völlige Hingabe des Menschen an seine Aufgabe, wie sie sie in ihrem Leben, in der Liebe zur Erde mit ihren Wesen erfüllt haben. Mit ihrem ewigen Licht führen sie uns auf dem »Weg des Herzens«, wir müssen sie nur herbeirufen und um Hilfe bitten und wieder lernen, ihre Kraft wahrzunehmen. Die Erleuchteten wie Christus, Buddha, Mohammed und alle Heiligen respektierten die Tiere als ihre »Verwandten« und zeigten uns damit, dass der Mensch immer die Kraft der Tiere braucht, um seine Rolle zu erkennen, um instinktsicher denken und handeln zu können. Unser Denken ist dann ver-rückt, wenn es, wie es das Wort schon deutlich ausdrückt, aus dem Ganzen ver-rückt ist, wenn es egoistisch nur Strategien einsetzt, die dem eigenen Nutzen und Vorteil dienen und die Wirkung auf das Übrige nicht beachten will. Unser Handeln und Denken wird zum gesunden Menschenverstand, wenn wir die Fähigkeit des Überblicks und der Zusammenschau der einzelnen Handelsweisen und Denksätze zum Ganzen erlangen, den Aspekt des Heilens und des Förderns beachten, die eigene Rolle im harmonischen Zusammenspiel mit den anderen sehen.

5. Menschenrad

Gehen Sie in die südliche Kreismitte Ihres Medizinrades und konzentrieren Sie sich auf Ihr 5. Chakra (der glückliche Atem, die Farbe Blau und die Silbe »U« helfen Ihnen dabei). Hier sind Sie in der energetischen Kraft Ihres Menschenrades, über das Sie die Fähigkeit haben, durch Worte zu berühren. Meditieren Sie darüber, wo hier Ihre Mängel sind und rufen Sie die Kraft des Menschen im All, die Kraft der Heiligen 15. Fragen Sie, was Sie tun müssen, um dieses Chakra ganz zu füllen. Sie sprechen mit Ihrem kosmischen Spiegelbild, mit dem Geist der Menschheitsgattung. In allen Dingen, in denen man das Ganze anspricht und sein Leben einreiht in die kosmische Geschichte der Menschheitsgattung, wird man von dieser Stelle eine Antwort bekommen. Vorbedingung ist das bedingungslose Abschiednehmen von Gruppen, die nur Sekten, also Ausschnitte sind und sich nicht in Beziehung zum Ganzen setzen.

6. Ahnenrad

Setzen Sie sich auf den Platz des Südostens in Ihrem Medizinrad, dem Platz der Heiligen 6, dem Platz der Ahnen. Erwecken Sie mithilfe des Atems Ihr 6. Chakra oder drittes Auge. (Es helfen Ihnen der beruhigende Atem, die Farbe Purpur und die Silbe

»SUN«.) Mit dem dritten Auge sehen wir unser geistiges Erbe, das unserer Ahnen und das unserer früheren Leben. Fragen Sie sich, welche Unklarheiten Ihnen da begegnen und wenden Sie sich zum Norden, zur Heiligen 14, dem Geist aller Tiere. Rufen Sie diese Kraft und bitten Sie sie um Hilfe für Ihr 6. Chakra. Der Geist der Tiere spricht zu jedem Menschen durch seinen Tierverbündeten, den jeder wiederfinden kann (Näheres dazu S. 240ff.). Den Tierverbündeten zur Seite zu haben, ist für den Menschen eine große Erleichterung. Voraussetzung ist, den Tierverbündeten als wirkliche naguale Kraft anzuerkennen und Formen der Kommunikation zu finden, durch die man seine Anwesenheit dauerhaft machen kann. Der Tierverbündete heißt auch »Medizintier«. Es hilft dem Menschen, seine Medizin zu finden, wenn er bereit ist, sich mit dieser Kraft zu verbinden und zusammenzuarbeiten. Je mehr wir die geistige Kraft unseres Tierverbündeten begreifen lernen, um so klarer wird uns unsere Aufgabe, unser Erbe werden.

7. Traumrad

Setzen Sie sich in den Südwesten des Medizinrades, an den Platz der Heiligen 7, an den Platz des Traumes. Meditieren Sie über Ihr 7. Chakra (atmen Sie die Kleiner-Tod-Atmung, imaginieren Sie die Farbe Weiß und singen Sie die Silbe »OHM«). Versuchen Sie, Ihr Leben als einen Traum zu betrachten, den sich Ihr Geist vor Ihrer Geburt gewählt hat zu träumen. Überprüfen Sie, inwieweit Sie diesen Traum verstehen. Rufen Sie die Kraft der Heiligen 13, den Geist der Pflanzen auf den Platz des Südens und bitten Sie diese naguale Kraft um die Erkenntnis Ihrer Talente und was Sie tun müssen, um diese ganz aus Ihrer Anlage herauszuschälen, damit Sie Ihren Traum in seiner Ganzheit »wachtanzen« können. Auch da ist es hilfreich, seinen Pflanzenverbündeten zu kennen und in Zusammenarbeit mit ihm den Lebenstraum zu träumen. (Näheres über den Pflanzenverbündeten finden Sie auf S. 229ff.)

8. Karmarad

Gehen Sie zum Platz der Heiligen 8 im Nordwesten Ihres Medizinrades. Versuchen Sie, Kontakt mit Ihrem 8. Chakra aufzunehmen. Konzentrieren Sie sich zunächst auf die Stelle zwischen Ihren beiden Knien, indem Sie Ihren Atem dorthin schicken; beim Einatmen sind Sie an der Stelle zwischen den beiden Knien und beim Ausatmen lassen Sie von dort ein regenbogenfarbenes Licht dicht über Ihren ganzen Körper ausströmen. Stellen Sie sich dann vor, dass Ihr aktuelles Leben eine einzige Körperzelle des Großen Kosmischen Körpers bildet, und Sie haben eine ganz bestimmte Gesetzmäßigkeit zu befolgen, um harmonisch im universellen Stoffwechsel funktionieren zu können. Diese Körperzelle ist Ihr momentanes Schicksal, das Ihnen so oft Anlass zum Leiden wird. Fragen Sie sich, inwieweit Sie Ihr achtes Lichtfeld kennen und wahrnehmen. Fragen Sie sich auch, welches Leid Ihnen immer wieder begegnet und erkennen Sie, dass Sie es selbst sind, der sich dieses Leid ausgesucht hat, um zu lernen. Rufen Sie die Kraft der Heiligen 12, den Geist aller Planeten im Westen und bitten Sie diese Kraft, Ihnen zu helfen, Ihr 8. Chakra ganz zu machen, zu heilen. Über diese Stimme kann der Mensch die Einsicht gewinnen, dass jedes Leid und jeder Mangel zum Gewinn werden kann, wenn sie als Antriebskraft für weiteres Tun eingesetzt werden. Schwäche in Kraft zu verwandeln und den Mitmenschen den Weg des Lernens darin zu eröffnen, ist eine Pflicht des Menschen.

9. Aura

Setzen Sie sich in den Nordosten Ihres Medizinrades, den Platz der Heiligen 9, wo Sie in Verbindung sind mit der Kraft der Bewegung, der »Medizin«. Durchdringen Sie mit großer Aufmerksamkeit den Ort Ihres 9. Chakras. Gehen Sie beim Einatmen an die Stelle zwischen Ihren beiden Füßen, und beim Ausatmen strecken Sie beide Arme aus und stellen sich vor, Sie halten Ihre beiden Nagualschilde, die gegengeschlechtlichen Schilde, an den Händen; am Rücken befindet sich Ihr gleichgeschlechtlicher Kinderschild und vor Ihnen Ihr gleichgeschlechtlicher Erwachsenenschild, die Tonalschilde. Tauchen Sie dann Ihren Körper in einen schwarzen Energiemantel, den Sie sich, von den Füßen ausströmend, ungefähr zwanzig Zentimeter von Ihrem Körper entfernt, als Ihre Aura vorstellen. Spüren Sie sich in diesen feinstofflichen zweiten Körper hinein und nehmen Sie wahr, wo er beginnt, wo er begrenzt wird. Meditieren Sie dann über die Kräfte Ihrer vier Schilde. Versuchen Sie herauszufinden, wie diese zueinander stehen. Welcher ist »krankhaft« vergrößert, welcher »krankhaft« verkümmert. Meditieren Sie über die Schwierigkeiten, die Sie mit Ihrer männlichen oder weiblichen nagualen Kraft (also Ihre West- und Ostschilde) haben und vor welchen Problemen Sie »stehenbleiben« bei der Aufarbeitung Ihrer Kindheitsgeschichte. Wenden Sie sich dann mit diesen Fragen an den Osten, an die Kraft der Heiligen 11, den Geist aller Sonnen. Von hier erhält der Fragende den Wegweiser, der ihm die Richtung anzeigt, die zur Verwirklichung seiner »Medizin« führt. Der Geist der Sonnen zeigt dem Menschen, dass sich seine persönliche Geschichte in »Medizin«, in perfekte Bewegung des »Vier-Schilde-Tänzers« verwandelt, sobald er das Persönliche der Menschheitsgattung unterordnet, er sich aus seiner Mitte heraus bewegt und alles zum Ganzen in Beziehung setzen lernt.

10. Höheres Selbst

Gehen Sie in die nördliche Kreismitte Ihres Medizinrades, zum Platz der Heiligen 10, dem Platz Ihres Höheren Selbst. Meditieren Sie übers Ihr 10. Chakra, das Sie wie einen Heiligenschein über Ihrem Kopf tragen. Versuchen Sie, beim Einatmen den Atem von der Stelle, wo Sie auf der Erde sitzen (so als würden Sie die Kraft dabei aus der Erde in sich hineinsaugen), über Ihre Wirbelsäule aufsteigend zu einem gold-weißlichen Licht über Ihrem Kopf werden zu lassen; beim Ausatmen »fallen« Sie dann wieder hinunter auf die Erde. Meditieren Sie über die Kraft Ihres Höheren Selbst. Fragen Sie sich, wo Ihnen seine Kraft vertraut ist. Wo wird es Ihnen zum Tor in die Höhere Wirklichkeit, in die Welt des Nagual? Erinnern Sie sich an Situationen, wo Sie Ihr Höheres Selbst wirken ließen anstelle des Niederen Selbst. Erinnern Sie sich, dass Ihr Höheres Selbst als ewig seiender Geist, als goldenes Licht immer bei Ihnen ist und nur in Verbindung mit dieser unsterblichen Kraft Ihnen die Fähigkeit gegeben ist, ebenfalls unsterblich zu sein im Geiste oder in dem, was Sie als geistiges Erbe einmal hinterlassen werden. Die Kraft des Höheren Selbst im Menschen steht immer im Austausch mit den höheren nagualen Kräften des Medizinrades, also mit der Heiligen 11 bis zur Heiligen 20. So ist es unsere »Zwischenschaltstelle« zu diesen Höheren Wesenheiten des Alls und die einzige Möglichkeit der Kommunikation mit ihnen. Das Höhere Selbst bedarf der Kraft der Heiligen 10, um ganz zu werden, um die Vollendung in der Kraft der Heiligen 20 zu erfahren. Rufen Sie die Kraft des Höheren Selbst an den Platz, an dem Sie sitzen (es ist der einzige Ort im Medizinrad, wo sich die ergänzenden Kräfte in der gleichen Heiligen Richtung befinden!) und bitten Sie sie, Ihnen bei der Heilung Ihres 10. Chakras beizustehen.

Wir sehen also, dass dem Menschen ein zehnfacher Weg zur Ganzwerdung offensteht. Dieser Weg ist nicht abstrakt, sondern ganz konkret vorgegeben durch die zehn Lichter, die unsere Chakras bestimmen. Wenn der Mensch wieder das Feinstoffliche als genauso wirklich gelten lässt, wie er es mit dem Materiellen tut, werden ihm die zehn feinstofflichen Lichtkörper irgendwann auch einmal als etwas ganz Normales vorkommen und es wird nicht mehr vom Glauben abhängen, ob es diese Lichter gibt oder nicht, sondern man wird das Wissen über sie miteinbeziehen und darin einen gewaltigen Schritt auf dem Weg zur Ganzheit und Heilung tun. Ho!*

Natürlich ist die zuvor beschriebene Chakra-Heilung nur ein kleiner Schritt zu unserer Ganzwerdung. Der Weg zur Kraft der Heiligen 20 oder des Großen Geistes ist langwierig und dauert bei jedem verschieden lang. Aber es ist ein Weg, den jeder durch konsequentes Üben in seinem Heiligen Kreis entdecken kann.

Die Heilkraft der Kristalle

Kristalle als heilendes Instrument finden wir seit uralten Zeiten in den schamanischen Praktiken. Im Reich der Mineralien vertreten die Kristalle eine ganz besondere Eigenschaft: Sie können Kraft aufnehmen und speichern. Diese Energie bewahren sie. Sie können sie aber auch weitergeben, indem sie gezielt auf etwas gerichtet werden. Die indianischen Schamanen nennen die Kristalle das »Gedächtnis der Mutter Erde«, denn die Kraft der Sonne, die geistige Vision jedes Augenblicks, ist den Steinen und vor allem den Kristallen eingeprägt als erstarrtes Licht, das sich in Kraft verwandelt und in einem gezielten Kraftschub freigesetzt werden kann.

---

* Indianisch: Das ist gut!

Das Heilen der Chakras mit Kristallen

Das dazu nötige Handwerkszeug ist natürlich ein Kristall. Wichtig ist, dass seine Spitze makellos ist und keine Bruchstellen aufweist. Es kann ein beliebiger Kristall sein: ein weißer Quarz oder Bergkristall, ein Rauchquarz, ein Amethyst oder ein Zitrin. Er soll aber natürlich, wild, das heißt unbearbeitet sein und nicht geschliffen oder künstlich hergestellt.

Weiterhin braucht man ein Pendel. Als solches dient jeder ring-, zylinder- oder kugelförmige Metallkörper, der an einem Faden oder an einer Kette aufgehängt wird.

Außerdem muss man über die Chakras Bescheid wissen, über ihre Lage und über ihren Zusammenhang mit dem Heiligen Kreis der 20 Kräfte des Medizinrades.

Warnend möchte ich vorausschicken, dass die folgende Heilweise oder Chakra-Balancierung eine tief im feinstofflichen Bereich des Menschen wirkende Medizin ist. Deshalb sollte man sie nicht ohne Vorwissen, Übung und Können ausprobieren, sondern sich erst dann daran wagen, wenn man sich mit der Kraft der Kristalle vertraut gemacht und eine intensivere Verbindung zu den Chakras gewonnen hat.

Zur »Chakra-Diagnose« nimmt man entweder ein Pendel oder die sogenannte »Armdruckmethode«, die weiter unten beschrieben wird. Die Diagnose soll zeigen, wie die einzelnen Chakras hinsichtlich ihrer energetischen Kraft »geladen« sind, ob sie gesund oder krank sind. Zugleich kann man damit überprüfen, ob die Medizin des Kristalles gewirkt hat, wenn man sie am Ende der Behandlung nochmals anwendet und somit vergleichen kann, wie der Zustand der Chakras vorher und nachher ist.

Pendeldiagnose

Der Patient, an dem die Chakra-Balancierung vorgenommen wird, legt sich mit dem Rücken auf den Boden. Wenn im Medizinrad gearbeitet wird, räuchert man den Heiligen Kreis und ruft die Kräfte der vier Richtungen zur Unterstützung. Ist kein Medizinrad da, sollte man sich einen Heiligen Kreis schaffen, indem man einen durch Räuchern zieht. Denn Heilung sollte immer an einem geweihten Platz geschehen! Das Pendel wird in der linken Hand gehalten, denn es geht um das Empfangen von Schwingungen. Halten Sie nun das Pendel zirka fünf Zentimeter über das 1. Chakra und beachten Sie, in welche Richtung es sich dreht, wie stark die Schwingung ist, ob es einen Kreis oder eine Ellipse beschreibt oder ob es in einer Geraden hin und her pendelt. Genau so verfährt man mit den ersten sieben Chakras. Wichtig ist, dass man sich die einzelnen Pendelausschläge oder Schwingungsqualitäten der Chakras gut einprägt; dabei hilft eine kleine Skizze, die man für jedes Chakra anfertigt und in die man gleich nach dem Auspendeln des Chakras die Schwingung einzeichnet. Sind die ersten sieben Chakras in Balance, wirkt sich ihr harmonischer Fluss auch auf die drei weiteren aus.

Diagnose mit der Armdruckmethode

Der Patient steht aufrecht vor dem »Chakra-Prüfer«. Rechtshänder strecken ihren linken Arm vor sich aus. Linkshänder nehmen den rechten Arm. Die Handinnenfläche sieht nach außen. Der Prüfer drückt nun, ebenfalls mit ausgestrecktem Arm, am Handgelenk nach unten und merkt sich, wie stark er drücken musste, beziehungsweise wie stark der Arm des Patienten seinem Druck nachgegeben hat. Jetzt sagt der Prüfer, bevor er den Arm drückt: »Drück dagegen!«, und der Patient versucht mit aller Kraft, dem drückenden Arm des Prüfers Widerstand zu leisten. Aufgabe des Prüfers ist, den Unterschied der beiden Druckweisen – einmal kam der Druck für den Patienten unvermittelt, das zweite Mal war er darauf vorbereitet und konnte bewusst seine Kraft dagegen einsetzen – genau im Gefühl zu haben; das ist gewissermaßen seine Maßeinheit für die folgende Prüfung an den Chakras.

Der Patient steht wieder dem Prüfer aufrecht gegenüber und streckt jenen Arm aus, den er normalerweise nicht so oft gebraucht, die Handinnenseite ist wieder nach außen gekehrt. Der Prüfer hält nun seine linke Hand an den Ort des 1. Chakras am Körper des Patienten, und bei der Aufforderung: »Drück dagegen!« versucht er mit der gleichen Kraft wie vorhin, den Arm am Handgelenk fassend niederzudrücken. Je nachdem, wie stark der Arm des Patienten dem Druck standhält oder nicht, ist viel Kraft oder wenig Kraft im Chakra.

Auf diese Weise verfährt man bis zum 7. Chakra. Wer ein schlechtes Erinnerungsvermögen hat, kann sich wieder Notizen machen.

Wenn man mit dem Kristall zu arbeiten beginnt, soll der Patient wieder mit dem Rücken auf dem Boden liegen, näher an der Kraft der Erde! Der Kristall wird vorher geräuchert. Dann nimmt man ihn in die rechte Hand – die gebende! – und hält ihn mit der Spitze ungefähr im Abstand von fünf Zentimetern über das 1. Chakra und zeichnet mit ihm im Uhrzeigersinn 19 kleine Kreise. Nach Vollendung der 19. Umdrehung zieht man den Kristall nach oben hin weg. Mit den 19 Umdrehungen nabelt man dieses Chakra an seine ergänzende Kraft an, die es zur Vollendung in der Kraft der Heiligen 20 führt. Beim 2. Chakra führt man über seinem Sitz 18 kleine Umdrehungen aus, beim 3. Chakra 17, beim

4. Chakra 16, beim 5. Chakra 15, beim 6. Chakra 14, beim 7. Chakra 13. Unmittelbar nach der Kristallarbeit überprüft man die energetische Kraft jedes einzelnen Chakras wieder mit dem Pendel (wenn man vorher dazu ein Pendel verwendet hat) oder mit der Arm-Druck-Methode. Jetzt müsste das Pendel über jedem Chakra gleichmäßig schwingen, beziehungsweise der Arm einen gleichen Druckwiderstand haben. Falls bei dem einen oder anderen Chakra noch Schwierigkeiten auftreten, wiederholt man an ihm nochmals die Kristallbehandlung. Durch die Kristallmedizin können die Chakras wieder gesund und ganz werden, sie können miteinander in Beziehung treten und als einziger energetischer Fluss strömen. Wer für diesen »Eingriff« sensibel ist, wird ihn als wohltuende, innere Wärme und pulsierende Kraft wahrnehmen.

Die Chakra-Balancierung mithilfe des Kristalles wirkt sofort, aber vorerst nur im energetischen Bereich. Das heißt, die Chakras werden in ihr energetisches Gleichgewicht gebracht, was ungefähr für ein bis fünf Stunden anhält. Aber auch das ist von Mensch zu Mensch verschieden uud hängt davon ab, wie gesund oder krank seine Chakras sind.

Natürlich kann diese Methode zu einem vorübergehenden Heilzustand führen. Zur vollkommenen Heilung im Sinne einer tatsächlichen, einer bewussten Weg-Gabe der Krankheit, die die mühsame Kleinarbeit und Mitarbeit des Kranken erfordert, ist die Chakra-Meditation mithilfe der auf die Heilige 20 ergänzenden Kräfte notwendig, wie sie zuvor im Medizinrad beschrieben wurde. Das Ausbalancieren der einzelnen Chakras mittels des Kristalles hat aber dennoch seine Berechtigung. Man kann es schlicht als eine Wohltat betrachten, die die Ganzheit des Körpers als Körper-Seele-Geist-Wesen berührt. Diese Methode bringt für eine Weile inneres Gleichgewicht und ein Kraftreservoir, dessen Vorhandensein für unmittelbar bevorstehende, schwierige Situationen förderlich sein kann. Sie hilft auch, wenn es einem Menschen körperlich oder seelisch sehr schlecht geht. Er kann damit wieder Zugang zu seinem Zentrum gewinnen, von wo aus er, gestärkt durch die Begegnung mit seinem inneren Heiler, wieder Zuversicht und Mut erhält und den nächsten Schritt weiß, der ihn wieder in Bewegung bringt. Auch bei Menschen, die sich von einer schweren Krankheit erholen, ist diese Behandlung sinnvoll.

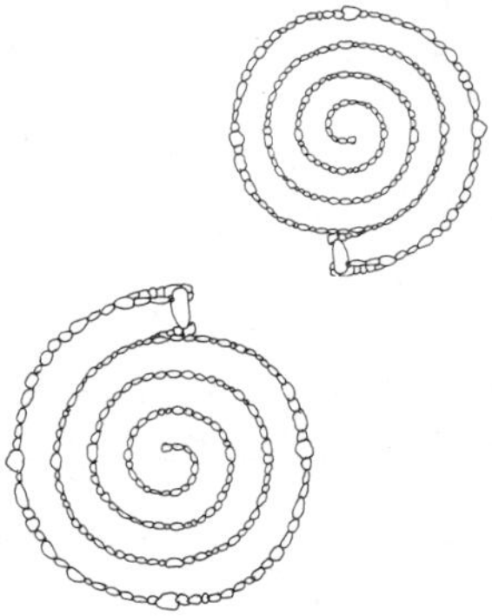

Die drei Verbündeten des Menschen

Um überhaupt den Blick für das Ganze zu klären, müssen wir uns als Mensch wieder in die Kreise und Umläufe der Natur stellen, mit ihr »träumen«, zusammen mit all unseren natürlichen Verwandten, den Wesen aus dem Reich der Mineralien, der Pflanzen und der Tiere. Der Mensch erhielt nie den Auftrag, sich die Natur nur zu seinem Vorteil untertan zu machen. Wenn es in der Bibel heißt: »Macht Euch die Erde untertan«, so geht es nicht darum, dass der Mensch sich als »Krone der Schöpfung« zum Alleinherrscher bestimmt fühlt. Betrachten wir die Erde als Kraft der Heiligen 2 mit den »Augen des Medizinrades«, so eröffnet sich uns ein ganz anderer Sinn dieses Satzes: Die Erde bedeutet für den Menschen die Kraft der Innenschau und Intuition, die ihn zu seinem ureigensten Wollen führt, das er in seinem 2. Chakra als Kraft seiner Mitte erfährt. »Sich die Erde untertan machen« heißt nichts anderes, als Herr oder Herrin im inneren Zentrum zu werden, sich dem Wandel von Geburt und Tod hinzugeben, das Materielle, Irdische zu durchtränken mit dem Geistigen. In diesem Kapitel geht es um unsere Verwandten, die Steine, Pflanzen und Tiere. Sie sind nicht nur in der Welt, damit sich der Mensch ihrer rücksichtslos bedienen kann, indem er sie zum Häuserbau, zur Zierde seines Gartens, als nettes Haustier oder als schmackhaften Braten verwendet, sondern sie sind auch deshalb da, damit der Mensch von ihnen lernen kann, in sich selbst das Wesen des Minerals, der Pflanze, des Tieres zu entdecken und um diese natürlich gegebene Verwandtschaftsbeziehung in sich zu integrieren, um »ganz« zu werden.

Wo liegen nun die Berührungspunkte mit diesen Verwandten, wo gibt es Zusammenhänge?

Ich möchte Ihnen drei Möglichkeiten vorstellen, drei schamanische Praktiken, mit denen wir Menschen wieder Zugang zu unseren natürlichen Verwandten, zu Stein, Pflanze und Tier gewinnen können und in ihnen einen treuen Verbündeten finden, der uns unser ganzes irdisches Leben begleiten kann. Außerdem braucht die Erde für ihre Heilung den harmonischen Austausch der Lebewesen untereinander, »nicht nur von Mensch zu Mensch, sondern auch von Mensch zu Stein, von Mensch zu Pflanze und von Mensch zu Tier«, sagen die indianischen Medizinmänner.

Der Steinverbündete – der erste und älteste Verwandte des Menschen

Im Schöpfungsmythos der Altsteinzeit schufen die ur-weibliche Kraft »Wakan« und die ur-männliche Kraft »Skwan« als ihr zweites Kind die Erde, das Reich der Mineralien, den Sand, die Erde, die Steine, die Halbedelsteine, die Kristalle und die Metalle. »Bruder Stein« ist unser ältester Verwandter. In ihn ist die Evolutionsgeschichte der Erde eingeprägt. Seine »Augen« waren Zeuge der gesamten Geschichte, bereits vor der Ankunft der ersten Menschen. Das Alter der Steine wurde von den Eingeweihten und den Schamanen immer respektiert, sie verehrten sie wie einen weisen Greis, der in das Wissen der Schöpfung eingeweiht ist. Diese Einstellung den Steinen gegenüber hat nichts mit Aberglauben zu tun. Der Schamane sieht das Wesen des Steines, wenn er in den höheren oder magischen Bewusstseinszustand übergeht. In diesem Zustand sieht er die unsichtbare Welt, die Welt, die hinter den materiellen Formen ist; und in diesem Zustand erfährt er das Wesen des Steines, er hört die Stimme, die zu ihm spricht und ihn in Geheimnisse einweiht, die bis zu den Ur-Anfängen unseres Planeten zurückreichen.

Im magischen Bewusstseinszustand ist man Visionär und Inspirierter, man ist in der Kraft der Magie, zu der auch wir Abendländer Zugang hätten, wenn wir diese Wirklichkeit nicht nur als Halluzinationen oder Fantasieausflüge belächeln würden. Jeder Mensch, der einmal die unsichtbare Welt gesehen hat, wird all jenen Lebensformen, denen wir so leichthin kein Bewusstsein zugestehen, wie etwa Stein, Pflanze und Tier, nie wieder mit der alten, ehrfurchtslosen Haltung begegnen können, sondern tatsächlich in ihnen Verwandte erkennen, die genau wie er eine ganz bestimmte Aufgabe im kosmischen Stoffwechsel haben.

Das Schärfen unserer fünf Sinne zu höchster Wachheit und Aufmerksamkeit in jedem Augenblick, die Fähigkeit, dass zwei oder drei Sinne gleichzeitig wahrnehmen können, sind Grundschritte, um unsere Tonalwelt mit der Nagualwelt verknüpfen zu können. Hier ist der Einstieg, wo wir, aus den Naturzusammenhängen Entwurzelte, anfangen müssen, unsere Wurzeln in beiden Welten wiederzufinden.

Wie können wir von den Steinen lernen? Auf welche Weise schließen wir einen Bund mit ihnen oder wie gelangen wir zu einem Verbündeten, zu einem helfenden Geist aus ihrer Welt? Auf welche Weise kann uns dieser Verbündete zum Ratgeber werden? Warum ist es überhaupt notwendig, einen Steinverbündeten zu besitzen?

Einen Verbündeten aus dem Reich der Steine zu besitzen, bedeutet im schamanischen Sinn, einen Hilfsgeist zu haben, der dem Schamanen neben einem oder mehreren Hilfsgeistern aus Pflanzen- und Tierwelt zur Seite steht bei seinen Aufgaben, insbesondere bei seinen Heilungen. Er hat in seinem Hilfsgeist einen Vermittler, der ihn in die Welten einführt und sie ihm zugänglich macht, die sonst für ihn verschlossen bleiben würden. Diese Verbindung zu den drei Welten, die dem Schamanen durch Vermittlung seiner Verbündeten ermöglicht wird, eröffnet ihm seinen Zusammenhang mit diesen Welten und die gesetzmäßig notwendige Zusammenarbeit, dass er den Blick für das Ganze in all seinen magischen Handlungsweisen stets berücksichtigen kann. Es ist immer wieder verblüffend, wie bei den unterschiedlichsten Völkern, in denen der Schamanismus noch lebendig ist, Grundwissen und fundamentale Techniken übereinstimmen, fast identisch sind. In jeder schamanischen Tradition finden wir die Zusammenarbeit zwischen Schamane und Hilfsgeistern. Und da es uns darum geht, vom Schamanen zu lernen, um auch wieder den magischen Teil unseres Bewusstseins in unser Leben integrieren zu können, ist es für uns ein Schritt zur Ganzwerdung, über die Verbündeten unsere menschliche Welt aufzumachen und die anderen Welten einzubeziehen.

Vielleicht hat der eine oder andere Leser schon einen Steinverbündeten, ohne es zu wissen. Versuchen Sie einfach, einmal darüber nachzudenken, ob Sie eine persönliche Anknüpfstelle zu Steinen finden. Vielleicht haben Sie schon immer gerne Steine gesammelt; vielleicht haben Sie einen Lieblingsstein, sei es ein Kiesel, ein Halbedel- oder ein Edelstein, den Sie als Schmuckstück bei sich tragen; oder Sie begeistern sich für Kristalle … Versuchen Sie sich zu erinnern, wo Ihnen auf außergewöhnliche

Weise Steine begegnet sind: im Traum, in Verbindung mit Krankheiten (Nierenstein, Blasen- oder Gallenstein, Mineralienmagel, Verkalkungsprozesse ...), bei einem Geschenk als Talisman oder Amulett in Ihrer Kindheit? Lassen Sie sich bei diesen Überlegungen Zeit, denn hier liegt oft schon der erste Anhaltspunkt zu Ihrem Steinverbündeten. Falls diese Fragen auf einen ganz bestimmten Stein hindeuten, dann arbeiten Sie mit diesem weiter, das heißt, wenn der betreffende Stein tatsächlich vorhanden ist und nicht nur als ein besonderes Ereignis in Ihrer Erinnerung wieder wachgeworden ist. Gilt letzteres, so sollten Sie versuchen, diesen Stein zu finden – entweder denselben, wenn dies möglich ist, oder einen der gleichen Familie. Wo Sie den Stein finden, ist nicht so wichtig: in der Natur, in einem Juwelierladen oder in einem Mineralienfachgeschäft. Aber das Wie ist wesentlich. Sie sollten dabei intuitiv spüren: »Dies ist der Stein. Dieser Stein ruft mich, springt mir ins Auge.« Dabei müssen Sie auch davon ausgehen, nicht nur Sie sind es, der einen Stein finden will, sondern auch der Stein, der schon lange auf Sie gewartet hat, will, dass Sie ihn sehen und deshalb wird er sich bemerkbar machen, Ihnen ein Zeichen geben, das Ihnen die Gewissheit schenkt: »Dies ist mein Stein!« Der Stein wird Sie an sich heranziehen, wenn er die Gedankenwelle, die Sie im Finden-Wollen aussenden, aufnimmt, und Sie lassen sich zu ihm hinführen. Der Stein hat Bewusstsein, ein anderes als der Mensch, aber beide, das des Steines und das des Menschen, können miteinander Kontakt aufnehmen. Der Stein kann Sie also an sich heranziehen, wenn Sie ihn bewusst und zentriert erst innerlich leise, dann aber auch laut rufen und ihn bitten, sich Ihnen zu zeigen. Natürlich tut man sich dabei in der Natur leichter, aber es geht auch in einem Laden. Zur weiteren Überprüfung, ob es auch der richtige Stein ist, den Sie gefunden haben, können Sie den Arm-Druck-Test machen; nehmen Sie deshalb einen Freund mit, der diesen Test kennt, und bitten Sie ihn, dass er den Test bei Ihnen ausführt. Nehmen Sie dazu den Stein in Ihre rechte Hand (wenn Sie Rechtshänder sind, für Linkshänder ist es die linke) und halten Sie ihn vor Ihr 2. Chakra, aus dem Ihre Intuition antworten wird, ob es Ihr Stein ist. – Sie erkennen das dann daran, dass Sie dem drückenden Arm des Prüfers starken Widerstand entgegensetzen können. Wenn es noch nicht der richtige ist, wird sich Ihr Arm kraftlos niederdrücken lassen.

Für all jene, die keinen eindeutigen Anhaltspunkt aus dem bisher Gesagten entnehmen können, ist es ratsam, in die Natur zu gehen, um dort den Stein zu suchen. Nehmen Sie sich dazu einen Tag Zeit und fasten Sie dabei, als kleine persönliche Aufmerksamkeit an den Stein. Suchen Sie sich ein Fleckchen wilde Natur aus, keinen Park oder Garten. Versuchen Sie sich vorzustellen, Ihre Füße werden zum Stein geführt, nicht durch Ihren Willen, sondern durch die Kraft der Erde, die weiß, was Sie suchen. Sie selbst sollten dabei durchlässig werden, um die Kräfte der Natur, die sie beobachten und die Ihnen gerne helfen würden, wenn Sie sie darum bitten, ganz in sich aufnehmen zu können, um sich von ihnen zum Stein tragen zu lassen. Wenn Sie dabei Schwierigkeiten haben, meditieren Sie zuerst, damit die Kraft einströmen kann. Dazu kann Ihnen die Kleiner-Tod-Atemübung helfen, wie sie zum Finden des Kraftplatzes (S. 138f.) angewendet wurde. Oder Sie erwecken Ihr 2. Chakra, Ihre intuitive Kraftquelle, mit dem weiblichen Atem, dem Singen von »SOL« und der Meditation über die Farbe Orange. Wenn Sie das gemacht haben, können Sie noch die Bewegung des Energietanzes (S. 139ff.) zu Hilfe nehmen, um sich zum Stein führen zu lassen.

Wenn Sie sich aber schon ganz sicher sind, dass Sie ein bestimmter Stein gerufen hat, nehmen Sie ihn in Ihre linke Hand und fragen ihn nochmals, ob er mit Ihnen kommen will. Gehen Sie dabei ganz intuitiv vor, fühlen Sie mit Ihrer Hand heraus, ob es ein Ja oder Nein ist. An der Stelle, wo Sie den Stein wegnehmen, hinterlassen Sie etwas Tabak oder sonst ein kleines Geschenk. Suchen Sie sich nun einen Platz, der Sie einlädt, und fragen Sie den Stein nach seiner »Medizin«, das heißt, wozu er Ihnen dienen kann. Welche Kraft enthält er, die Sie, wenn Sie Ihr Bündnis mit ihm geschlossen haben, aus ihm hinauslenken und einsetzen lernen werden. Bei dieser Frage halten Sie den Stein mit Ihrer linken Hand über Ihr 2. Chakra. Sie können sich dazu auf den Boden legen, um entspannter zu sein. Schließen Sie die Augen. Alles, was in Ihnen nun an Bildern wachgerufen wird, sind Botschaften des Steines, die Sie sich gut einprägen sollten. Danach führen Sie den Stein an Ihr Ohr und lauschen, was er Ihnen erzählt. Dann halten Sie den Stein an Ihre Nase und riechen an ihm und dann lecken Sie an ihm, um ihn zu schmecken. Zuletzt tasten Sie ihn mit geschlossenen Augen ab; stellen Sie sich dabei vor, Ihre Fingerspitzen seien kleine Augen, die sehen können. Merken Sie sich die Formen und Bilder, die Sie auf diese Weise sehen. Machen Sie diese sinnlichen Untersuchungen sehr sorgfältig und integrieren Sie die daraus gewonnenen Sinneswahrnehmungen in Ihr Bewusstsein, dass Sie imstande sind, auch ohne den Stein direkt anzufassen, zu riechen, zu schmecken, zu hören, all die Wahrnehmungen sofort in sich wachzurufen. Erst dann setzen Sie sich auf und betrachten den Stein mit Ihren beiden Augen. Wenden Sie ihn nach allen Seiten. Treten Sie in seine Geschichte ein: Welche Gestalten, Tiere, Gesichter … zeigt er Ihnen? Trägt er Symbole, welche Färbung weist er auf? Welche Form hat er? Woran erinnert Sie das? Versuchen Sie, alle Einzelheiten zusammenzufügen und überlegen Sie, was die Botschaft des Steines an Sie ist, oder was die Medizin des Steines ist, die er an Sie weitergeben möchte. Versuchen Sie, die einzelnen Bilder zusammenzusetzen, miteinander zu verknüpfen, um die »Ganzheit« ihrer Aussage zu erhalten, in der allein der Sinn sichtbar wird. Fragen Sie den Stein bei dieser Meditation immer wieder, was die einzelnen Bilder und Zeichen bedeuten und bitten Sie ihn, seine Medizin zu zeigen. Bevor Sie sich auf den Nachhauseweg machen, bedanken Sie sich bei den Kräften der Natur und nehmen den Stein mit. Zu Hause wickeln Sie ihn in ein Stück roten Stoffes. Die Schamanen bedecken all ihre magischen Gegenstände mit einem roten Stoff, um ihre Energie zu bewahren. Die Farbe Rot schützt die Kraft solcher Gegenstände vor anderen Einflüssen. Abends vor dem Schlafengehen nehmen Sie den Stein wieder aus dem Stoff, räuchern ihn und legen ihn unter Ihr Kopfkissen. So kann er Ihnen im Traum begegnen, wo er Ihnen noch mehr von sich und seiner Hilfe für Sie erzählen kann.

Arbeiten Sie auf diese Weise mit dem Stein, bis Sie sicher sind, welche Bedeutung er für Sie hat und worin Ihr Bündnis mit ihm besteht. Das kann sehr schnell gehen oder sehr lange dauern. Aber geben Sie nicht gleich auf, wenn Sie nach einigen Übungen noch das Gefühl haben, einen toten Gegenstand in der Hand zu halten. Unser Verstand ist hartnäckig und lässt Dinge, die er zu denken nicht imstande ist, nicht so leicht wirklich werden, sondern setzt alle Hebel in Bewegung, um die Welt abzusichern, die er kennt und in der er verharren möchte. Bei jedem Menschen muss der Schritt, den man als Erstes in die »Andere Wirklichkeit« setzen will, reifen, damit nicht das geschieht, was uns die sogenannten »Ver-rückten« oder »Wahnsinnigen« zeigen, die unvorbereitet in die Welt des Naguals eintauchten und den Schlüssel nicht besaßen, um diese Welt auch wieder zu verlassen beziehungsweise sie mit der Welt des Tonal verbinden zu können. Vertrauen Sie darauf, dass Sie bei Ihrem Tun immer begleitet und beachtet werden, auch wenn Sie selbst nicht in der Lage sind, diese Kraft leiblich zu sehen.

Arbeiten Sie weiter mit Ihrem Stein. Vielleicht entdecken Sie noch viele Übungen oder Kommunikationsweisen, wie Sie sich die Welt des Steines eröffnen können. Schreiben Sie sich alles auf, was Sie bei diesen Zwiegesprächen erfahren, und versuchen Sie immer, den roten Faden zu beachten, der sich darin zeigt. Arbeiten Sie so lange, bis Sie wissen, wozu er Ihnen dient, wofür Sie ihn einsetzen können. Vielleicht erfahren Sie in dieser Zeit, auf welche Weise Sie ihn rufen können, vielleicht hat er Ihnen seinen Namen mitgeteilt, in dem verborgen seine Medizin liegt, vielleicht hat er Ihnen seine kleine Melodie offenbart, mit der Sie seine Kraft freisetzen können. Versuchen Sie immer wieder, so konkret wie möglich die Medizin des Steines zu definieren, machen Sie sich klar, worin das Bündnis zwischen Ihnen und ihm besteht (zum Beispiel: Die Kraft dieses Steines ist eine männliche Kraft, die mir als Frau hilft, die Kraft meines inneren Mannes aufzuwecken. Oder: Dieser Stein lehrt mich, mein Talent zu entdecken, das ich für meine Aufgabe brauche. Oder: Dieser Stein ist mein Verbündeter, der mir immer Rat schenken wird bei allen Fragen, die ich zu meinen Chakras habe. Oder: Er ist ein Leberstein – oder sonst ein körperliches Organsymbol, der mir hilft, meine kranke Leber zu heilen. Oder: Der Stein ist die heilende Kraft, die mir hilft, die Wunden meiner Kindheit zu schließen. Oder: Dieser Stein ist mein Traumstein, der mir hilft, meine nächtlichen Träume nicht zu vergessen. Oder: Dieser Stein ist mein Schutzstein, der mich in allen Situationen vor negativen Einflüssen beschützt. Oder: Dieser Stein ist mein Sehstein für Fragen, die ich allein nicht lösen kann ...) Es gibt unzählig viele Arten, die den Menschen mit seinem Stein verbinden können. Gestalten Sie Ihr Bündnis, das Sie mit dem Stein schließen wollen, auf rituelle Weise. Gehen Sie dafür in Ihr Medizinrad an den Platz des Westens oder zu dem Ort, wo Sie den Stein gefunden haben. Rufen Sie die Kräfte der vier Richtungen als Zeugen Ihres Bündnisses und sprechen Sie den »Bündnistext« laut aus. Als Unterschrift vergraben Sie einige Haare oder Fingernägel von sich am Platz des Westens oder am Fundort Ihres Steines.

In der Zusammenarbeit mit Ihrem Stein gewinnen Sie einen echten Verbündeten, der Ihnen hilft, die Macht zu erlangen, die Sie über die Grenzen Ihres gewohnten Selbst hinausträgt und Ihnen Zugang zur »Anderen Welt« gewährt.

Wir wollen das an einem konkreten Beispiel verdeutlichen – an der Steinmeditation:

Steinmeditation

Nehmen wir an, Sie haben ein Problem, das Sie selbst nicht lösen können. Zum Beispiel: Sie sind unglücklich mit Ihrer Arbeit, wissen aber nicht genau, was Sie mit mehr Freude machen könnten. Gehen Sie mit diesem Problem zu Ihrem Stein und fragen Sie ihn. Es ist hilfreich, wenn jemand für dieses Ritual eine Trommel in gleichmäßigem Zweiertakt schlägt. Das fördert den Zugang zu Ihrer magischen Kraft oder Ihrem höheren Bewusstsein. Legen Sie den Stein vor sich hin, am besten, Sie gehen mit ihm in Ihr Medizinrad, wenn dies nicht möglich ist, schaffen Sie sich einen »Heiligen Raum« durch kreisförmiges Räuchern. Räuchern Sie auch Ihren Trommler, sich selbst und den Stein. Konzentrieren Sie sich auf Ihr Problem und erzählen Sie es laut dem Stein. Gleich darauf bitten Sie Ihren Freund, mit dem Trommeln zu beginnen. Betrachten Sie den Stein von allen Seiten und merken Sie sich genau, was Sie sehen. Berühren Sie den Stein nur, wenn Sie ihn umdrehen wollen, sonst liegt er vor Ihnen am Boden. Sie können sich kreisförmig um ihn herum bewegen. Machen Sie dieses Ritual nicht länger als zehn Minuten. Das Ende soll Ihnen Ihr Trommler anzeigen, indem er mit vier kräftigen Schlägen sein Trommeln beendet. Bleiben Sie ruhig sitzen und meditieren Sie über die Bilder, die Ihnen von allen Steinseiten gegeben wurden. Verbinden Sie diese Bilder miteinander und versuchen Sie, eine Botschaft daraus zu lesen, die Ihre Frage beantwortet. Wer Vertrauen in den Stein hat, sich an ihn wendet, ihn wirklich um Hilfe anfleht, wird erstaunt sein, was für einen wertvollen Ratgeber er in seinem Steinverbündeten gewonnen hat. Durch die Einbeziehung des Steines in Ihre Problemlösung arbeiten Sie in Verbindung mit einer Kraft, die Sie ohne den Stein nicht so leicht entdecken würden. Es ist eine Kraft, die im Stein liegt, die aber nur dadurch zu Ihnen »überspringt«, wenn Sie sie anrufen, wenn Sie den Stein, Ihren Verbündeten, um Rat fragen. Nur durch diesen geistigen Impuls strömt die Kraft aus dem Stein heraus und nimmt Kontakt mit einer bestimmten Stelle Ihres eigenen, unbewussten Kraftpotentials auf, das Sie auf diese Weise aufwecken und einsatzfähig machen können. Würden Sie das Problem allein auf gewohnte Weise aus der Sicht Ihres rationalen Verstandes zu lösen versuchen, könnten Sie niemals zu Ihrer eigenen magischen Kraftquelle vorstoßen. Über den Steinverbündeten erfahren Sie eine neue Kraft, die in Ihnen ist, aber erst in Zusammenarbeit mit dem Stein aufgeweckt und Ihnen damit bewusst wird.

Dies war nun ein Beispiel, wie die Arbeit zwischen Mensch und Stein aussehen kann. Die Bündnisse können vielerlei Gestalt annehmen, die bis zum Heilen von Krankheiten reichen kann. Das aber sollten Sie selbst gestalten. Die hier beschriebenen Übungen sind nur Anregungen, die Ihnen zu einem ganz persönlichen Bündnis mit Ihrem Stein verhelfen wollen. Die eigentliche Freude in all diesen schamanischen Einführungsübungen liegt nämlich im Erfinden und Entdecken eigener Arbeitsweisen, die dann eine ganz besondere Kraft haben, weil sie ganz persönlich als Vision oder Inspiration empfangen wurden.

Kristalle als Verbündete

Ich möchte auf die Kristalle im Besonderen eingehen, da sie in der Familie der Mineralien eine einzigartige Rolle spielen. Ihre gespeicherte Energie und ihre transparente Bauweise wurden seit undenklichen Zeiten bei magischen Handlungen und Heilungen eingesetzt.

Falls Ihr Verbündeter aus der Welt der Steine kein Kristall ist, schließt dies nicht aus, sich einen oder mehrere Kristallverbündete zu erarbeiten. Auch hier gilt wieder die Regel, sich vom richtigen Kristall rufen zu lassen. Sie sollten aber immer darauf achten, dass der Kristall eine tadellose Spitze besitzt und nicht künstlich geschliffen ist.

Bevor Sie den Kristall einsetzen, muss er gereinigt und danach aufgeladen werden. Das Reinigen eines Kristalls geschieht, indem Sie ihn in einer Schüssel mit Salzwasser drei Tage und drei Nächte liegen lassen und ihn danach unter fließendem Wasser abwaschen. Wer am Meer wohnt oder im Urlaub dort ist, verwendet natürlich echtes Salzwasser. Der Kristall muss nach jeder Anwendung gereinigt werden. Und nun zum Aufladen des Kristalls: Als Erstes muss er mit Sonnenenergie aufgeladen werden. Dazu hängen Sie den Kristall mit seiner Spitze dem Himmel zugewandt in einen Baum, einen Tag und eine Nacht lang. Danach graben Sie ihn in die Erde ein, damit er auch diese Kraft in sich aufnimmt; lassen Sie ihn dort zwei Tage und zwei Nächte. Zur Aufbewahrung soll der Kristall immer in roten Stoff gewickelt werden.

Um nun die spezielle »Medizin« des Kristalls herauszufinden, können Sie auf die gleiche Weise verfahren, wie es allgemein für die Steine beschrieben wurde. Sie können hier aber auch noch das »Kristallsehen« anwenden:

Sie halten dabei den Kristall so, dass das Sonnenlicht durch ihn scheint oder abends bei Vollmond das Mondlicht oder der Schein einer Kerze. Wenn Sie dabei den Kristall eine Weile betrachten, werden Sie immer stärker das Gefühl bekommen, als würden Sie selbst in das Innere des Kristalls hineinwandern. Das Hineingehen in den Kristall wird zum Spiegelbild einer Wanderung in Ihr eigenes Inneres. Das Kristallsehen können Sie anfangs anwenden, um seine »Medizin« zu entdecken. Aber darüber hinaus ist es genauso wie bei der Steinmeditation eine Möglichkeit, sich mit einer Frage, einem Problem an den Kristall zu wenden.

Neben der Chakra-Balancierung, die wir schon kennengelernt haben, gibt es noch weitere Möglichkeiten der Kristallmedizin. Mithilfe des Kristalls können Disharmonien, die sich als körperliche Schmerzen oder seelischer Kummer niederschlagen, ausgeglichen werden. Wie geschieht das? Vielleicht machen Sie mit einem Freund folgende Übung: Sie nehmen Ihren Kristall in Ihre linke Hand und geben ihm eine Botschaft. Zum Beispiel: »Bitte mach', dass er müde wird und schlafen kann.« Diese Botschaft sagen Sie in Gedanken, die klar nur auf diese Information konzentriert sein müssen, Ihrem Kristall. Dann, wenn Sie glauben, dass die Information auf den Kristall übergesprungen ist, halten Sie ihn an Ihr Ohr. Wenn er einen hohen, zarten Ton von sich gibt, ist dies ein Zeichen, dass er mit Ihrer Information geladen und zum Einsatz bereit ist. Sie dürfen erst weiter fortfahren, wenn Sie wirklich den Ton gehört haben (ansonsten müssen Sie ihn nochmals in Ihre linke Hand nehmen und ihn weiter mit Ihrer Botschaft aufladen). Nehmen Sie dann den Kristall in Ihre rechte Hand (die gebende) und halten Sie ihn mit der Spitze der linken Handinnenfläche Ihres Freundes zu. Führen Sie kleine, dem Uhrzeigersinn folgende Kreise aus in zirka fünf Zentimeter Abstand über dem Handteller. Ihr Freund sollte dabei die Augen schließen und sich zuerst nur auf die Wahrnehmung konzentrieren, die er über den Kristall erfährt. Machen Sie diese Übung nicht länger als zehn Minuten. Dann nehmen Sie den Kristall weg und lassen Ihren Freund über seine Empfindungen berichten, die er währenddessen hatte. Wenn Sie Ihren Kristall vollkommen mit Ihrer geistigen Information durchtränkt haben, müssen sich die Wahrnehmungen Ihres Freundes mit dem Inhalt Ihrer Information decken. Das hieße bei unserem Beispiel, er müsste sich jetzt tatsächlich schläfrig fühlen. Wenn Sie darin geübter sind, können Sie Ihren Kristall für Heilzwecke einsetzen, zum Beispiel bei Kopfweh, Bauchkrämpfen und so weiter. Wie oben beschrieben, geben Sie die notwendige Information an den Kristall weiter: »Bitte sorge dafür, dass sein Kopf (oder sein Bauch …) wieder mit ihm ins Gleichgewicht kommt.« Wenn

Ihnen der Kristall seine Zustimmung durch seinen Ton gegeben hat, halten Sie ihn in fünf Zentimeter Abstand direkt über die schmerzende Stelle und führen kleine, rechtsläufige Kreisbewegungen aus. Falls Sie an Körperstellen arbeiten, die zugleich Ort eines Chakras sind, so führen Sie die auf 20 ergänzende Anzahl von Kreisumdrehungen aus. Denn laut schamanischer Medizin sind auch alle Organe mitbetroffen, die sich unmittelbar unter einem nichtbalancierten Chakra befinden.

Die Anwendung von Kristallen als Kraftspeicher und Kraftüberträger ist kein Märchen, auch wenn es vielen märchenhaft vorkommen mag. Die Kenntnis, die Schamanen über Kristalle seit Langem haben, wird seit noch nicht allzulanger Zeit auch bei uns in der Physik praktisch angewandt: Hier benutzt man zum Beispiel die Eigenschaft der Quarzkristalle als Kraftübertragung in Radiowesen und Computertechnik, sogar die inzwischen überall getragene Quarzuhr erinnert uns, dass es mehr als Aberglaube sein muss, denn es funktioniert ja!

Vergessen Sie nie, Ihren Kristall nach jeder Anwendung zu reinigen. Beim Aufladen genügt es, wenn Sie es viermal im Jahr machen; am besten an den vier Kardinalpunkten der Sonne: an Frühlings-, Sommer-, Herbst- und Winterbeginn. Auch Vollmondnächte sind dazu geeignet. Wichtig ist noch, dass Sie darauf achten, dass Ihr Kristall nie offen herumliegt, sondern geschützt in rotem Stoff in Ihrem Medizinbündel liegt, zu dem im Folgenden Ihr nächster Verbündeter dazukommen kann, der aus dem Reich der Pflanzen kommt.

Der Pflanzenverbündete – der zweite Verwandte des Menschen

Weiter erzählt die altsteinzeitliche Schöpfungsgeschichte:

*Als sich der Große Vater Sonne und die Große Mutter Erde liebten, entsprang ihrer Liebe ihr erstes Kind, das Reich der Pflanzen: das Gras, die Büsche und Sträucher, die Blumen und Kräuter, die Bäume und alle magischen Pflanzen.**

Bei jeder schamanischen Heilsitzung sind immer Pflanzen anwesend; der Kranke liegt entweder auf einer Unterlage aus Kräutern oder Blättern oder um ihn stehen Blumen, Sträucher oder ein Baum. Welcher Sinn verbirgt sich darin?

Pflanzen besitzen die Eigenschaft, Energie aufzunehmen, insbesondere schlechte, die sie durch ihre Aufnahmefähigkeit in positive Kraft verwandeln und wieder abgeben können. Ein einfaches Beispiel, das uns dies verdeutlicht, ist, dass die Pflanzen aus unserer ausgeatmeten Luft das Kohlenmonoxyd entnehmen, das sie für ihren Stoffwechsel brauchen, und es verwandelt als Kohlendioxyd an uns wieder abgeben. Pflanzen besitzen sogar die Kraft, Krankheiten aufzunehmen, wenn sie darum gebeten werden. Es ist sicher kein Zufall, dass die Menschen aller Erdteile es lieben, Pflanzen in ihrer unmittelbaren Umgebung zu haben. Es wird immer als wohltuend und harmonisch empfunden, nicht nur für das Auge, sondern auch für Leib und Seele. Und das ist es in der Tat, da sie schlechte Energie, die wir abstrahlen und die im Raum bleibt, förmlich in sich aufsaugen und, als

* halluzinogene Pflanzen wie Peyote, Stechapfel, verschiedene Kakteen und Pilze

besonderes Geschenk, verwandelt in erfrischende und stärkende Kraft wieder an uns zurückgeben.

Dass Pflanzen lebendige Wesen mit Bewusstsein und Seele sind, wird inzwischen auch von der Biologie anerkannt. In der Literatur bezeugen fesselnde Bücher vom magischen Leben der Pflanzen, wie zum Beispiel Berichte über den Findhorngarten.

Aber es genügt nicht länger, solchen Berichten begeistert zuzuhören, es wird Zeit, dass wir in unserem Tun die Pflanzen als geistige Verwandte respektieren und ihnen bekunden, dass ihre Seele keine Verwundung mehr durch uns erfahren muss.

Unseren Vorvätern, den Kelten und Germanen, war der Baum heilig. In ihm verehrten sie die Existenz der Götter. In allen archaischen Kulturen finden wir den Baum als Weltenbaum, als Einweihungsbaum, der dem Menschen das Geheimnis von Erde und Himmel offenbarte. »Das Hängen am Baum« oder »das Träumen im Baum« war eine der wichtigsten Einweihungsriten. Der Initiant erfuhr dabei den Baum als Himmelsleiter, als Brücke zwischen Erde und Himmel und erkannte, dass diese Brücke seine eigene Seele ist, die ihn vereint mit seinem Körper und seinem Geist. In dieser Einheit erlebte er den urparadiesischen Zustand der Menschheit, wo noch keine Getrenntheit zwischen allen Seinsformen und ihrem Schöpfer war. Der fanatische Teil des Christentums hat viel Schaden angerichtet, als er diesen Ritus einfach als heidnischen Unfug verketzerte und ihn innerhalb der europäischen Kultur schließlich zum Untergang verdammte. Aber in jedem Lebenstraum eines Menschen ist ein Hauch davon übriggeblieben, welche Kraft von den Bäumen dennoch auf den Menschen überströmt. Fast jeder stieg als Kind gerne auf die Bäume, baute sich in ihren Kronen kleine Häuschen, auch als Erwachsener sucht man immer wieder gerne einen Baum, um sich unter ihn zu setzen und zu träumen.

Die bekannteste »Medizin« der Pflanzen finden wir in den Heilkräutern, wie wir sie in Form von Tees, Essenzen, Pulvern, Ölen, Tinkturen kennen. Samuel Hahnemann (1755–1843), ein »Medizinmann« aus unseren Breitengraden, entdeckte, dass zu jedem Menschen eine ganz bestimmte Pflanze gehört, die sein Helfer wird, wenn er sie als Verbündete anerkennt und sie in sein Leben miteinbezieht. Hahnemann war der Entdecker der Homöopathie, einer Heilweise, die mithilfe der Pflanzen wirkt. Das Grundprinzip der Homöopathie ist: Gleiches wird mit Gleichem geheilt. In seinen Versuchen, die Hahnemann nicht nur mit Pflanzen, sondern auch mit anderen organischen Stoffen machte, wie zum Beispiel den Mineralien, fand er heraus, dass jede Heilpflanze, jeder natürliche Stoff zu Vergiftungserscheinungen im menschlichen Körper führt, wenn das Mittel in einer entsprechend hohen Dosis verabreicht wird. Er notierte die Symptome dieser Vergiftungserscheinungen und entwickelte daraus die sogenannten Arzneimittelbilder. Kam nun ein Kranker zu ihm, dessen Symptome sich mit einem dieser Arzneimittelbilder deckten, so bekam er als Medizin das Mittel verabreicht, das dieses Symptombild erzeugt, jedoch in potenzierter Form. Die potenzierte Form eines Heilmittels bedeutet, dass zum Beispiel die Pflanze ganz aus ihrer materiellen Form gelöst wird, um ihr reines, geistiges Wesen, ihre »Individualität« freizulegen, um nur diese geistige Essenz als Information auf eine andere materielle Form übertragen zu können, zum Beispiel auf Alkohol oder Zucker, die dann als Informationsträger fungiert.

Ein anderer bedeutender »Medizinmann« unserer Kultur, Paracelsus, der 200 Jahre vor Hahnemann lebte, sagte: »Was die Zähne kauen, ist die Arznei nit. Niemand sieht die Arznei. Es liegt nit am Leib, sondern an der Kraft.«

Diese beiden Männer, die in ihrer Arbeit noch einen großen Teil des schamanischen Heilens lebendig erhielten, haben uns ein wichtiges Erbe hinterlassen, an dem weiterzuknüpfen wir die Verantwortung tragen. Wir können das erreichen, wenn wir aus der Familie der Pflanzen unseren persönlichen Verbündeten finden, der uns hilft, heil zu werden, indem er uns seine geistige Kraft schenkt. Er ist ein Geschenk der Natur an den Menschen, das seiner Ganzwerdung, seiner Gesundung dient, wenn er wieder bereit ist, sich mit dieser Welt auf andere Weise auseinanderzusetzen, als er dies bisher getan hat.

Beginnen wir nun mit der Arbeit. Wie können Sie Ihren Pflanzenverbündeten finden? Überlegen Sie auch hier zuerst, ob er Ihnen nicht schon auf die eine oder andere Weise begegnet ist. Vielleicht kennen Sie ein bestimmtes Kräutlein, das eine Krankheit, an der Sie immer wieder leiden, lindert. Oder vielleicht bevorzugen Sie schon seit langem eine Blume als Schmuck Ihrer vier Wände oder Ihres Gartens? Oder Sie bekommen immer wieder die gleiche Blume als Geschenk. Oder es gibt einen Baum, zu dem Sie gerne gehen … Lassen Sie sich dabei von Eingebungen führen und versuchen Sie nicht, etwas zu konstruieren. Sie sollten Ihre Intuition antworten lassen, bis Sie Gewissheit haben. Dieses intuitive Gefühl, das Ihnen ein »Aha-Erlebnis« vermittelt, kennen Sie sicher aus anderen Situationen, zum Beispiel, wenn Sie jemandem einen Traum erzählen und bei den Deutungsversuchen plötzlich wissen: »Ja, das ist es!« Das Gefühl dieser absoluten Sicherheit kommt daher, weil die Erkenntnis versteckt oder unbewusst in Ihnen war und durch den anderen bloß aufgeweckt wurde.

Bekommen Sie durch diese Überlegungen keinen Anhaltspunkt, dann hilft Ihnen die Natur weiter. Nehmen Sie sich einen

Tag Zeit und fasten Sie. Gehen Sie in die wilde Natur, nicht in einen Garten oder Park. Sobald Sie sich auf den Weg gemacht haben, versuchen Sie, sich den Kräften der Natur zu überlassen: dem Wind, dem Boden unter Ihren Füßen (gehen Sie barfuß, wenn es die Jahreszeit erlaubt!), der Sonnenwärme oder einem Regenschauer, dem Rascheln der Zweige, dem Duft des Grases, der Blumen, der Sträucher, den Farben … Versuchen Sie, alle fünf Sinne einzusetzen und nicht nur mit den Augen nach der ersehnten Pflanze zu spähen, sondern ihr Rufen auch mit den Ohren zu vernehmen, ihren Duft von allen anderen zu unterscheiden, die Berührung eines Zweiges oder eines Blättchens als Erkennungszeichen wahrzunehmen. Wenn Sie das Gefühl haben, Ihre alltägliche Wirklichkeit nicht loslassen zu können, um sich mit dem Leben hier in der Natur stärker zu verbinden, können Sie wieder die Erde-Körper-Atemübung machen und anschließend Ihr 3. Chakra, das Pflanzenrad, aufwecken mithilfe des männlichen Atems, der Silbe »SUM«, der Meditation über die Farbe Gelb und des Energietanzes. Rufen Sie aber immer wieder laut die Pflanze und bitten Sie sie, dass sie sich zu erkennen gibt. Wenn Sie dies in der Kraft der kindlichen Unschuld und des Vertrauens tun, wird sich die Pflanze melden. Folgen Sie ihrem Ruf, und sobald Sie sie gefunden haben, begrüßen Sie sie und sprechen zu ihr wie zu einem Wesen, das Sie verstehen kann und bitten Sie sie ehrfurchtsvoll, sie pflücken zu dürfen. Falls Ihr Pflanzenverbündeter ein Baum ist, der Sie gerufen hat, dann nehmen Sie nur ein Zweiglein oder ein Stück seiner Wurzel mit. Streuen Sie etwas Tabak an die Stelle, wo Sie die Pflanze wegnehmen. Legen Sie sich dann auf die Erde und halten Sie die Pflanze mit Ihrer linken Hand an Ihr 3. Chakra. Schließen Sie die Augen und bitten Sie die Pflanze, Ihnen ihre »Medizin«

zu zeigen. Betrachten und merken Sie sich wachsam alle Bilder, die Ihnen die Pflanze zeigt. Wenn der Bilderstrom versiegt, setzen Sie sich wieder auf und besehen Sie sich Ihren Pflanzenverbündeten. Vielleicht kennen Sie die Pflanze und wissen, wie sie heißt, und ob sie zu medizinischen Zwecken gebraucht wird. Wenn Sie Ihnen unbekannt ist, sollten Sie später ihre Verwendung und ihren Namen kennenlernen; denn die Bestimmung einer Pflanze in der alltäglichen Wirklichkeit ist immer schon ein Anhaltspunkt, sozusagen der tonale Aspekt für ihre »Medizin«. Sie können auch an der Pflanze riechen oder schmecken, um sich mit ihr stärker zu vereinigen. Wickeln Sie die Pflanze in ein rotes Tuch und nehmen Sie sie mit nach Hause. In der Nacht legen Sie sie unter Ihr Kopfkissen und bitten um einen Traum, in dem Sie mehr von der Geschichte Ihres Verbündeten erfahren, insbesondere inwieweit Sie selbst mit dieser Geschichte verwoben sind. Nach der ersten Nacht, in der Sie mit Ihrem Pflanzenfreund zusammen träumten und vielleicht etwas mehr von seinem Wesen erfahren durften, meditieren Sie über Zusammenhänge, indem Sie fragen: Was ist es, das diese Pflanze mir mit all ihren Eigenschaften und Bildern zeigen will? Was kann ich davon lernen? Welchen Spiegel hält sie mir vor mein eigenes Wesen? Für welchen Mangel, für welches Bedürfnis in mir finde ich durch sie Heilung? Fragen Sie dabei immer ganz direkt die Pflanze, die Sie mit der linken Hand vor sich oder an Ihr 3. Chakra halten. Versuchen Sie, sich nicht zu täuschen, indem Sie sich selbst die Antwort zurechtmachen. Versuchen Sie, Ihren Sinnesapparat so zu verfeinern, dass Sie tatsächlich die Pflanze sprechen lassen können. Fragen Sie Ihren Verbündeten, wo Ihre Gefühle am stärksten verwundet worden sind. Die Schamanen weisen immer wieder darauf hin, dass da, wo ein Mensch am meisten verwundet wurde, im Verborgenen seine Kraftquelle liegt, seine persönliche »Medizin«. Diese Botschaft trägt in sich den Grundsatz der Homöopathie: »Gleiches wird mit Gleichem geheilt!« Dort, wo der Mensch am leichtesten verletzbar ist, die größten Wunden davontrug, dort, wo er sich gedemütigt und minderwertig fühlt, dort liegt auch seine Kraft, seine »Medizin«. Denn genau an diesen Stellen ist er gezwungen, aufmerksam zu sein und Einsatz zu zeigen, da sie ihn wie Symptome einer hartnäckigen Krankheit in seinem Gleichgewicht stören. Der Mensch ist für seine tiefsten, seelischen Wunden immer sein eigener Heiler, denn da erfährt er die Tiefe seines Seins und, getragen vom instinktartigen Überlebenswillen, wird er versuchen müssen, diese Wunden zu schließen, indem er die Schwäche annimmt und sie in Kraft verwandeln lernt. Er kann letztendlich daraus nur Gewinn schöpfen. Seine tiefste Wunde wird zu seinem Lehrer, der ihm zeigt, den Mangel zu erkennen, und der ihm hilft, die »Not zu wenden«. Dieser Lehrer oder innere Heiler weist den Menschen immer darauf hin, dass die eigene Wunde nur dann sinnvoll geheilt werden kann, wenn die für ihre Heilung notwendige Medizin im Zusammenhang mit dem Ganzen bestimmt wird. Das heißt, wenn ich meine Schwäche vor den anderen nicht verberge, sondern sie öffentlich mache und durch meinen Heilsweg zeige, wie ich Schwäche in Kraft verwandle, kann ich der Gemeinschaft dienen, da ich zum Spiegel der anderen werde. Nur wenn wir lernen, nicht mehr auf den Schwächen der anderen herumzuhacken, sondern jeder diese liebevoll als Spiegel seiner eigenen Schwächen annehmen kann und sie als Antriebskraft des menschlichen Tuns sieht, kann eine Gemeinschaft, und jeder Einzelne darin, zum Mitarbeiter des Ganzen werden. Durch die wachsende Kommunikation mit

Ihrem Pflanzenverbündeten haben Sie die Möglichkeit, die beiden Ur-Gefühle, Unschuld und Vertrauen, in Ihre Gefühlswelt aufzunehmen und das harmonische Wachsen dieses Samens immer wieder zu überprüfen, indem Sie ihm das zu seinem Leben Notwendige geben, was Ihnen durch einen Mangel oder eine Schwachstelle als Zeichen gegeben wird. Gehen Sie mit jedem Mangel, der sichtbar wird, zu Ihrem Verbündeten und bitten Sie ihn, zu helfen. Fragen Sie, welcher Einsatz erforderlich ist, damit Sie wie eine Pflanze im Licht der Sonne und in der Kraft der Erde Ihr seelisches Gleichgewicht immer wieder finden können.

Wenn Sie entdecken, dass Ihr Pflanzenverbündeter ein Leiden heilt, das Sie haben, so ist es ratsam, sich aus der Natur nochmals eine Handvoll des gleichen Krautes zu holen und daraus eine Medizin zu bereiten.

Je nachdem, welche Pflanze es ist, stehen Ihnen geeignete Zubereitungsarten zur Verfügung. Es kann ein Tee, eine Salbe oder ein Ölauszug sein ... oder mehreres auf einmal. Wenn Sie zum Beispiel an rheumatischen Beschwerden leiden und Ihr Pflanzenverbündeter ist die Beinwell-Pflanze, so können Sie aus ihr einen Tee zubereiten oder aus der getrockneten Wurzel ein Mehl, das Sie über Suppen und Gemüse streuen, oder einen Ölauszug, den Sie sich einmassieren. Oft geschieht es, dass man eine oder zwei Pflanzen zu seinen Verbündeten macht und im Laufe der Zusammenarbeit entdeckt, dass ihre Medizin für alle kleinen und größeren Krankheiten, die man hat, ausreicht. Diese Medizin sollte man immer in kleiner Menge bei sich haben. Sie können dafür ein kleines Säckchen sticken oder ein kleines Fläschchen suchen, das Sie in einem schönen Beutelchen bei sich tragen. Eine andere Möglichkeit, die sehr wohltuend wirkt, ist, sich einen Gürtel aus Leder oder Stoff anzufertigen, in den man sich das getrocknete Kraut seiner Pflanze einnäht, und zwar so, dass das Kraut vor dem 3. Chakra zu liegen kommt. So ein Kraftgürtel hilft, nicht so schnell gefühlsmäßig aus dem Gleichgewicht zu kommen, er schützt und zentriert.

Wenn Sie bei sich zu Hause einen Gemüsegarten haben, können Sie auch einen »Vertrag« mit Ihrem Pflanzenverbündeten schließen, in dem er Ihnen als Vermittler zu den anderen Pflanzen dient und Sie dadurch erfahren können, was diese oder jene Pflanze braucht: etwas mehr Abstand von ihrer Nachbarpflanze, weniger Gießwasser, mehr Licht, und so weiter.

Das Gleiche können Sie versuchen, wenn Sie generell mehr Pflanzen für Heilzwecke einsetzen wollen, sei es bei Ihnen oder bei anderen. Auch dabei können Ihre Pflanzenverbündeten Ihnen helfen, indem sie als Mittler zwischen Menschenwelt und Pflanzenwelt fungieren. Sie können sie zum Kräutersuchen mitnehmen und im Zwiegespräch von ihnen erfahren, wie diese oder jene Pflanze, die Sie nicht kennen, für Heilzwecke anzuwenden ist. Bei Schamanen reicht ihr Bündnis mit ihrem Pflanzenhelfer sogar so weit, dass sie ihn in Anwesenheit des Kranken fragen, welches Kraut diesem guttun würde und vor ihrem geistigen Auge erscheint dann die betreffende Pflanze. Oft genügt es dann, wenn der Schamane nur zu dieser Pflanze geht, ihr die Krankheitsgeschichte seines Patienten erzählt und sie bittet, ihre Kraft dem Kranken zu schicken.

Versuchen Sie, Ihr persönliches Bündnis mit Ihrem Pflanzenhelfer auch rituell zu festigen, zum Beispiel in Ihrem Medizinrad am Platz der Heiligen Pflanzen oder am Fundort Ihrer Pflanze. Feiern Sie dieses Bündnis im Reigen aller Kräfte, singen und tanzen Sie dazu, geben Sie ein kleines Geschenk zum Dank an diesen neuen Freund. Vergessen Sie nie, je mehr Sie das Wesen

Ihres Verbündeten kennenlernen, um so größere »außerpersönliche« Hilfe gewinnen Sie, um das Wesen Ihrer eigenen Seele zu entdecken.

Zu den magischen Pflanzen möchte ich noch sagen, dass man sie nie aus reiner Neugierde oder zum Vergnügen gebrauchen sollte. Ihre Wirkung ist außerordentlich stark und oft bleiben aus Ignoranz große Schäden im feinstofflichen Bereich zurück. Sie sollten nur im Rahmen einer zeremoniellen Sitzung, die unter Aufsicht eines Schamanen oder eines Menschen, der Meister darin ist, eingenommen werden. Nur wenn man darauf vorbereitet ist und weiß, wie man mit dem Geist der betreffenden magischen Pflanze zusammenarbeiten muss, kann diese Kraft sinnvoll werden. Es gibt keinen Sinn, sich nur gedankenverloren dem Rausch der Bilder und Farben hinzugeben. Für Schamanen sind diese Pflanzen etwas Heiliges, das mit größtem Respekt behandelt wird. Fast jeder Schamane hat einen Verbündeten aus ihrer Familie, aber es ist für alle ein schwerer, mutiger Weg, ein langes Lernen, mit einer von ihnen einen Vertrag schließen zu können. Die Arbeit mit dem »einfacheren« Pflanzenverbündeten wird jedem zeigen, wann es an der Zeit ist, sich mit den »magischen« Pflanzen anzufreunden.

Zuvor wurde angedeutet, dass man an Pflanzen auch Krankheiten oder Disharmonien abgeben kann. Dies können Sie mit Ihrem Pflanzenverbündeten oder mit einem Baum versuchen. Nehmen wir ein Beispiel, in dem deutlich wird, wie Sie eine Krankheit an Ihren Pflanzenverbündeten abgeben können: Sie leiden an einem entzündeten Knie. Suchen Sie sich eine oder mehrere gleiche Pflanzen aus der Familie Ihres Verbündeten und legen Sie diese für drei Tage und drei Nächte zusammen mit Ihrem Verbündeten in ein rotes Säckchen, am besten in Ihr

Medizinrad auf den Platz des Südens. Dann nehmen Sie die neu gepflückten Pflanzen und separieren sie von Ihrem Verbündeten. Schaffen Sie sich zur Heilung einen Heiligen Kreis oder gehen Sie dazu in Ihr Medizinrad. Räuchern Sie den Platz und die Pflanzen und rufen Sie die Kräfte der Heiligen Richtungen. Legen Sie sich auf die Erde und bedecken Sie Ihr Knie mit den Kräutern. Ihren Pflanzenverbündeten halten Sie mit der linken Hand über Ihr 3. Chakra. Atmen Sie nun mit dem Einatmen tief in die schmerzende Stelle des Knies, und beim Ausatmen lassen Sie den Schmerz überströmen auf die Pflanzen. Machen Sie dies so konzentriert wie möglich und bitten Sie dabei immer wieder die Pflanzen, die schlechte Energie aus dem Knie zu ziehen. Atmen Sie 17-mal ganz bewusst auf diese Weise. Dann gehen Sie zum Norden im Medizinrad und geben mit laut von Herzen gesprochenen Worten Ihre Krankheit weg und vergraben Sie die Kräuter, die auf dem Knie lagen, im Westen des Medizinrades in der Erde.

Eine andere Möglichkeit ist, die Krankheit einem Baum zu übergeben. Auch hierzu ein konkretes Beispiel: Nehmen wir an, Sie leiden an häufig auftretendem Kopfschmerz. Suchen Sie sich einen Baum und bitten Sie ihn, Ihnen die Schmerzen Ihres Kopfes abzunehmen. Wählen Sie intuitiv die Richtung am Baum, wo Sie Ihren Kopf anlehnen, während Sie am Boden liegen, sodass Ihr Kopf den Stamm berührt. Versuchen Sie nun beim Einatmen von der Erde her die Kraft des Atems zu der schmerzenden Stelle im Kopf zu schicken, und beim Ausatmen geben Sie dem Schmerz einen kräftigen Schubs und lassen ihn in den Baum überfließen. Machen Sie diese Atemweise 17-mal. Zum Schluss geben Sie mit lauten Worten Ihre Krankheit weg, bedanken sich beim Baum und lassen ihm ein Geschenk zurück.

Ich will hier meine Anregungen bezüglich der möglichen Vielfalt, mit dem Pflanzenverbündeten zu arbeiten, beenden und hoffe, dass Sie selbst das Abenteuer dieser Freundschaft beginnen und dabei Ihre eigenen Entdeckungen machen können.

Aber es gibt noch einen anderen Verbündeten, der auf sie wartet und aus der Welt der Tiere kommt!

Der Tierverbündete – der dritte Verwandte des Menschen

»Und nachdem Sonne und Erde die Pflanzen erschaffen hatten, liebten sie sich wieder und zeugten ein neues Kind, die Welt der Tiere: die Schwimmer, die Kriecher, die Vierbeiner, die Geflügelten und alle mythischen Tiere«, so überliefert es uns die Schöpfungsgeschichte der Altsteinzeit.

Das Reich der Tiere als die Welt, die unmittelbar der des Menschen vorangeht, spielte in der Magie schon immer eine wesentliche Rolle. Es gibt keinen Schamanismus ohne Einbeziehung der Kräfte des Tierreichs, auf der ganzen Erde nicht. Das sollte uns eigentlich Anlass genug sein, darüber wieder etwas mehr nachzudenken. Für den Schamanen ist es im Wesentlichen die Kraft seines Tierverbündeten, die ihm die Welt der Magie eröffnet. Indem er eins wird mit dieser Kraft, gewinnt er wieder den Zugang zur mythischen Zeit, wo Himmel und Erde noch eins waren, wo der Mensch noch die Sprache der Steine, der Pflanzen und Tiere verstand und kein Schmerz ihn heimsuchte. Nur in dieser Einheit, in der geistigen Zusammenschau des Ganzen, wirkt der Mensch magisch und ist Mitschaffender im kosmischen Stoffwechsel.

Ein Schamane kann den Tierverbündeten eines Menschen »sehen«, auch wenn es dem Besitzer des Tierverbündeten nicht bewusst ist, dass er überhaupt einen hat. Die Einstellung der Schamanen bezüglich der Kraft des Tierverbündeten geht sogar so weit, dass sie glauben, ohne die begleitende Kraft seines »Schutzgeistes«, so nennen sie den Tierverbündeten, könne der Mensch gar nicht älter als sieben Jahre werden. Der Tierverbündete beschützt also den Menschen und verleiht ihm Kraft, die Hürden und Gefahren seines Lebens zu meistern. Im Leben eines Menschen kann der Tierverbündete wechseln, und man kann sogar zwei oder drei gleichzeitig besitzen. Das Tier ist des Menschen engster natürlicher Verwandter, es steht ihm näher als die Stein- und Pflanzenverwandten. Als Verbündeter begleitet er den Menschen auf zweierlei Weise, tonal und nagual. Die tonale Kraft, seine alltägliche, schenkt das Tier dem Menschen, dass der sich mit der tonalen Rolle des Tieres, die es innerhalb des Tierreiches einnimmt, auseinandersetzt und Verbindungen zu seiner menschlichen tonalen Rolle innerhalb seiner Gemeinschaft herzustellen versucht. Nehmen wir dazu ein Beispiel: Angenommen, Sie finden im Adler Ihren Tierverbündeten. Dann schauen Sie sich als erstes seine Rolle genauer an, die er als Adler im Tierreich hat. Wodurch ist er ausgezeichnet, welche Funktion hat er für das ökologische Gleichgewicht? Die besondere Eigenschaft des Adlers ist sein Scharfblick und sein Überblick, den er von gigantischer Höhe aus hat. Er ist ein Raubvogel und hält dadurch bestimmte natürliche Bereiche in Balance, was für das Zusammenspiel der Welten untereinander, also von Pflanze, Tier und Mensch, lebensnotwendig ist. So können Sie verfahren, um über all diese tonalen

Aufgaben des Adlers einen Hinweis zu finden, der Sie zu Ihren Aufgaben weist. Das Tier kennt seine Bestimmung und führt sie instinktsicher und in Klarheit aus. Dies ist seine tonale Kraft, über die Sie die Klarheit gewinnen können, was Ihre Aufgabe, Ihre Berufung im Ganzen ist, wenn Sie von Ihrem Tierverbündeten auf sich schließen. Der naguale Aspekt des Tierverbündeten äußert sich individuell verschieden. Der Adler zum Beispiel eröffnet den Zugang zum Nagual, zur nichtalltäglichen Welt, für jeden Menschen auf andere Art und Weise. Es ist Aufgabe des Menschen selbst, dies herauszufinden, um sein Bündnis mit dem Tier klar definieren zu können. Über diese geistige Kraft dringt der Mensch in Bereiche vor, die man als sein Anderes Ich oder Magisches Selbst bezeichnen kann. Wenn der Mensch wieder bereit ist, sich mit dieser Kraft zu vereinen, verbindet er sich mit seinem Zweiten Ich, seinem nagualen Wesenskern. Deshalb ist es bei den Indianern Sitte, den Namen seines Tierverbündeten neben dem eigenen zu tragen. Es ist der »Medizinname«, mit dem man gerufen wird, damit man immer an seine Medizin, an seine Aufgabe, erinnert wird und auch die anderen diese Medizin kennen.

Seinen Tierverbündeten zu finden, kann auf verschiedenste Weise geschehen. Aber es gibt ein schamanisches Ritual, die »Reise in die Unter- oder Tierwelt« genannt, das dafür bestimmt ist, den Tierverbündeten zu finden. Dieses Ritual möchte ich Ihnen im Folgenden vorstellen. Sie sollten, wenn Sie diese Reise machen wollen, es nur in Anwesenheit und unter Aufsicht eines in dieses Ritual Eingeweihten und Erfahrenen ausführen. Für die Ausführung dieses Rituals sind Trommel und Rassel notwendig, die in einem bestimmten Rhythmus und Taktwechsel geschlagen werden.

Bevor ich mit der Darstellung des Rituals beginne, möchte ich Ihnen etwas mehr über den Sinn und die Kraft der Trommel und der Rassel mitteilen, die bei fast allen magischen Arbeiten notwendige Bestandteile sind.Trommel und Rassel sind rituelle Hilfsmittel bei allen schamanischen Tätigkeiten. Wie wir inzwischen wissen, erfordert jede schamanische Handlung oder Heilung einen anderen Bewusstseinszustand, den wir als »Magischen« oder »Höheren Bewusstseinszustand« bezeichnet haben. In diesem Zustand »sieht« der Schamane, er »sieht« mit seinem geistigen Auge und wird zum Visionär und göttlich Inspirierten. Nur im schamanischen oder höheren Bewusstseinszustand tritt der Mensch hinter die materiellen Formen der Wirklichkeit, und das, was vorher unsichtbar war, wird sichtbar. Für magisches Handeln ist dieser Zustand Voraussetzung, er ermöglicht erst die Kontaktaufnahme mit den Wesen der »Unsichtbaren Welt«.

Ein Hilfsmittel, um in den schamanischen Bewusstseinszustand zu gelangen, ist der monotone Rhythmus von Trommel und Rassel. Inzwischen hat die Gehirnforschung auf wissenschaftlichem Weg diesen schamanischen »Zauber« bestätigt: Der Klang von Trommeln und Rasseln bewirkt Veränderungen im zentralen Nervensystem des Menschen. Untersuchungen ergaben, dass Trommelschlagfrequenzen von vier bis sieben Hertz pro Sekunde Trancezustände hervorrufen. Trommelschläge sind fast immer von niedriger Frequenz; dadurch kann ein einziger Trommelschlag auf das Gehirn mehr Energie übertragen als ein Tonerreger, der eine höhere Frequenz besitzt. Dies hängt damit zusammen, *»... weil die Rezeptoren niedriger Frequenzen im Ohr gegen Schäden widerstandsfähiger sind als die empfindlichen Hochfrequenzrezeptoren und höheren Tonstärken widerstehen können, bevor Schmerz empfunden wird.«**

* Andrew Neher, »A Physical Explanation of Unusual Behaviour«, in: »Ceremonies Involving Drums«, S. 152.

Das Schütteln der Rassel erzeugt eine höhere Frequenzerregung im Gehirn, dadurch werden die Trommelschläge verstärkt und der gesamte Klangeffekt erhöht.

Natürlich gibt es in der schamanischen Tradition neben Trommel und Rassel noch andere Hilfsmittel, um in den magischen Bewusstseinszustand zu gelangen, zum Beispiel die Einnahme der »Magischen Pflanzen«. Aber zu diesem Hilfsmittel sollte man erst greifen, wenn man durch einen Meister in deren Handhabung eingeweiht worden ist. Für unsere Arbeiten reicht es völlig aus, uns mit der Kraft von Trommel und Rassel aus der Alltagswirklichkeit heraustragen zu lassen.

Die Reise in die Welt der Tiere

Das Ritual wird im Dunkeln ausgeführt, am besten nachts, entweder in einem abgedunkelten Raum (es sollte kein Lichtschein zu sehen sein!) oder draußen im Freien in einer mondlosen Nacht. Wenn man unter freiem Himmel arbeitet, sollte man stets darauf achten, dass niemand durch das Schlagen der Trommel und Rassel belästigt wird. Als Erstes werden alle Teilnehmer und der Platz des Rituals geräuchert. Der Leiter ruft die Heiligen Kräfte, vor allem die Kraft des Nordens, die Kraft der Tiere, an und bittet sie um die Unterstützung der Menschen, die jetzt ihren Tierverbündeten suchen. Alle Teilnehmer legen sich auf den Boden mit dem Kopf nach Norden. Trommel- und Rasselspieler setzen sich in den Süden. Der Leiter gibt nun den Teilnehmern die Anweisung, sich mit geschlossenen Augen den Eingang einer Höhle, bei der sie schon gewesen sind, die es also tatsächlich in der sichtbaren Wirklichkeit gibt, vorzustellen oder eine Öffnung an einem Baum oder eine Quelle oder ein Loch, das in die Erde hineinführt. Wichtig ist, dass man diesen Erdeingang kennt und ihn mit seinem geistigen Auge so deutlich sehen kann, als wäre man selbst dort anwesend. Wenn alle Teilnehmer diese Eingangsstelle gefunden haben, beginnen Trommel und Rassel. Ihr Schlagen begleitet die ganze »Reise« im Vierer-Rhythmus, dem Takt des Nordens, dem Takt der Tiere. Der Anfang der Reise, ungefähr drei Minuten, wird durch den Schlag des ganzen Tones begleitet, also eins (zwei, drei, vier), eins (zwei, drei vier) usf. Dieser eintönige Rhythmus kann sehr hart geschlagen werden, besonders der allererste Schlag. Bei diesem Schlag geht man geistig in die Öffnung, die man vor sich »sieht«, hinein. (Die Augen bleiben während der ganzen Reise geschlossen!) Man gelangt auf einem tunnelartigen Weg ins Innere der Erde, auf dem man immer tiefer hinabgleitet. Dabei achtet man auf alles, was man sieht, riecht, hört, tastet, manchmal sogar schmeckt. Bisweilen kann es vorkommen, dass man auf dieser Reise nicht mehr weiterkommt, man hat das Gefühl, steckenzubleiben. Dann sollte man versuchen, sich trotz aller Hindernisse den Weg frei zu machen, oft hilft es, die Hände dabei wie Maulwurfschaufeln zu benutzen. Falls man überhaupt Schwierigkeiten hat, in die Öffnung richtig hineinzukommen oder im Tunnel gar nicht mehr weiterkommt, kehrt man zur Ausgangsstelle zurück und versucht es noch einmal, vielleicht sogar ein drittes oder viertes Mal. Wenn Trommel und Rassel nach ungefähr drei Minuten den letzten ganzen Schlag anzeigen, für einen weiteren ganzen pausieren und dann in den schnellen Vierertakt überwechseln, in dem jede Note geschlagen wird, also eins, zwei, drei, vier; eins, zwei, drei, vier usf. (wobei der erste Schlag noch betont wird), versucht man, an das Ende des Tunnels zu gelangen, das man meist als hellen Lichtkreis in der Ferne näher auf sich zukommen sieht, der immer größer wird, bis man schließlich davorsteht. Nun geht man durch diesen Ausgang aus dem Tunnel hinaus und befindet sich in einer Landschaft, die man genau betrachten sollte. Wenn bisher im Tunnel noch keine Tiere vorgekommen sind, wird man sie jetzt sehen. Meist sind es Tiere, die man aus der »normalen« Wirklichkeit kennt, es können aber auch mythische Tiere sein wie Drachen oder Einhörner oder Zwitterwesen, die halb Tier, halb Mensch sind. Mit aller Aufmerksamkeit soll der Reisende sich umsehen und darauf achten, wie sich die Tiere ihm gegenüber verhalten: Welche nehmen seine Anwesenheit wahr? Kommen sie auf ihn zugelaufen? Zeigen oder sagen sie etwas? … Zeigt sich ein Tier auf herausragende Weise oder viermal, meist von seinen vier Körperseiten, so ist dies das eindeutige Erkennungszeichen des Tierverbündeten, der sich freut, nicht mehr länger auf seinen »Bundesgenossen« warten zu müssen. Dieses Tier muss nun von seinem Finder geistig befragt oder gebeten werden, ob es bereit ist, mit ihm in seine Welt zu gehen und bei ihm zu bleiben als Freund und Helfer. Die Reaktion des Tieres wird auf diese Frage so eindeutig sein, dass man die Antwort wissen wird. Wenn es bereit ist, mitzugehen, so nimmt man es vorsichtig in beide Hände (die Geste wird nicht nur geistig, sondern konkret sichtbar ausgeführt) und hält es über seine Brust, dem Ort des 4. Chakras, dem Tierrad. Nach ungefähr fünf Minuten geben Trommel und Rassel durch den Wechsel zum Anfangsrhythmus das Zeichen zur Rückkehr. Man begibt sich wieder zum Tunnelloch und wandert mit dem Tier an der Brust den ganzen Tunnel wieder hinauf und steigt aus dem Erdloch schließlich hinaus. Mit einem kräftigen Schlag beenden Trommel und Rassel ihr Spiel. Die Teilnehmer bleiben erst einmal eine Weile auf dem Boden liegen, um die Kraft des mitgebrachten Tieres zu spüren. Jeder, der sein Tier gefunden hat, setzt sich dann auf, hält das Tier immer noch vor seiner Brust und bleibt ganz konzentriert auf diese Kraft. Der Leiter des Rituals kommt dann zu jedem, der ein Tier mitgebracht hat. Der »Finder« beschreibt dem Leiter, welches Tier er gefunden hat, wie es aussieht, sodass jener eine klare Vorstellung von dem Tier bekommt, so, als sähe er ein Abbild des Tieres vor sich. Mit diesem Bild im Geiste beugt er sich über das 7. Chakra, an den Ort der Fontanelle, und bläst die Kraft des Tieres ein. Mit der Rassel zeichnet er vier kleine Kreise darüber, um die Stelle wieder zu schließen. Nun ist die Kraft des Tierverbündeten fest im feinstofflichen Bereich seines Besitzers verankert. Anschließend soll das Tier getanzt werden. Trommel und Rassel schlagen dazu einen schnellen Vierer-Rhythmus. Man sollte dabei versuchen, nicht selbst zu tanzen, sondern das Gefühl, das im Körper durch die Kraft des gefundenen Tieres hervorgerufen wird, in Bewegung umzusetzen, sodass die neue unbekannte Energie des Tieres ihren freien Ausdruck im Tanz bekommt. Man sollte dabei jedem Bewegungsdrang nachgeben, sei es ein Kriechen, ein Schlängeln, ein Rollen, ein Hüpfen, ein Flügelschlagen. Das gleiche gilt für die Laute, die das Tier von sich geben will. Es ist gut, dabei die Augen halb geschlossen zu lassen, um konzentrierter diese Kraft durch sich durchzulassen. Der Sinn des Tiertanzes ist, Kraft und Wesen des Tieres kennenzulernen, indem man selbst von Mal zu Mal mehr eins wird mit dem Tier.

Sich mit seinem Tierverbündeten zu vereinen, gibt dem Menschen, egal mit welchem kulturellen Hintergrund, die Möglichkeit, in die nichtalltägliche Welt einzutreten und dort von diesem eingeführt zu werden, um das Wissen seiner Welt »mithochzuholen« in die alltägliche Welt. Der Tierverbündete wird dem Menschen Brücke zwischen beiden Welten, dem normalen und dem magischen Bewusstsein. Mit dem Tierverbündeten zusammenzuarbeiten, zu wissen, wie man ihn bei sich behalten kann (denn ohne Zutun des Menschen verschwindet die Kraft des Tieres ganz schnell!), zu wissen, auf welche Weise man die eigene Kraft mit der des Tieres verbinden kann, ist für den Menschen eine Quelle der Gesundheit und des Schutzes.

Die Art des Tieres, das man als Tierverbündeten bekommen hat, seine Gattung oder Familie, ob es zum Beispiel ein Flügelwesen, ein Vierbeiner oder ein Kriechtier ist, beinhaltet etwas sehr Wesentliches für das Erkennen der eigenen »Medizin« oder Aufgabe. Erinnern wir uns daran, was wir von den Tieren lernen können: Jedes Tier kennt ganz genau seine ihm zugeteilte Rolle. Ein Vogel hat zum Beispiel im ökologischen Stoffwechsel eine andere Funktion als ein Bär oder eine Maus. Was uns die Tiere lehren, ist die Konsequenz, mit der sie ihre Rolle erfüllen, die totale Hingabe an ihre Aufgabe, ihr instinktsicheres Handeln und das Zusammenspiel ihrer Rollen untereinander, das das ökologische Gleichgewicht erhalten hilft. Die Welt der Tiere, ihr Rollensystem, ist für den Menschen und seine Gemeinschaft ein Sinnbild, das ihm die natürliche Ordnung einer Gemeinschaft zeigt. Würde ein Tier anfangen, »ver-rückt« zu spielen, die innere Ordnung, das Gesetz seiner Rolle zu verlassen, so würde die ganze Tier-Gemeinschaft daran leiden und das Gleichgewicht des Ganzen wäre gestört.

Für all jene, die bei der ersten Reise in die Tierwelt keinen Erfolg hatten, gilt es, die Reise zu wiederholen, jedoch nicht öfter als viermal an einem Tag. Sie brauchen deshalb nicht beunruhigt sein, das Tier wird sich bei Ihnen melden, wenn Sie intensiv danach suchen. Oft liegt die Schwierigkeit bei dieser rituellen Tiersuche darin, dass der Einstieg ins Erdinnere nicht klar genug gesehen wird, man muss ihn so detailliert sehen, als wäre man dort. Es ist hilfreich, sich den Platz einfach nochmals richtig in der sichtbaren Wirklichkeit anzusehen, um ihn dann leichter imaginieren zu können. Eine andere Schwierigkeit kann das Hinabgleiten in die Tiefe der Erde sein, wenn Sie nur dicht unter die Erdoberfläche kommen und nicht in ihr Innerstes, in die Untere Welt, wo sich das Reich der Krafttiere befindet. Um da Abhilfe zu schaffen, ist es vorteilhaft, gleich beim ersten kräftigen Trommelschlag mit dem Kopf voran in die Tiefe zu tauchen, wobei man mit den Händen eine Art Schwimmbewegung ausführt. Doch die allergrößte Hürde, die den Zugang in die Tierwelt versperrt, ist die Ruhelosigkeit der Gedanken. Wenn man aber versucht, sich auf die Bilder zu konzentrieren, die einem begegnen, und sich tragen lässt von der Kraft der Trommel und Rassel, so kann dem Eintreten in diese Welt auch kein Gedanke mehr Einhalt gebieten. Alles kann gemeistert werden, wenn man die Kraft des Wollens als Antrieb nimmt.

Wie sieht nun die weitere Zusammenarbeit zwischen Ihnen und dem Krafttier oder Tierverbündeten aus? Als Erstes versuchen Sie, noch einmal die einzelnen Etappen der Reise nachzuempfinden. Erinnern Sie sich, ob Ihnen Ihr Tier etwas mitgeteilt hat, vielleicht hat es zu Ihnen gesprochen oder Ihnen etwas Bestimmtes gezeigt? Diese Hinweise sind sehr wichtig, daraus können Sie schon die ersten Schritte Ihrer Zusammenarbeit erkennen. Dann überlegen Sie sich, ob Sie durch ein früheres Ereignis, etwa durch Träume, irgendeine Verbindung mit dem gefundenen Tier haben. Und dann beginnen Sie, wie schon oben beschrieben, die Rolle des Tieres mit Ihrer Welt in Verbindung zu bringen. Falls Sie über Ihren Tierverbündeten zu wenig wissen, studieren Sie ihn in Büchern; und falls Sie eine Möglichkeit haben, Ihr Tier in natura zu sehen, tun Sie das, sooft Sie können und beobachten Sie seine Verhaltensweisen.

Der nächste Schritt ist, dass Sie sich einen »Kraftgegenstand« Ihres Tierverbündeten suchen, der mit seiner Energie aufgeladen ist und zu Ihrem »Schamanenzubehör« in Ihr Medizinbündel kommt. Ist Ihr Tierverbündeter zum Beispiel ein Vogel, so eignet sich als Kraftgegenstand am besten eine Feder; ist es ein Tiger oder eine Raubkatze, eine Kralle oder ein Zahn, ist es ein Pferd, Haarsträhnen oder ein Huf. Tierhäute, Felle, Knochen, alles kann dazu dienen, es muss nur in Bezug zu Ihrem persönlichen Tier stehen. Oft ist es der Fall, dass man den geeigneten Gegenstand schon länger bei sich hat, ohne recht zu wissen warum. Oder es geschieht, dass Sie, unmittelbar nachdem Sie Ihr Tier gefunden haben, den passenden Gegenstand geschenkt bekommen oder ihn selbst in der Natur oder in einem Laden finden. Dies ist dann niemals Zufall (so wie wir dieses Wort verstehen), sondern Gesetzmäßigkeit. Es sind die Gesetze der Resonanz und der Synchronizität, die im schamanischen Denken immer als Hinweis dafür beachtet werden, dass die nagualen Kräfte wirken und das Fließen der Kraft im Gange ist. Das Resonanzgesetz kennen wir aus der Physik: »resonare« heißt zurückschwingen; eine Stimmgabel zum Beispiel kann nur durch einen Ton ihrer Eigenfrequenz berührt werden, um in Schwingung zu kommen, andere Töne, die außerhalb ihrer Eigenfrequenz liegen, nimmt sie gar nicht wahr und sie existieren für sie gar nicht. Dieses Gesetz gilt auch für den Menschen: Das, was in ihm als Schwingung seiner Eigenfrequenz wach geworden ist, das kann in Kontakt treten und sich berühren lassen mit dem, was von außen an ihn herantritt. So können Sie zum Beispiel plötzlich einen Sinnzusammenhang herstellen zwischen der verstaubten Tigerkralle, die seit geraumer Zeit in Ihrem Bücherregal liegt, und Ihrem Krafttier, das sich als Tiger entpuppt hat. Vorher konnten Sie diese Gedankennaht nicht erkennen, da sie nicht zu Ihrer persönlichen Schwingung, zu Ihrer Eigenfrequenz, gehörte. Ähnlich ist es beim Synchronizitätsgesetz, dem notwendigen Zusammenfallen von Ereignissen: Kurz nachdem Sie Ihren Tierverbündeten gefunden haben, schenkt Ihnen jemand einen Teil dieses Tieres, vielleicht einen Gürtel aus seiner Haut oder eine Feder, und so weiter. Dies ist die Wirkung Ihrer eigenen Kraft, Ihre Affinität, die Sie mit verwandten Schwingungen Ihrer Umwelt zusammenbringen wird. Achten Sie bei jeder schamanischen und rituellen Handlung auf diese Gesetzmäßigkeiten, sie sind immer ein positives Echo und ein Wegweiser.

Ihren Kraftgegenstand sollten Sie als Erstes reinigen; entweder in Salzwasser oder in einer Quelle, in einem Fluss oder im Meer. Felle und Häute können Sie in einen Baum hängen, vier Tage und vier Nächte lang. Bevor Sie den Gegenstand zum Arbeiten benutzen, räuchern Sie ihn immer, nach dem Arbeiten ebenfalls und wickeln ihn in ein rotes Stück Stoff und legen ihn zu den anderen Verbündeten in Ihr Medizinsäckchen, das Sie sich aus Leder oder Stoff nähen können und mit Ihren Symbolen besticken oder bemalen. Wichtig ist, dass Ihre »Medizinhelfer« nicht offen herumliegen, sondern geschützt aufbewahrt werden. Der Sinn eines Kraftgegenstandes ist, dass er zum Kraftträger wird, mit der Kraft aufgeladen wird, für die er Symbol ist. So soll zum Beispiel das Symbol des Tierverbündeten mit dessen Kraft aufgeladen sein. Auf diese Weise haben Sie die Möglichkeit, sich direkt mit dieser Kraft in Verbindung zu bringen, als würden Sie sich in ein Energienetz einschalten oder Kraft »anzapfen«, die Sie dann auch auf andere übertragen können, zum Beispiel bei Heilungen. Je inniger Sie mit der geistigen Kraft Ihres Tierverbündeten verwachsen, desto mehr an Kraft können Sie dem symbolischen Gegenstand übertragen. Legen Sie sich daher diesen Gegenstand nachts unter Ihr Kopfkissen und meditieren Sie vor dem Einschlafen über Ihren Tierverbündeten oder tanzen Sie ihn mit dem Gegenstand bei sich, bevor Sie sich hinlegen. Arbeiten Sie mit den nächtlichen Traumbildern: Welche Kraft offenbart sich darin? Wo sehen Sie einen Zusammenhang mit Ihrem Tier? Träume, in denen man seinen Tierverbündeten sieht, sind ein großes Geschenk der Traumhüter, sie kommen nicht allzu oft und sollten mit höchster Aufmerksamkeit mit dem Tagtraum verbunden werden. Vergessen Sie auch tagsüber in ganz alltäglichen Situationen nicht, Ihr Tier zu rufen und es einzuladen. Versuchen Sie, sich an den neuen Kraftstrom zu erinnern, den Sie spürten, als Sie das Tier zum ersten Mal in »Ihren Armen hielten« und lassen Sie diese Kraft öfters bewusst durch sich hindurchfließen. Dies hilft auch in schwierigen oder gefährlichen Situationen, in denen man dann die Angst verwandeln kann, indem man sein Tier ruft, zusammen mit ihm der Gefahr begegnen kann und zugleich vom Tierverbündeten mit der Instinktkraft gestärkt wird, die dann weise handeln lässt.

Und tanzen Sie Ihr Tier sooft Sie können. Eine besonders kraftvolle Zeit ist die Abenddämmerung im Wald, wenn der »Wald erwacht«, wie die Schamanen sagen, und alle seine Wesen Sie beim Tanzen unterstützen. Nehmen Sie beim Tanzen Ihren Kraftgegenstand mit sich, stecken Sie sich die Feder ins Haar oder hängen Sie sich das Fell um … Tanzen Sie mit halbgeschlossenen Augen und sträuben Sie sich nicht gegen den Bewegungsdrang Ihres Tierverbündeten, sondern lassen Sie sich in diesen hineinfließen und spüren Sie, was Ihnen dabei gezeigt wird. Oft erlebt man auf diese Weise eine neue Art, sich zu bewegen, zu stehen, sich zu legen, in der man sich mit Kraft auftanken kann und dabei fühlt, dass man in dieser Stellung Berge versetzen könnte. Dies kann einem in so vielen Alltagssituationen zugute kommen, wenn man erschöpft und kraftlos ist. Merken Sie sich auch die Bilder, die beim Tanz vor Ihrem inneren Auge auftauchen. Alle Energien, die beim Tanzen frei werden, strömen in Ihren Kraftgegenstand, den Sie bei sich haben, und laden ihn auf. Immer, wenn Sie mit Ihrem Verbündeten sprechen oder zusammen sind, lassen Sie den symbolischen Gegenstand dabei sein, und mit allem, was Ihnen offenbart wird, »besprechen« Sie konzentriert das Symbol. Wenn Sie dringende Fragen haben, die mit Ihrer »Medizin« zusammenhängen oder Fragen, die aus einem Traum entstehen, von dem Sie ahnen, dass es wichtig ist, ihn zu verstehen, so können Sie eine neue Reise in die Welt der Tiere machen. Anfangs sollte immer noch jemand dabei sein, der Sie führen kann und Ihnen auch hilft, wenn Sie Hilfe brauchen. Immer dabei sein sollen Trommel und Rassel. Den Kraftgegenstand halten Sie dabei auf das 4. Chakra, Ihr Tierrad. Bevor Sie in die Welt der Tiere hinuntersteigen, nehmen Sie Kontakt auf mit Ihrem Tierverbündeten, legen ihm Ihr Problem dar und bitten ihn, dass er Sie in der Unteren Welt führt und Ihnen die Antwort zeigt. Alles, was Ihnen als Information auf solchen Reisen (wie auch in Ihren Träumen und Ihrem Tiertanz) gegeben wird, geben Sie anschließend Ihrem Gegenstand ein: Dazu setzen Sie sich auf und halten den Gegenstand an Ihr 4. Chakra. Beim Einatmen gehen Sie zu Ihrem 4. Chakra und beim Ausatmen stoßen Sie den Gedanken in den Gegenstand. Die Informationen sind immer Botschaften, die zu Ihrer »Medizin« gehören. Nehmen Sie Ihren Kraftgegenstand öfters aus Ihrem Medizinbündel heraus und meditieren Sie, welche Informationen, welche Kraftqualitäten er mittlerweile schon trägt. Dies ist besonders schön bei einem Vollmondritual (S. 316ff.).

Haben Sie sich einmal entschieden, den schamanischen Weg zu gehen, so werden Sie bei allen Ritualen und Tätigkeiten nie selber handeln, sondern immer Ihren Tierverbündeten durch Sie handeln lassen. Denn dadurch arbeiten Sie »magisch«: Sie öffnen sich den kosmischen Kräften und diese benutzen Sie als ihr Werkzeug. So sind Sie Diener und Mitarbeiter am Ganzen.

Das Kraftlied

Damit Sie Ihren Tierverbündeten zu sich rufen können, gibt es in der schamanischen Praxis die Hilfe des »Kraftliedes«. Dieses Lied kann nur dann zu einem magischen Lied oder Kraftlied werden, wenn Sie sich seine Melodie und seinen Text nicht selbst ausgedacht haben, sondern wenn dies Höhere Kräfte für Sie getan und Ihnen dies Lied geschenkt haben. Um solch eine Gabe aber überhaupt wahrnehmen zu können, ist es notwendig, die eigene Melodie zum Schweigen zu bringen, um leer zu sein, damit sich die Höheren Kräfte Resonanzraum verschaffen können. Dazu ist es immer gut, in die Natur zu gehen, in die Nähe eines Wassers oder unter einen Baum oder auf einen Berggipfel, wo Sie allein sein können mit den Wesen, die dort weilen. In der Einsamkeit der Natur wirkt die magische Kraft meist am stärksten. Auch für dieses Ritual ist es sinnvoll zu fasten. Während Sie auf dem Weg sind, versuchen Sie die Bewegungsart Ihres Tierverbündeten zu der Ihren werden zu lassen, gebärden Sie sich ruhig, wie er es will, lassen Sie sich von ihm führen, bis Sie schließlich seinen Rhythmus spüren, bis sich Ihre Lippen formen zu Lauten, zu Silben, zu Worten, bis sich die Melodie dazu einstellt. Oft sind die Kraftlieder sehr einfach in Text und Melodie, sie können leicht eintönig erscheinen. Das ist aber gut so, denn wenn Sie Ihren Verbündeten mit dem Lied rufen, das Sie wie ein Mantra in einer Meditation für eine Zeit lang singen, werden Sie schon allein durch die Monotonie seiner Melodie und seines Textes in eine Art Trance versetzt, die Sie leichter in den schamanischen Bewusstseinszustand übertreten lässt. Singen Sie Ihr Kraftlied immer, wenn Sie den Drang dazu verspüren und immer, wenn Sie Ihren Tierverbündeten zur gemeinsamen Arbeit rufen.

Gemeinsame Arbeit mit dem Tierverbündeten: die Kraftübertragung

Jemandem Kraft zu schicken, ist eine alte schamanische Fernheilmethode, von der wir Rudimente wie: »Ich drück' dir beide Daumen« oder: »Ich werde fest an dich denken« noch kennen. Es gibt unzählig viele Situationen, wo Sie jemandem Kraft schicken können. Nehmen wir an, ein Freund von Ihnen ist krank oder befindet sich in einer kritischen Situation und Sie wollen ihm Kraft schicken, damit er wieder auf die Beine kommt. Wie gehen Sie dabei am effektvollsten vor? Um Kraft auf jemand anderen zu übertragen, müssen Sie sich stets vergegenwärtigen, dass es niemals Sie persönlich sind, der da Kraft von der seinen weggibt und sie jemandem schenkt. Das wäre äußerst schädlich und gefährlich, da fast kein Mensch »gesund« ist im Sinne eines ausgewogenen, harmonischen Energiehaushaltes. Sie können nur Energie oder Kraft aus einer Energiequelle weitergeben, die in sich unerschöpflich und stets im Gleichgewicht ist. Um diese Quelle anzapfen zu können, brauchen Sie einen Vermittler, den Sie darum bitten können. Ihr persönlicher Vermittler ist Ihr Tierverbündeter. Denn so wie er Sie selbst beschützt und gesund erhält, so kann er das auch bei bestimmten Anlässen für andere tun. Meist geschieht dies in der Form, dass sich Ihr Tierverbündeter an das Krafttier der betreffenden Person wendet, für die Sie um Kraft bitten. Dabei spielt es keine Rolle, ob diese Person ihr Krafttier kennt oder nicht; Ihr Tierverbündeter weiß, an wen er sich in der Welt der Tiere wenden muss, und diese Kraft wird wirken.

Führen Sie das Ritual der Kraftübertragung in einem dunklen Raum aus, am besten abends – am Platz des Nordens in Ihrem Medizinrad. Räuchern Sie sich und den Platz, an dem Sie arbeiten. Rufen Sie die Kräfte der vier Richtungen herbei und bitten Sie sie um Unterstützung. Wenden Sie Ihren Blick in die Richtung, wo sich die Wohnung oder die Stadt des hilfsbedürftigen Freundes befindet. Schließen Sie die Augen und führen Sie die Kleiner-Tod-Atmung aus: stoßweise zwölf Sekunden durch die Nase einatmen, zwölf Sekunden den Atem anhalten, stoßweise zwölf Sekunden ausatmen und wieder zwölf Sekunden den Atem anhalten, das Ganze siebenmal. Stellen Sie sich nun Ihren Freund, dem Sie Kraft schicken wollen, so genau wie möglich vor, sodass er vor Ihrem geistigen Auge so lebendig wird, als würde er vor Ihnen stehen. Durch diese geistige Imagination nehmen Sie Kontakt auf mit dem Astralkörper Ihres Freundes. Denn Sie können nur dem feinstofflichen Bereich Ihres Freundes Kraft übermitteln, da die Art der Übermittlung eine geistige ist. Nur in der geistigen Welt ist es möglich, auf solche Weise miteinander Verbindung aufzunehmen. Aber der Kraftzufluss, der sich im Feinstofflichen niederschlägt, springt dann über auf das Ganze, auf Körper, Seele und Geist Ihres Freundes. Wenn Sie das Bild Ihres Freundes klar vor Ihrem inneren Auge haben, beginnen Sie, Ihr Krafttier zu rufen. Sie können dazu Ihr Kraftlied singen und eine Rassel oder eine Trommel zur Begleitung nehmen. Sobald Sie die Anwesenheit Ihres Tierverbündeten wahrnehmen, bitten Sie ihn, Ihrem Freund (nennen Sie ihm den ganzen Namen, wo er sich gerade befindet und woran er leidet) so viel an Kraft zu schicken, wie er braucht. Bitten Sie nur um diese Vermittlung und bleiben Sie aber weiter auf das geistige Abbild Ihres Freundes konzentriert; lassen Sie es nicht aus den Augen. Manchmal, vor allem, wenn Sie darin schon etwas geübter sind, können Sie die Art des Kraftzuflusses an diesem geistigen Bild sehen; meist zeigt er sich als energetisches Lichtbündel, das an einer bestimmten Stelle des Körpers sichtbar wird, oder Sie sehen sogar das Krafttier dieses Freundes, das durch Vermittlung Ihres Tierverbündeten gekommen ist, um ihm zu helfen. Nach ungefähr zehn Minuten beenden Sie die Kraftübertragung. Wiederholen Sie dieses Ritual bei kritischen Anlässen öfters am Tag, im Fall einer längerwährenden Krankheit regelmäßig einmal am Tag.

Beobachten Sie dabei sehr genau, wie Sie sich hinterher fühlen. Fühlen Sie sich gestärkt und kraftvoll, so können Sie sicher sein, dass Sie nicht selbst Energie abgegeben haben. Fühlen Sie sich jedoch geschwächt, so müssen Sie beim nächsten Mal besser darauf achten, sich nicht persönlich in die Fernheilung einzuschalten, auch wenn Sie es noch so gut meinen. Sie bewirken dadurch nichts Heilendes, sondern nur, dass Sie Unordnung im Energiehaushalt der Person, der Sie Kraft übertragen wollen, schaffen und in Ihrem eigenen ebenso.

Die Kraftübertragung kennt keine örtlichen Grenzen. Es spielt keine Rolle, wie nah oder wie weit weg sich derjenige befindet, dem Sie Kraft schicken wollen. Es kann aber auch im gleichen Raum geschehen. Zum Beispiel: Jemand befindet sich in einer angespannten Situation, bei einer Gerichtsverhandlung oder er muss eine Rede halten … und Sie sind ebenfalls anwesend in diesem Raum, dann können Sie Ihren Tierverbündeten bitten, diesem Menschen Kraft zu schicken, indem Sie innerlich wie ein Mantra diese Bitte sprechen.

Die Zusammenarbeit mit dem Tierverbündeten ist besonders fruchtbar, wenn Sie sie in Ihren Beruf integrieren. Zum Beispiel: Es gilt, eine mühevolle Kleinarbeit zu machen, die viel Geschick Ihrer Hände bedarf, oder Sie stehen hilflos vor einer Schulklasse, die versucht, Sie fertigzumachen … Es gibt unzählig viele Situationen, denen Sie besser gewachsen sind, wenn Sie Ihren Tierverbündeten zu Hilfe nehmen, ihn rufen und ihn fragen, was nun der nächste Schritt sein muss.

Großartig ist diese Hilfe auch, wenn man in Heilberufen arbeitet. Wann immer Sie mit Ihren Händen am Körper des Kranken sind oder ihn mit Worten berühren, sollten Sie um die Unterstützung Ihres Tierverbündeten bitten, damit er Sie führt, Sie die kranken Stellen durch Ihre Hände spüren lässt oder Ihnen die richtigen Worte eingibt. Auch wenn Sie die seelisch-geistige Ursache einer Krankheit oder eines Leidens herausfinden wollen – sei es bei Ihnen selbst oder bei einem Ihrer Patienten oder bei Freunden – so wenden Sie sich an Ihren Tierverbündeten. Oft ist es ratsam, dazu eine Reise in die Tierwelt oder Unterwelt zu machen, zu der Sie die Frage nach der Krankheitsursache mit hinunternehmen. Dort »unten« können Sie auch nach der Heilmethode fragen, die im betreffenden Fall angezeigt ist. Bitten Sie bei diesen Reisen immer Ihren Tierverbündeten, Sie zu begleiten und zu den richtigen »Instanzen« zu führen.

Wenn Sie gerne zeichnen, so können Sie nach jeder Reise in die Tierwelt alle Begebenheiten, alle Bilder, die Sie dort sehen, zu einem Bild zusammenfassen, in das Sie sich danach mithilfe der Bildmeditation noch einmal vertiefen:

Setzen Sie sich dazu in Ihr Medizinrad, an den Platz des Westens, der Kraft der Innenschau. Stellen Sie das Bild vor sich auf, das Sie über eine Ihrer Reisen gezeichnet haben. Nehmen Sie als Unterstützung Ihren tiersymbolischen Kraftgegenstand und rufen Sie Ihren Tierverbündeten. Bitten Sie einen Freund, Sie für ungefähr zehn Minuten mit einem gleichbleibenden Viererrhythmus auf der Trommel zu begleiten. Schauen Sie nun Ihre Zeichnung an und lassen Sie sich vom Rhythmus der Trommel ganz in sie hineintragen, sodass Sie glauben, Sie gingen selbst in der Bilderwelt Ihres Gemäldes spazieren. Rufen Sie, wann immer Sie den Drang verspüren oder vor einem Zeichen stehen, das Sie nicht verstehen, Ihren Tierverbündeten; zeigen Sie ihm alle Bilder, die Ihnen noch als leere Symbole erscheinen und fragen Sie ihn nach dem dahinterliegenden Sinn. Diese Bildmeditation können Sie so lange fortsetzen, bis Sie das Gemälde als Ganzes in seiner Aussagekraft verstehen. Sie können auch versuchen, von allen vier oder acht Plätzen des Medizinrades aus über das Bild zu meditieren, wobei Sie dann als Helfer die jeweilige Kraft der Richtung sprechen lassen. Für jeden Menschen bedeutet es Verantwortung, wenn er durch die Reise in die Tierwelt seinen Tierverbündeten findet und mit hinauf in seine Welt bringt. Verantwortung in dem Sinn, dass er willens sein muss, sich mit dieser geistigen Kraft zu verbinden und darauf zu achten, dass sie bei ihm bleibt wie ein nie versiegender Quell der Weisheit. Denn er ist kein nettes »Haustierchen« zum Vergnügen des Menschen, sondern ein Wesen, das der Mensch zu seinem Wachsen braucht, von dem er lernt, das ihn lehrt wie sein persönlicher Meister. Wie bei allen Dingen, so muss man sich auch bei jedem schamanischen Schritt, den man auf diesem Wissensweg vorwärts setzt, bewusst sein, welches Ausmaß solch ein Schritt hat. Dass man seinen Tierverbündeten finden kann, ist ein Geschenk der kosmischen Kräfte, das nicht mit Füßen getreten werden darf, sondern das verpflichtet, als Medizin, die heil macht, angenommen zu werden. Deshalb ist es wichtig, die Kraft des Tierverbündeten mit in den menschlichen Alltag einzubeziehen. Es gibt so viele Situationen, wo es hilfreich wäre, sich an diese Kraft zu erinnern und sich an sie anzuschließen. So wird auch die konkrete Zusammenarbeit bei jedem Menschen verschieden aussehen, jeder kann nur seinen eigenen Kontakt, seine eigene Freundschaft knüpfen. Vernachlässigt man das geistige Bündnis mit seinem Krafttier oder »Medizintier«, so wird es seinen Besitzer schnell wieder verlassen. Es ist auf die Kommunikation des Menschen angewiesen, die durch Tanz, Zwiesprache, Bitte um Führung, durch Fragen ... am Leben erhalten werden kann.

Neben dem Ritual der Reise in die Tierwelt gibt es noch andere Möglichkeiten, sein Tier zu finden. In vielen Indianerstämmen dient dazu die »Visionssuche«, ein Ritual, bei dem man einige Tage und Nächte in der Natur verbringt, alleine ist, fastet und betet und die Kräfte bittet, dass sie einem eine Medizin zeigen. Meist erscheint dabei der Tierverbündete, der die Richtung weist, in der sich die Berufung befindet.

Eine andere Art, seinen Tierverbündeten zu finden, geschieht mithilfe der »Magischen Pflanzen«, wobei einen der Pflanzengeist zu seinem Tier führen kann.

Oder der Tierverbündete kommt wie aus »heiterem Himmel« auf einen zu, in einer blitzartigen Vision, in der man plötzlich seine Kraft empfängt. Ich möchte nun die hier angeführten Gedanken und Anregungen für die Suche der Tierverbündeten abschließen und wünsche mir, dass sie Ihnen Impulse geben konnten, um sich selber mit diesem Thema wieder auseinanderzusetzen und diese Kraftquelle zu entdecken.

Der Medizinschild

Wenn Sie nun Ihre drei Verbündeten gefunden haben und mit ihrer Hilfe Ihre Medizin deutlicher erkennen, können Sie sich einen sogenannten »Medizinschild« anfertigen, auf dem Sie Ihre Medizin in Farben und Zeichen sichtbar werden lassen. In der Tradition des Schamanismus ist dies eine gute Übung, um sich immer wieder seine Medizin vor Augen zu halten. Die Schamanen nehmen dazu ein Stück Leder, das über einen runden Holzrahmen gespannt und mit den Symbolen seines Inhabers bemalt wird. Symbole, die seine Verbündeten darstellen aus Pflanzen-, Stein- und Tierwelt, Symbole, die seine Medizin definieren, Symbole, die ihm in wichtigen »großen« Träumen geschenkt wurden oder die er auf seiner Visionssuche oder in anderen Ritualen empfangen hat. Der Medizinschild hängt normalerweise vor dem Hauseingang, dass alle vom Stamm wissen, welche Medizin dieser Mensch hat. Bei Heilungen und Zeremonien wird er wie ein Schild getragen oder einfach vor sich aufgestellt. Der Medizinschild wird immer durch neue Symbole ergänzt, die dem Schamanen im Lauf seines Lebens begegnen; oder er kann auch wieder ganz neu angefertigt werden, wenn sich seine Medizin sehr verändern sollte.

Was uns Europäern von diesem alten schamanischen Ritual übriggeblieben ist, sind die Zunftschilde der Handwerker, die am Maibaum aufgehängt sind, der in der Mitte des Dorfes steht. Der Maibaum ist ursprünglich der Weltenbaum, das Zentrum, die Mitte, zu der der Mensch Verbindung hat zur Erde und zum Himmel, zum Ganzen. Um diese Mitte herum reihen sich die »Medizinen« der Dorfbewohner, beziehen sich auf diese Mitte und demgemäß auf das Ganze. Es gibt am Maibaum nur die Zunftschilde zu sehen, deren Handwerke auch noch tatsächlich im Dorf ausgeübt werden. So kann jeder im Dorf, aber auch jeder Fremde sofort erkennen, welche Berufe es dort gibt, welche »Medizinen« hier ausgeübt werden. Die schamanischen Vermittler des Medizinrades weisen immer wieder darauf hin, wie wichtig es für den Menschen ist, an bestimmten Zeitpunkten seiner Wegstrecke seine Medizin zu definieren. Das Ritual des Schild-Malens zwingt den Menschen, konkret zu werden, seine Zeichen und Symbole so eindeutig zu setzen, dass er sie selbst als klaren Wegweiser für sich erkennt und dabei ein »Aushängeschild« für seine Mitmenschen schafft, die darin mit einem Blick seinen Beruf beziehungsweise seine Berufung erkennen können, so wie Pflug und Sense sofort die Betätigung eines Bauern widerspiegeln.

Versuchen Sie selbst, sich Ihren Schild zu spannen und ihn mit Ihren Medizinzeichen zu bemalen oder zu beschriften. Hängen Sie ihn als »Spiegel« in Ihrem Zimmer auf oder, wenn Sie Ihre Arbeit zu Hause ausüben, an Ihrem Arbeitsplatz als Erinnerung und Spiegelbild Ihrer Aufgabe.

Sie können Ihren Schild auch als Bespannung für Ihre Trommel benützen. Damit berühren wir gleich das nächste Thema: Die Trommel, die Ihnen als Hilfsmittel zu allen schamanischen Handlungen zur Seite steht, die unbedingt zu einem weiteren Verbündeten von Ihnen werden sollte, ebenso wie die Rassel.

Trommel und Rassel – zwei weitere Verbündete des Menschen

Im Zusammenhang mit dem Ritual der Tiersuche wurde der physikalische Effekt von Trommel und Rassel erläutert. Erinnern wir uns noch mal kurz daran: Der monotone Schlag der Trommel und Rassel bewirkt nach geraumer Zeit an den Neuronen des Gehirns Veränderungen, durch die der Mensch in einen anderen Bewusstseinszustand gerät, den man als Schamanischen, Magischen oder Höheren Bewusstseinszustand bezeichnen kann. Nur in diesem veränderten Bewusstsein gelingt es dem Menschen, in die unsichtbare Welt, die hinter der sichtbaren liegt, einzutreten.

Doch hier wollen wir uns dem rituellen Gebrauch von Trommel und Rassel zuwenden. Wo und wie können sie für uns Hilfsmittel sein, die uns die Andere Welt eröffnen?

In der Tradition des Schamanismus sind Trommel und Rassel unentbehrliche Hilfsmittel, die dem Schamanen zur Brücke in die Andere Welt werden. Dazu ein Zitat von Mircea Eliade, dem großen Schamanenforscher: *»Die Trommel spielt bei den schamanischen Sitzungen eine hervorragende Rolle. Ihre Symbolik ist komplex, ihre magische Funktion vielfältig. Sie ist zur Abwicklung der Sitzung unentbehrlich, ob sie nun den Schamanen zum »Zentrum der Welt« bringt, ob sie ihm ermöglicht, in die Lüfte zu fliegen, ob sie die Geister ruft und gefangensetzt, oder ob sie dem Schamanen zur Konzentration verhilft und zur Kontaktaufnahme mit der spirituellen Welt, in die zu reisen er sich bereitet.«**

* Mircea Eliade, »Schamanismus und Ekstasetechnik«, S. 168.

Das gleiche gilt auch für die Rassel. Das Zentrum der Welt ist in uns selbst, es ist unser eigenes Zentrum, die Mitte in uns, in der wir eins sind mit allem Leben, eins mit beiden Welten, der sichtbaren und der unsichtbaren. Und »durch die Lüfte fliegen« wir, wenn wir eins sind mit unserem Geist, der Teil ist des Ewigen Kosmos, und »unsere Geister rufen wir und sehen wir«, wenn wir in Kontakt sind mit unseren Verbündeten aus Stein-, Pflanzen- und Tierwelt und darüber hinaus mit all unseren persönlichen Helfern im All, seien es unsere Ahnen oder Heilige oder Erleuchtete. All diese Wesen sind da, wir müssen sie nur rufen und um Hilfe, um Zusammenarbeit bitten. Und zu dieser Anrufung verhelfen uns Trommel und Rassel.

Das Herbeitrommeln der Heiligen Kräfte im Medizinrad

Setzen Sie sich in Ihr Medizinrad an den Platz, der Sie ruft und nehmen Sie eine Trommel, mit deren Hilfe Sie die Kräfte des Medizinrades herbeirufen können:

Beginnen Sie mit der Kraft des Ostens, dem Anrufen der Kraft der Heiligen 1, der Kraft der Sonne. Machen Sie sich dabei innerlich bewusst, wen Sie anrufen, welche Kraft Sie zu sich einladen. Trommeln Sie in einem ziemlich schnellen, aber immer gleichmäßig bleibenden Rhythmus. Hier, bei der Anrufung der Heiligen 1, schlagen Sie eins, eins, eins, eins – so lange, bis Sie diese Kraft wahrnehmen, bis Sie aus Ihrem Inneren zurücktönt und Sie mit ihr verbunden sind.

Dann gehen Sie über zum Anrufen der Heiligen 2, der Kraft des Westens, der Kraft der Erde, der Kraft der Innenschau und Intuition, der Kraft des Wollens. Der zugehörige Ruf der Trommel ist der Zweiertakt eins-zwei; eins-zwei; usf. Gehen Sie erst zur Anrufung der Heiligen 3 über, wenn Sie spüren, dass der Kraftstrom durch Sie hindurchgeht.

Die Anrufung der Heiligen 3, der Kraft der Pflanzen, der Kraft des Urvertrauens und der Unschuld, geschieht über den Dreiertakt: eins-zwei-drei; eins-zwei-drei; usf. (Die Betonung liegt immer auf der Eins!)

Die Anrufung der Heiligen 4, der Kraft des Nordens, der Tiere, der Kraft des Verstandes und der Logik, erfolgt über den Viertakt: eins-zwei-drei-vier; eins-zwei-drei-vier; usf.

Die Anrufung der Heiligen 5, der Kraft des Menschen, erfolgt über den Fünfertakt: eins-zwei-drei-vier-fünf; eins-zwei-drei-vier-fünf; usf. Alle weiteren Anrufungen werden immer im Verhältnis zur 5 getrommelt.

Bei der Anrufung der Heiligen 6, der Kraft des Südostens, der Kraft der Ahnen, trommeln Sie: eins-zwei-drei-vier-fünf-eins; eins-zwei-drei-vier-fünf-eins. Denken Sie dabei innerlich mit: Es ist die Heilige 5, der Mensch, der sich mit der Heiligen 1, der Sonne, verbindet zur Heiligen 6, der Kraft der Ahnen.

Bei der Anrufung der Heiligen 7, der Kraft des Südwestens, der Kraft des Traumes, trommeln Sie: eins-zwei-drei-vier-fünf-eins-zwei; eins-zwei-drei-vier-fünf-eins-zwei; usf. Es ist die Heilige 5, der Mensch, der sich mit der Erde, der 2 zur 7 verbindet.

Bei der Anrufung der Heiligen 8, der Kraft des Nordwestens, der Kraft der Kreisläufe und Gesetze, trommeln Sie: eins-zwei-drei-vier-fünf-eins-zwei-drei; eins-zwei-drei-vier-fünf-eins-zwei-drei; usf. Es ist die 5, der Mensch, der sich mit der 3, der Kraft der Pflanzen, verbindet zur Kraft der Heiligen 8.

Bei der Anrufung der Heiligen 9, der Kraft des Nordostens, der Kraft der Bewegung und Medizin, trommeln Sie: eins-zwei-drei-vier-fünf-eins-zwei-drei-vier; eins-zwei-drei-vier-fünf-eins-zwei-drei-vier; usf. Es ist die 5, der Mensch, der sich mit der 4, der Kraft der Tiere, zur Kraft der 9 verbindet.

Bei der Anrufung der Kraft der Heiligen 10, der Kraft des Höheren Selbst, trommeln Sie: eins-zwei-drei-vier-fünf-eins-zwei-drei-vier-fünf; eins-zwei-drei-vier-fünf-eins-zwei-drei-vier-fünf; usf. Es ist der Mensch, der sich mit dem Menschen verbindet zur Heiligen 10.

Wenn Sie mithilfe der Trommel die Kräfte von der Heiligen 1 bis zur Heiligen 10 anrufen, bewirken Sie damit auch die Anrufung der Höheren Oktave, der Kräfte der Heiligen 10 bis zur Heiligen 20.

Achten Sie bei dieser Trommelmeditation auf Ihre Chakras, die durch den vibrierenden Schlag in Schwingung kommen, wobei das Schlagen des Einsertakts das 1. Chakra berührt, das Schlagen des Zweiertakts das 2. Chakra, usf.

Bei dieser Anrufungsweise können Sie auch Trommel und Rassel gleichzeitig schlagen oder auch nur eine Rassel verwenden.

Rassel und Trommel sind Symbole für die Welt, die Welt-Kugel. Sobald der Mensch sie zur Hand nimmt und sie schlägt oder schüttelt, bekundet er seine Einheit mit dem Kosmos.

Eine Rassel sollten Sie mit in Ihrem Medizinbündel haben, als persönlichen Kraftgegenstand. Sie können Sie sich aus einem Kürbis oder einer Kalebasse selber anfertigen: Lassen Sie die Frucht zuerst völlig austrocknen, öffnen Sie dann ihre obere, schmale Stelle und schaben Sie mit einem spitzen Löffel oder Messer den vertrockneten Inhalt heraus. Dann räuchern Sie das innere Gehäuse aus und füllen es mit 20 Körnern (das können Maiskörner, harte, kleine Bohnensamen oder Reiskörner sein; auch kleine Kiesel oder Halbedelsteine, was Ihnen am besten gefällt). 20 soll an die 20 Heiligen Kräfte erinnern, an die Heilige Kraft, die ganz macht. Für den Griff der Rassel suchen Sie sich ein starkes Stück Holz, vielleicht von Ihrem Lieblingsbaum, und leimen es an das geöffnete Ende. Wenn Sie wollen, können Sie die Rassel mit Symbolen und Zeichen Ihrer Medizin bemalen. Wer einen Garten hat, kann sich den Kürbis auch selbst großziehen.

Als Trommel dient jede Art von Trommel. Aber auch sie kann man selber bauen, wenn man gut mit Holz und Leder arbeiten kann; oder man gibt eine in Auftrag, wobei man gegenüber dem Kaufen den Vorteil hat, die Trommel selbst entwerfen zu können, und man kann für die Bespannung ein Fell nehmen, zu dem man über sein Krafttier eine Verbindung hat…

Trommeln und Rasseln zu gebrauchen, ist zu jeder schamanischen Handlung für die Einstimmung, die Anrufung und Anbindung der Kräfte und für das Sichversenken in den »magischen Teil« seiner selbst ein Hilfsmittel, dessen wir uns viel öfter bedienen sollten, um die Kraft und Magie mit jeder Schwingung, die ein Schlag erzeugt, in den inneren Raum zurückklingen zu lassen. Sie sind im Medizinrad kein Firlefanz, sondern heilige Gegenstände der Kraft, und mit dieser Einstellung sollten sie eingesetzt und respektiert werden.

Der Gesetzeskreis

Der kleinste Baustein des Lebens, das Atom, ist durch acht Richtungen mit dem All verbunden. Die acht Heiligen Richtungen im Medizinrad sind die heilig machenden Kräfte, an die sich der Mensch anschließen muss, um heil, um vollendet zu werden. So wie dies für den einzelnen Menschen gilt, so gilt es auch für die Gemeinschaft der Menschen, für das öffentliche politische Gefüge ihres Zusammenlebens. Mit dem wachsenden Zeichen des Wassermannes werden die ideologischen Schleier der Gesellschaft verschwinden, und das einst utopisch Ersehnte wird sich frei entfalten können. Es wird eine Gesellschaft entstehen, die sich nicht mehr, entwurzelt aus dem Allzusammenhang, eigenwillig vom Großen Willen des Universums abspaltet, sondern als innere Struktur die Ordnung des Heiligen Kreises wählt und sich wieder in die natürliche Gesetzgebung fügt, der alles Leben folgt. In der Offenbarung des Heiligen Rades durch die Indianer zu Beginn der Wassermannzeit ist der ganzen Menschheit, jedem Einzelnen, der Schlüssel dazu übergeben worden. Die acht Richtungen des Kreises sind die Grundpfeiler zum vollständigen Sein auf der Erde. Sie sind die Tore, die uns das Nagual öffnen, die unsere Vorstellung der Wirklichkeit als Welt des Sichtbaren, des Materiellen, ergänzen durch die Offenbarung der Anderen Welt, der Welt des Geistes. Die Indianer ebenso wie viele andere alte Stämme, die noch nicht aus dem Urzusammenhang mit dem Ganzen gefallen sind, regeln die Ordnung und die Struktur ihres Stammeslebens immer mithilfe des Großen Geistes, der Kraft des Nagual. Deshalb heißen ihre Regierungshäuptlinge auch Medizinmänner oder Medizinfrauen. Denn wenn sie sich zur Rechtsprechung in den Heiligen Kreis setzen und sich mit den Kräften des Nagual verbinden, ist das, worüber sie richten oder nachdenken, eingebunden in die universelle Gesetzgebung, und aus ihrer Stimme spricht die Stimme des Großen Geistes, die Stimme der Ganzheit, die Heilung, Medizin für die Menschen wird.

Unsere Vorfahren, die Germanen, hatten den »Thing«, einen heiligen Raum in der Natur, für ihre Rechtsprechung. Das war ein Steinkreis, der in der Mitte einen Pfahl hatte, der zum Polarstern, der Himmelsmitte, gerichtet war, wo im »Idafeld« die Götter Recht sprachen. In diesen Kreis müssen wir uns auch heute setzen, um wieder einen lebendigen Zusammenhang zwischen unserer gemeinschaftlichen Ordnung und der universellen herzustellen. Vielleicht klingt das für viele Ohren zu träumerisch oder gar lächerlich, aber bevor ein Urteil zu schnell gefällt wird, sollte man den Ur-Sinn des Gesetzeskreises konkret erfahren, indem man dessen Idee in Handlung umsetzt.

Jede größere Gemeinschaft stößt immer wieder auf Schwierigkeiten, und es ist oft schwer, Richtlinien zu finden, die dem Zusammenhalt gerecht werden können. Eine neue, alte Art, mit solchen Problemen fertig zu werden, sind die Anweisungen des Gesetzeskreises: Dazu sind 16 Personen notwendig, die sich auf den acht Plätzen des Kreises niederlassen. In jeder Richtung sitzen ein Mann und eine Frau, nur im Osten sitzen zwei Männer und im Westen zwei Frauen. In der Kreismitte sollte ein Baum stehen, der bewirkt, dass sich die gegenüberliegenden Richtungen nicht sehen können.*

---

* Falls man den Gesetzeskreis innerhalb eines Zimmers bildet, kann man die Mitte durch einen Zimmerbaum oder einen größeren, dichten Zweig in einer Vase kennzeichnen.

Die sich gegenüberliegenden Plätze sind Gegensatzpaare, was besonders veranschaulicht wird durch die Besetzung des Ostens mit zwei Männern und die des Westens mit zwei Frauen.

Die Verteilung und Bedeutung der acht Plätze

Der Osten

Der Platz der Heiligen 1 und 11

Im Osten sitzen die »Künder«, die gleich einer Vision das Neue in den Kreis tragen. Dies kann ein Problem sein, eine Idee, ein kreativer Vorschlag, der für die Gemeinschaft wichtig ist, etwas, das an sie von der Gemeinschaft herangetragen wurde und nun im Kreis, der Verkörperung des Ganzen der Gemeinschaft, von allen Seiten beleuchtet werden soll. Man nennt diese zwei Männer bei den Indianern die »Heyokas«, die »Heiligen Narren«. Sie sind Wissende und haben die Dinge durchblickt. Sie formulieren das zu Erörternde in umgekehrter Form, um das Arbeiten mit den Gegensätzen zu verstärken. Ein Beispiel: Das ursprünglich an sie herangetragene Problem lautete: »Jeder, der viel Geld hat, sollte den, der wenig hat, finanziell fördern.« Die Heyokas formulieren dann: »Jeder, der viel Geld hat, soll es zu seinem Eigennutz genießen und nicht einen anderen damit fördern.«

Der Südosten

Der Platz der Heiligen 6 und 16

Dies ist der erste Platz, der auf das gestellte Problem antwortet. Hier sitzen die Vertreter der Geschichte. Die Historiker, die in ihrer Argumentation vom Anschluss an das geschichtliche Wissen ausgehen. Die Akademiker, die Philosophen, die im Besitz des vorhandenen Wissens sind. Sie sprechen zum Platz der Heiligen 3 und

13, zu den links von ihnen Sitzenden am Platz des Südens. Die Bewegung folgt der Sonnenbahn, der Bewegung des Himmels.

Der Süden

Der Platz der Heiligen 3 und 13

Auf dem Platz des Südens sitzen die Unternehmer, in der Sprache der Stämme »die Krieger«. Ihnen liegt daran, wie sich die Bedürfnisse, die Motivationen mit dem Problem vereinbaren lassen, damit es dem Wachstum förderlich ist. Sie sprechen zum Platz des Südwestens.

Der Südwesten

Der Platz der Heiligen 7 und 17

Im Südwesten sitzen die Medizinleute, die Priester-Ärzte. Ihre Stellungnahme berücksichtigt die seelisch-geistige Gesundheit der Gemeinschaft, den Traum des Menschen. Sie sprechen zu den Frauen im Westen.

Der Westen

Der Platz der Heiligen 2 und 12

Der Westen ist der Platz der Frauen. Sie achten darauf, dass nichts getan wird, was den Kindern schadet. Das Neue des Ostens, das die Heyokas einbringen, muss so integriert werden, dass es der Erde und all ihren Lebewesen keinen Schaden zufügen kann. Sie sprechen zum Nordwesten gewandt.

Der Nordwesten

Der Platz der Heiligen 8 und 18

Im Nordwesten sitzen die Politiker, die Ratsherrn. Sie sind verantwortlich dafür, das Problem mit der Weisheit der Großen Gesetze und Zyklen des Alls zu verbinden. Sie sprechen zum Norden.

Der Norden

Der Platz der Heiligen 4 und 14

Im Norden sitzen die Arbeiter und Verbraucher. Sie untersuchen Möglichkeiten der Integration des Neuen in das Bestehende. Sie sprechen zum Nordosten.

Der Nordosten

Der Platz der Heiligen 9 und 19

Im Nordosten sitzen die Gesetzeskundigen, die Jurisprudenz. Sie müssen alle bisherigen Argumente und Stellungnahmen zusammenfassen und daraus das neue Gesetz formulieren. Sie sprechen zu den Heyokas im Osten, die selbst keine Stellungnahme abgeben.

Nun kommt es zur Abstimmung des neuen Gesetzesentwurfes. Insgesamt gibt es 14 Stimmen, da die Heyokas nicht abstimmen dürfen. Dabei sind die Stimmen der Frauen im Übergewicht: acht Frauenstimmen zu sechs Männerstimmen. Die Indianer erklären diesen Umstand so: Da wir auf der Erde leben, die unsere Große Mutter, die Kraft des Weiblichen ist, aus der alles Leben kommt, ist sie die ausschlaggebendste Kraft und deswegen muss sie in der natürlichen Gesetzgebung immer den Vorrang haben. Ein Gesetz wird dann rechtskräftig, wenn es elf Ja-Stimmen bekommt. Weniger dürfen es nicht sein, es kann nur maximal drei Nein-Stimmen geben. Dies sei die natürliche Verhältnismäßigkeit des Lebens, erläutern die indianischen Medizinleute, die noch ein harmonisches Gleichgewicht garantieren. Es ist genau das Verhältnis des Säure-Basen-Haushaltes im menschlichen Körper: 11 : 14 = 0,789. Das bedeutet grundsätzlich, dass 20 Prozent fehlende Übereinstimmung nichts aus dem Gleichgewicht bringt, es kann mühelos in den 80 Prozent aufgefangen und integriert werden.

Wenn man ein die Öffentlichkeit betreffendes Problem auf diese Weise beachtet und bedenkt, wird man auf völlig unerwartete Lösungen stoßen, die man ohne eine Verbindung mit den acht Richtungen des Kreises nicht hätte erreichen können. Wenn wir eine Problemstellung im Kreis in Bezug zu allen Richtungen setzen, ist es möglich, es in der Vollständigkeit des Bewusstseins zu durchdenken.

Ich möchte den Gesetzeskreis als Vision für Politik und Parlament im Rahmen dieses Buches in die Öffentlichkeit senden, damit sich einst die Stellvertreter der neuen Gesellschaft wieder in den Kreis setzen und in der Weisheit ihres Höheren Selbst, in All-Einheit mit dem Kosmos, die himmlische Ordnung mit der irdischen verbinden.

HEILWEG RITUAL

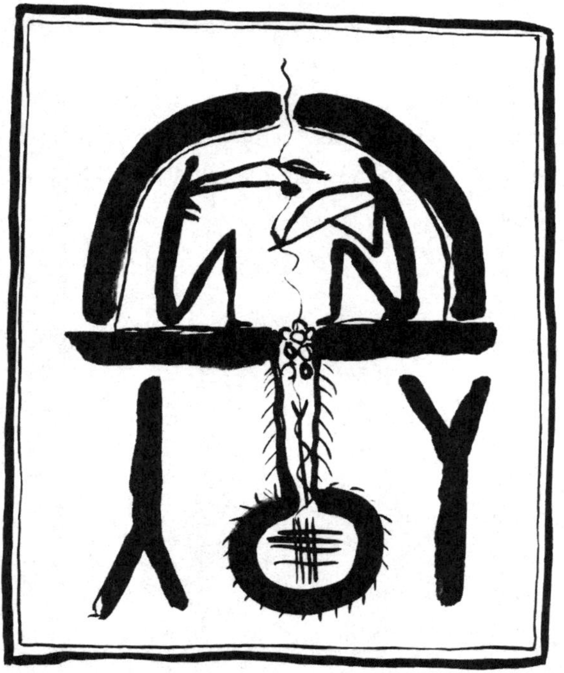

Unser Leben ist voll mit Ritualen oder rituellen Verrichtungen. Das spiegelt jede von Menschen geschaffene Kultur wider. Aber es ist in allen Kulturen immer eine Gratwanderung zwischen Gewohnheit und Ritual. Gewohnheit ist ein inhaltsleer gewordenes Ritual, das mechanisch verrichtet wird, und aus dem der Mensch keine Kraft mehr empfängt wie beim eigentlichen Ritual. Der ursprüngliche Sinn einer rituellen Verrichtung war immer ein heiliger – heilig, da seine Wirkung heilend war und dem Menschen die Anteilnahme am Ganzen ermöglichte. Das Ritual besitzt eine in sich bestehende Ordnung, einen gesetzmäßigen Ablauf einzelner Schritte, die durch das Erbe der Vorväter überliefert sind oder von demjenigen, der das Ritual leitet, bestimmt werden. Es gibt also alte, traditionelle Rituale und neuere, und unzählig viele, die der Geist schon erschaffen hat, denen aber noch keine Gestaltung auf der Erde zuteil wurde – die jedoch da sind und darauf warten, vom Menschen ins irdische Da-Sein transformiert zu werden. Ein Ritual wird zelebriert zur Feier allen Lebens. Im Ritual kann der Mensch bitten oder danken, es ist seine Brücke, die ihm Erde und Himmel verbindet, auf der seine himmlischen Helfer zu ihm herabsteigen. Im Ritual ist der Mensch aufgefordert, geistige Inhalte symbolisch zu vergegenständlichen oder symbolisch auszuführen, was ihm hilft, »seinen Traum auf die Erde zu bringen«, seinen Geist zu verkörpern und zugleich das Verkörperte auf das ewig Geistige zu eichen.

Generell ist das Ritual auf die Gemeinschaft ausgerichtet, die daraus für ihr harmonisches Wachsen immer wieder Kraft gewinnen kann. Jedes Ritual, das eine Gemeinschaft zusammen feiert, steht unter einem bestimmten Thema, auf das sich die Teilnehmer schon im Voraus einstimmen können; unter diesem Thema ordnen sich die Einzelnen ein und erkennen sich in der gemeinsamen Hingabe an das Thema als gleich, keiner ist besser oder minderwertiger in Bezug auf das Thema, sondern es betrifft alle und dadurch trägt es eine einende Kraft, die das Leben der Gemeinschaft befruchtet. Deshalb blieben Rituale auch in kleineren Gemeinschaften lebendiger, in Dörfern mehr als in Städten, wobei in Letzteren die Gemeinschaft der Menschen im Grunde keine Lebens-Gemeinschaft mehr ist, sondern eine in so viele Teilaspekte aufgegliederte, zersplitterte, dass die Beziehung der Teile zum Ganzen nicht mehr beachtet werden kann. Innerhalb unserer Kultur begegnen uns Rituale wohl noch am meisten im Christentum: das Zelebrieren der Heiligen Messe, die Taufe, die Eheschließung, die Beerdigung, die kirchlichen Feste ... Aber für viele Christen sind diese Rituale nicht mehr »offen«, nicht mehr durchlässig in ihrem ursprünglichen Sinngehalt. Die symbolischen Handlungen sind auch oft stark entstellt worden, und es blieb nichts von der ursprünglichen Aussagekraft ihres Ur-Bildes. Da die Christen diese Ur-Bilder als heidnisch und götzenhaft verurteilten und mit aller Geschicklichkeit versuchten, nichts vom »Werk des Teufels« übrigzulassen, mussten sie sie verschleiern, obwohl sie sie ja trotz alledem in ihre neue Religion aufnahmen. Der einzelne Mensch wurde entmündigt, die Kirche hatte die Allmacht über ihre Anhänger und bestimmte mithilfe von Glaubensbekenntnissen über die göttliche Rückbindung des Einzelnen zu seinem Ur-Sprung. Dies erschwerte dem Menschen seine innere Anteilnahme an den Ritualen, auf die es ja eigentlich ankommt. Um dem heutigen Stand des Christentums gerecht zu werden, muss aber auch erwähnt werden, dass sich einige Priester wieder bemühen, zu den Ur-Bildern zurückzufinden, die Symbole wieder zu öffnen, damit die Anteilnahme zum echten Teilen wird.

Ein Symbol muss offen sein und eine symbolische Handlung einsichtig für jeden, der an einem Ritual teilnimmt, und nicht nur für den Zeremonienmeister, erst dann sind alle an die Kraft angeschlossen, die bei jedem Ritual heilend auf alle herniederkommt.

Jetzt, im Wassermannzeitalter, wo es keinen stellvertretenden Erlöser mehr gibt, gilt es wieder, sich der ursprünglichen Kraft des Rituals zu besinnen. Dazu bedarf es keiner speziellen Zeremonienmeister verschiedener Religionen oder Sekten, sondern jeder Mensch hat die Möglichkeit, sein Leben rituell zu feiern, für sich und mit anderen. Jeder Mensch kann dafür die Verantwortung tragen, es braucht keinen Stellvertreter Gottes mehr, da Gott in jedem Menschen wirkt, der sich an ihn rückbindet.

Im Folgenden möchte ich Ihnen verschiedene Rituale darstellen, die uns heute als dem Zeitgeist gemäße Stützpunkte helfen können, unser Thema: »Ich und das Ganze«, verständlicher zu machen, die uns Heilung schenken, da sie auf das Ganze ausgerichtet sind.

Alle Rituale können Sie für sich alleine zelebrieren, aber reicher werden die meisten durch die Teilnahme mehrerer Menschen, durch das Teilen mit anderen.

Reinigungs- und Balancierungsrituale

Krankheiten und Unstimmigkeiten sind immer Anzeichen dass die »Dreieinigkeit« des Menschen, das Körper-Seele-Geist-Gebilde, sich nicht mehr in Balance befindet. Der Mensch ist dann nicht in natürlicher harmonischer Schwingung mit dem Ganzen, er wird eigen-willig zum »Gesetzlosen« der universellen Ordnung. Die ur-religiöse Ausrichtung eines Menschen zum Ganzen, die Wegweiser für alles Tun in seinem Leben ist, ist seine »goldene Mitte«. Wir neigen sehr leicht dazu, unsere Mitte zu vergessen, das spiegelt uns immer wieder die Einstellung unserer vier Schilde vor, die der eigenen und die der anderen. Das Vergessen spüren wir als Kummer, Leid, Angst, Hass, Eifersucht, Neid, Unzufriedenheit, Hilflosigkeit, Ungerechtigkeit ... Um das »In-der-Mitte-Sein« zu stabilisieren, helfen uns Rituale, die wir als »Balancierungsrituale« oder auch »Reinigungsrituale« bezeichnen wollen. Ihr Ursprung oder ihr Ur-Bild reicht zurück bis zur Alten Zeit des Menschen. Das Wissen um sie ist bis heute nicht verloren gegangen, denn es gab immer »Medizinen« bestimmter Menschen, deren Inhalt es war, Altes Wissen zu bewahren und es weiterzugeben.

Durch die Offenbarung des schamanischen Wissens haben wir die Möglichkeit, uns wieder mit der ursprünglichen Kraft dieser Rituale zu vereinen.

Die Spirale

Das Symbol der Spirale ist ein sehr, sehr altes. Wir finden es an allen Einweihungsstätten der Menschheit, die uns noch erhalten sind. Die berühmteste ist wohl die Spirale bei Nazca in Peru, die sich über Kilometer weit hinstreckt. Auch in den Formen der Natur zeigt sich uns die Spirale, zum Beispiel in Schnecken, Muscheln, in den Farnblättern und im Körper des Menschen, in der Doppelmatrix der Erbinformation, der Desoxyribonukleinsäure, in der Ohrschnecke, auch die fötale Haltung erinnert an die Spirale.

Welche Weisheit birgt die Spirale? Woher kommt ihre Zeichnung? Die Antwort gibt uns die Bahn der Sonne, wie wir sie von der Erde aus sehen: Wenn die Sonne zur Sommersonnenwende sich von ihrem höchsten Punkt hinabbewegt zu ihrem tiefsten Punkt, der Wintersonnenwende, muss sie anschließend wieder nach oben wandern, um erneut ihren Höchststand zu erreichen. Wie wir wissen, dreht sich die Sonne von ihrem tiefsten Stand aus nicht einfach um, um wieder hochzusteigen, sondern bleibt stets in der gleichen Bewegungsrichtung, das heißt, sie dreht sich aus ihrem Tiefststand in gleicher Richtung wieder aufwärts, wobei sie ihre beim letzten Umlauf gezogene Bahn schneidet. Die dadurch entstehenden Linien ergeben das Bild einer in sich gedrehten Spirale. Die Spiralenbewegung der Sonne eröffnete dem Menschen der Alten Zeit die Weisheit des ewigen Lebens, des ewig seienden Geistes, das Geheimnis von Tod und Wiedergeburt. Der in dieses Wissen Eingeweihte begriff den spiralenförmig sich ins Unendliche fortsetzenden Lauf der Sonne als Spiegelbild für seinen Lebensweg: Die Sonne als sein Großer Vater zeigte ihm, wie sie aus dem Tod, dem Tag der Wintersonnenwende, wiederaufersteht, um eine neue Spirale, einen neuen

Lebenszyklus zu beschreiben, dessen Früchte auf dem Höchststand, der Sommersonnenwende, reifen, von da aber wieder absterben, abgeerntet werden, damit wieder Neues geboren werden kann. Sie lehrte ihn die unendlich-endlichen Lebenszyklen.

Die Spirale ist das sich ständig drehende Rad von Tod und Wiedergeburt. Es dreht sich um die Nabe, um die Mitte, die unbeweglich ist. Die Mitte ist das ruhende Zentrum, in dem alles enthalten ist als Möglichkeit in der Leere (Ur-Grund), und aus dem alles entsteht (Ur-Sprung). Um die Mitte ist der offene Raum, der in die Unendlichkeit hinausreicht, die sich ständig weiterdrehende Spirale. Die Mitte als Zentrum, von dem die Spirale den Impuls zur Bewegung bekommt, ist auch im Menschen. Dadurch hat er auch die Gabe, jedes Ding in seinem Ursprung zu erfassen, und alles in sich aufzunehmen, zu empfangen, was das Universum, das Ganze, enthält. So erinnert die Spirale auch an das Gesetz: »Wie oben, so unten«.

Wer einen Menschen nicht nur in seiner materiellen Gestalt sieht, sondern diese im Licht der Aura, weiß, dass er wie ein leuchtendes Ei aussieht. In diesem Energiemantel bewegt sich die Energie wieder spiralenförmig; sie bildet, vertikal betrachtet, einen oberen und unteren Kegel, die durch ihre Grundfläche miteinander in Berührung sind. Diese Grundfläche ist unsere Mitte. So viel zum Symbol der Spirale.

Das Ritual der Spirale

Der Bau und die rituelle Handlung

Beginnen wir nun mit dem eigentlichen Ritual. Das Bauen einer Spirale aus Steinen gehört mit zum Ritual, wenn man es zum ersten Mal macht. Suchen Sie sich einen Platz in der Natur oder in

Ihrem Garten, wo Sie die Spirale aufbauen können. Sie brauchen dafür eine Grundfläche von ungefähr fünf bis sechs Metern. Wählen Sie für den Mittelpunkt der Spirale einen »Kraftplatz«, einen Platz, der positive Energie trägt. Um diesen zu erkennen, können Ihnen Ihre Verbündeten helfen, die Ihren Instinkt und Ihre Intuition aufwecken, sodass Sie diesen Platz erspüren, sich von ihm »rufen« lassen können. Oder Sie nehmen ein Pendel, das Ihnen durch eine im Uhrzeigersinn folgende Kreisbewegung, die sehr stark zum Schwingen kommt, die positive Energie des Platzes verrät. Oder Sie bitten einen Wünschelrutengänger um Hilfe.

Als Nächstes müssen Sie Steine sammeln. Sie brauchen so viele, dass sie ausreichen, um in einem Kreis mit sechs Metern Durchmesser eine vierfache Spirale auszulegen. Sammeln Sie die Steine auf schamanische Weise, sagen Sie ihnen, wozu Sie sie brauchen und geben Sie ihnen Tabak zum Dank. Markieren Sie als Erstes den Mittelpunkt der Spirale und die vier Kardinalpunkte Osten, Westen, Süden und Norden mit jeweils einem Stein an der äußeren Spiralenlinie; dann weiter innen, parallel verlaufend zu den äußeren wieder vier Richtungspunkte für den zweiten Umlauf der Spirale, etwa in 60 Zentimeter Abstand von der ersten Umlauflinie; ebenso vier Steine für den dritten und den vierten Umlauf, der dann die Mitte der Spirale bestimmt. Nun beginnen Sie von der Mitte her, die jeweiligen Kardinalpunkte untereinander mit Stein an Stein gelegten Linien zu verbinden, bis Sie zum Ausgang beziehungsweise zum Eingang der Spirale kommen, der im Norden liegen muss (siehe Zeichnung auf S. 283).

Der Eingang oder Ausgang der Spirale wird mit größeren Steinen doppelt gebaut, über die ein länglicher Stein gelegt wird, wenn die Spirale nicht benützt wird, um sie symbolisch zu verschließen. Durch das Auslegen der Spirale auf dem Erdboden mit Steinen haben Sie sich einen »Heiligen Raum« geschaffen. Es ist die Grundfläche der Spiralenbewegung, von der aus Sie sich eine zweifache, kegelförmig verlaufende Energiebewegung vorstellen müssen; die eine verläuft mit der Kegelspitze nach oben, die irdische Energie darstellend, und die andere mit der Kegelspitze nach unten, die kosmische Energie symbolisierend. Innerhalb dieser Kegel verläuft die Spirale unbegrenzt.

Als Nächstes muss die Kraft der Spirale aufgeweckt werden. Dazu rufen Sie die Kräfte der Heiligen Richtungen und die Kraft der Mitte, die Kraft von Ur-Grund und Ur-Sprung. Sie nehmen dazu Ihre Räucherschale und stellen sich rufend in die jeweilige Richtung, wobei Sie Ihren Ruf mit dem Rauch ins All schicken. Dann schreiten Sie die ganze Spirale einmal ab, indem Sie den Weg bis zur Mitte räuchern und weihen. Im Mittelpunkt angekommen rufen Sie die Heilige Kraft von Urmutter und Urvater und bitten sie, hierher, in diese Mitte, zu kommen. Dann gehen Sie wieder räuchernd den Weg zurück.

Damit ist die Spirale geweiht und »aufgeweckt« und kann Ihnen oder allen, die an diesem Ritual teilnehmen, Kraft übertragen. Wenn mehrere Menschen dabei sind, sollte einer von ihnen mit der Trommel folgenden Rhythmus schlagen: eins-zwei, eins; eins-zwei, eins; und so fort. Die anderen sprechen dazu das Mantra: »UMA KON«. UMA und der Trommelschlag »eins-zwei« bedeuten Erde, KON und der Trommelschlag »eins« bedeuten Himmel. Das Trommeln und das Sprechen dieses alten Mantras, das aus dem Quetchua der Inkas kommt, bewirkt die Vereinigung der irdischen (UMA) und der himmlischen (KON) Kräfte, damit sich das Oben mit dem Unten vermählt.

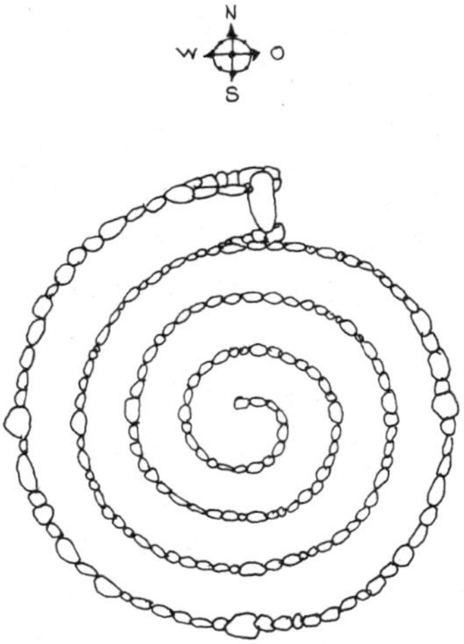

Während alle Teilnehmer sich kreisförmig um die Spirale aufstellen und mit der Trommel gemeinsam laut das Mantra sprechen, geht jeweils einer in die Spirale hinein und achtet darauf, dass der linke Fuß zuerst die Spirale betritt. Die Richtung, die in die Spirale hineinführt, ist linksläufig, dem Uhrzeigersinn entgegengesetzt. Das bedeutet, energetisch betrachtet, ein Entladen; störende Energieströme werden an die Erde abgegeben, die sie dann wieder zu kraftvollen Energieflüssen verwandelt. Ist man in der Mitte der Spirale angekommen, so wendet man sich zuerst in Richtung Westen, hebt beide Arme zu einem tiefen Einatmen in die Höhe, saugt dabei die Kraft der Erde ein und atmet wieder aus, um noch ein zweites Mal einzuatmen und wieder auszuatmen. Dann dreht man sich, der linksläufigen Bewegungsrichtung weiter folgend, um und blickt in Richtung Osten, zur Kraft der Sonne, und holt auch hier mit nach oben gestreckten Armen die Kraft mit dem Atem in sich herein. Man kann in der Mitte so lange stehen bleiben, wie man sich durch den Austausch und »Wechselstrom« mit dieser Kraft angezogen fühlt. Meditieren Sie über diese Kraft der Mitte und denken Sie daran, dass Sie hier mit der Kraft Ihrer eigenen Mitte in Berührung sind, dem Ausgangspunkt des Lebens, das sich spiralförmig durch alle Lebenserscheinungen als kraftspendender, kreativer Fluss hindurchzieht, das feinstoffliche Energienetz, das alles, was ist, miteinander verknüpft. Sobald man den Mittelpunkt der Spirale verlässt, um den Rückweg anzutreten, bewegt man sich rechtsläufig in Richtung des Uhrzeigersinns. Diese Bewegungsrichtung bedeutet ein energetisches Aufladen.

Durch diese Bewegungswechsel, beim Hineingehen gegen den Uhrzeigersinn, das Entladen, dann beim Verweilen in der Mitte, die Leere in der Einheit mit der Fülle, die Mitte als ruhendes Zentrum im Gleichgewicht von Erde und Himmel, von Tonal und Nagual, und schließlich beim Hinausgehen in Richtung des Uhrzeigersinns, das Aufladen mit positiver Energie, erfährt der Mensch eine energetische Balancierung, die ihn für einen ganzen Tag stärkt. Deshalb eignet sich dieses Ritual besonders gut, es bei Sonnenaufgang zu zelebrieren, sodass man den Anforderungen des wachsenden Tages in seinem Zentrum ruhend begegnen kann.

Wenn auch der letzte durch die Spirale gegangen ist, schließen Sie sie mit dem »Türstein«, den Sie über die seitlichen Eingangssteine legen. Damit ist das Ritual beendet.

Wenn Sie dieses Ritual allein für sich begehen, dann sagen Sie sich innerlich leise das Mantra vor, oder Sie trommeln und rufen es, bevor Sie in die Spirale gehen, als Meditation und Einstimmung.

Die Schwitzhütte – das Ritual von Tod und Wiedergeburt

Das Ritual der Schwitzhütte ist ein Gemeinschaftsritual. Es wird bei fast allen Völkern der Erde gefeiert, wenn auch in verschieden ausgeprägter Form. Was uns innerhalb unserer Breiten heute noch davon übriggeblieben ist, sind Sauna und Dampfbad, die aber nur noch die Reinigung des Körpers berücksichtigen. Die Schwitzhütte als Urform von Sauna und Dampfbad ist jedoch eine ganzheitliche Reinigung, die Körper, Seele und Geist läutert, sie von altem Schmutz und Ballast reinwäscht – Aspekt des Sterbens – und sie neu mit Kraft erfüllt – Aspekt der Erneuerung oder Wiedergeburt. In diesem Sinn wurde und wird das Ritual noch heute zelebriert. Mit der Offenbarung des Medizinrades durch die schamanischen Medizinmänner der Indianer Nordamerikas wurde es uns wiedergeschenkt in der Kraft ihrer Ganzheit.

Die äußere Gestalt der Schwitzhütte ist ein runder, geflochtener Korb, der verkehrt auf dem Boden liegt. Dieser kleine »Wigwam« wird aus Weidenruten gebaut, die zu einem Halbrund gebogen an den acht Richtungen fest in der Erde verankert werden. Seitlich wird noch ein langer, blätterloser Ast durchgeflochten. Dieses Geflechtgehäuse wird so mit Decken und Matten behängt, dass es innen völlig dunkel ist. Im Innern, in der Kreismitte, ist ein ungefähr 80 Zentimeter tiefes Loch ausgegraben, in das während des Rituals heiße Steine gelegt werden; der Eingang der Schwitzhütte liegt im Osten, vor dem, in fünf Schritten Abstand, eine große Feuerstelle angelegt ist, in der die Steine so lange erhitzt werden, bis sie glühen. Von der Feuerstelle zum Eingang der Schwitzhütte wird ein schmaler Pfad angelegt, der zur Feu-

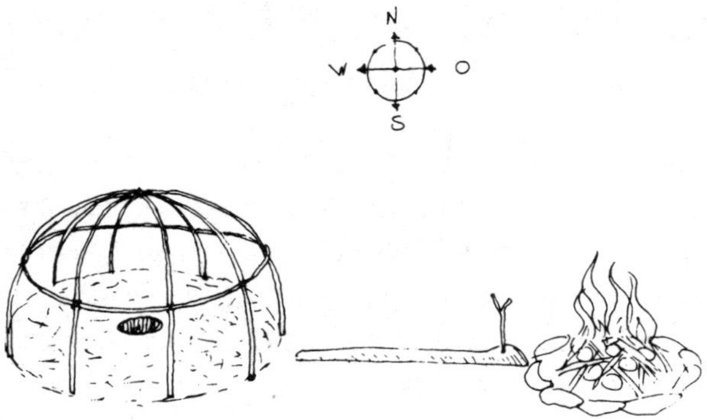

erstelle hin sich kreisrund öffnet. Dieser Pfad heißt der »Weg des Herzens«, auf ihm fließt symbolisch die spirituelle Kraft des Universums und all seiner Wesen während der Zeremonie. Auf dem kreisrunden Beet steht der zweigegabelte Ast als Zeichen der ewigen Liebesumarmung von Urmutter und Urvater, das uns daran erinnert, dass uns nur der Weg der Liebe und Hingabe diese Einheit schenken kann; nur auf dem Weg der Liebe sind wir in unserem Höheren Selbst, und nur als Höheres Selbst finden wir zurück zu unserem Ur-Grund, dem wir entspringen.

Wenn wir die Schwitzhütte betreten wollen, so zwingt uns der niedrige Bau dazu, auf allen vieren zu kriechen; wir werden wieder zu krabbelnden Kleinkindern. Die Schwitzhütte selbst ist Sinnbild für die Gebärmutter unserer Großen Mutter Erde. Das Feuer im Osten ist Sinnbild für unseren Großen Vater Sonne, dessen Spermien die glühenden Steine sind. Wenn nun beim Ritual die Menschen nackt (so wie Sonne und Erde sie geschaffen haben) in die Schwitzhütte hineinkriechen, so wird der Eingang zur Vagina der Erde und sie kriechen wieder in den Schoß ihrer eigentlichen Mutter. Der Satz, der vor dem Hineinkriechen von jedem laut gerufen wird, »Für alle meine Ahnen und Verwandten!«, weist noch einmal auf die Verbundenheit mit der »Großen Kosmischen Familie« hin, in der wir als Menschen genauso Kinder von Sonne und Erde sind, wie Steine, Pflanzen und Tiere und ebenso unsere Ahnen, die uns als geistig nächststehende Verwandte immer begleiten.

Die glühenden Steine werden vom äußeren Feuer, dem Ostfeuer, ins innere Feuerloch gebracht. Dies stellt den Akt der Zeugung dar: die Steine als Spermien der Sonne dringen ein in den Schoß der Erde. Und wir als Menschen, als eines ihrer Kinder, schauen dabei unserer eigenen Zeugung zu und werden neu geboren, wenn wir am Ende der Zeremonie den Schoß der Erde wieder verlassen.

Bei der Feier des Schwitzhüttenrituals sollte immer eine Person dabei sein, die in das Ritual eingeweiht ist, Erfahrung darin hat und es mit Verantwortung leiten kann. Dies gilt auch für den Bau der Schwitzhütte, der eine heilige Handlung ist und in jeder seiner Gesten eine bestimmte Kraft widerspiegelt, deren Symbol allen erklärt werden muss. Das Schneiden der Ruten, ihre Aufstellung in den Himmelsrichtungen und ihre Verbindungen – einer im Osten, der zum Westen hinübergebogen wird, einer im Süden, der zum Norden geführt wird, einer im Südosten, der in seiner gegenüberliegenden Richtung im Nordwesten verankert wird und einer, der von Südwesten kommend im Nordosten in die Erde geht – das Ausheben des Feuerlochs, das Sammeln der Steine, das Auslegen des Inneren der Hütte mit Farn … alles sind sinnvolle Gebärden, die der Leiter den Teilnehmern erläutern können muss.

Das Ritual selbst wird fast immer bei Nacht gefeiert. Die Nacht hilft uns Menschen, unsere Sinne mehr dem Nagual zu öffnen. Es scheint, dass sie uns unser materielles Gewand abstreift, in Dunkelheit auflöst und unseren Geist beflügelt und zu seinem eigentlichen Zuhause trägt, dem Reich des Wissens und ganzen Sehens.

Ungefähr ein bis zwei Stunden vor Beginn der Zeremonie müssen die Steine am Ostfeuer erhitzt werden. Für diese Aufgabe sollte eine am Ritual teilnehmende Person die Verantwortung tragen; er oder sie ist »Feuermann« oder »Feuerfrau«. Man braucht ungefähr 20 größere Steine und viel Holz. Das Feuer zu entfachen, es zu hüten und die Steine darin zum Glühen zu bringen, ist ein wichtiger Teil des Rituals; es ist eine heilige Handlung, ein Gebet zur Kraft des Feuers und den Steinen, eine Bitte, dass sie helfen mögen, alle, die in der Schwitzhütte sind, zu reinigen und zu neuem Leben zu wandeln. Man dankt den Steinen, unseren Verwandten, die sich für diese Zeremonie »opfern«, ebenso wie den Bäumen, die dafür ihr Holz schenken. Um die Reinigungs- und Verwandlungskraft des Feuers zu stärken, gibt man Salbei in die Flammen. Die Teilnehmer des Rituals sollten sich, sobald das Ostfeuer entzündet ist, versammeln und meditativ auf die Zeremonie einstimmen. Am schönsten ist es, im Kreis im Medizinrad zu sitzen, wobei von jedem selbst oder dem Leiter der Zeremonie schon die Sitzplätze festgelegt werden können. Da die Grundfläche der Schwitzhütte ebenfalls ein Kreis, ein Medizinrad, ist, sollte dann diese Sitzordnung beibehalten werden. Alle Anwesenden werden geräuchert. Kurz vor Beginn weihen die anwesenden Frauen die Schwitzhütte ein und »wecken sie auf«. (Das Aufwecken und Weihen wird von Frauen ausgeführt, da sie über ihre Gebärfähigkeit einen innigeren Kontakt zur Schwitzhütte, der Gebärmutter der Erde haben als Männer.) Das Innere wird mit Salbei, Lavendel und Lebensbaum (Thuja) ausgeräuchert. Die Heiligen Kräfte des Medizinrades werden angerufen und gebeten, für diese Zeremonie hierher, in die Mitte des Kreises, in die Mitte dieser Hütte zu kommen. Die Schwitzhüttenzeremonie kann auch unter einem bestimmten Thema stehen: Sie ist zum Beispiel dem Süden geweiht, man zelebriert eine »Südhütte«, wobei man insbesondere um Gefühle, um Harmonie, um Vertrauen bittet. Oder man feiert eine der anderen Richtungen: eine »Tierhütte« oder eine »Traumhütte« … Wenn das der Fall ist, so wird dieses besondere Anliegen den Kräften gesagt.

Anschließend räuchern die Frauen auch das Äußere der Schwitzhütte, wobei an den vier Kardinalrichtungen noch einmal die Kräfte herbeigerufen werden und störende Kräfte verscheucht werden. Jetzt ist die Schwitzhütte ein Heiliger Raum und bereit, einzulassen. Die Teilnehmer ziehen sich aus, nehmen nur ein Handtuch mit, auf das sie sich setzen. Jeder kann einen Gegenstand während des Rituals in den Kreis mit dem zweigegabelten Ast legen, um ihn aufzuladen und zu weihen. Nun gehen alle hinein. Man bewegt sich im Innern der Hütte immer im Uhrzeigersinn und immer kreisförmig, nie darf das Feuer in der Mitte einfach überquert werden. Beim Hineingehen spricht jeder laut: »Für alle meine Ahnen und Verwandten.« Sitzen alle kreisförmig um das Feuerloch, dann betritt der Leiter die Hütte und setzt sich direkt auf den Platz des Ostens, dessen Kraft ihn durch die ganze Zeremonie führen wird. Hinter ihm schließt der Feuerhüter mit der Eingangsmatte den Raum, dass an keiner Stelle der Schwitzhütte mehr Licht einfallen kann.

Zuerst sitzt man still da, nimmt das Dunkel und die Kraft in sich auf, die in diesem Kreis ist. Man lässt die Augen offen und blickt in dieses Dunkel, ins Nichts. Der Leiter bittet dann den

Feuermann, eine bestimmte Anzahl von Steinen hereinzugeben. Sobald die glühenden Steine im inneren Feuerloch liegen, streut er Salbei und andere Kräuter darüber, was einen feinen, wohlriechenden Duft verströmt, der sich in der Hütte ausbreitet. Bevor der Eingang wieder abgedunkelt wird, reicht der Feuermann dem Leiter ein großes Gefäß mit Wasser (am besten reines Quellwasser oder Flusswasser) herein. Mit einer Kelle gießt der Leiter das erste Wasser auf die glühenden Steine, es sind die »Begrüßungsaufgüsse«; er ruft zu Ur-Mutter und Ur-Vater und zu den Kräften der vier Richtungen; er bittet sie um Anwesenheit und um ihre Hilfe; jedem Rufen folgt ein Aufguss. Heißer Dampf steigt laut brodelnd von den Steinen auf, die Körper beginnen zu schwitzen, die Hitze nimmt bei jedem Aufguss zu, schwillt immer stärker an; es kann sehr anstrengend werden, da auch die Luft zum Atmen dünner wird. Aber dies sind alles Hilfen, die den Menschen an Grenzen führen wollen, die er dann überschreiten kann.

Das Ritual ist aufgeteilt in vier Gänge, entsprechend den vier Wegen der Mitte, den Kräften der vier Richtungen:

Beim ersten Gang befindet man sich auf dem Weg des Südens. Jeder in der Schwitzhütte bittet reihum für sich selbst, für all das, was er als wesentlichen Wunsch empfindet, dessen Erfüllung er notwendig zum Wachsen braucht, zum Beispiel für die Harmonie seiner Seele, für das Ur-Vertrauen ins Leben. Jeder spricht seine Bitte laut aus, als sein persönliches Gebet zu den Kräften des Alls, die hier in diesem kleinen Heiligen Raum da sind. Zu jedem Gebet erfolgt ein Aufguss. Nach Beendigung des ersten Viertels kann der Leiter um neue Steine bitten, wenn er es für angebracht hält.

Dann beginnt der zweite Gang, der Weg des Westens. Hier bittet man für seine Mitmenschen, für Anliegen seiner Freunde und Bekannten und für Anliegen, die zur Heilung der Erde beitragen. Die Gebete werden auch hier reihum gesprochen, der Richtung der Sonne folgend, und jedes Gebet wird durch einen Aufguss unterstützt.

Zwischen zweitem und drittem Gang kann eine Erholungspause eingelegt werden, in der die Teilnehmer die Möglichkeit haben, aus der Schwitzhütte hinaus ins Freie zu gehen, sich ins nachtfeuchte Gras zu legen und den Sternenhimmel anzusehen. Es ist ein wunderbares Gefühl, nackt und durch die Kraft, die einem in diesem Ritual zuteil wird, von allem Ballast befreit, sich eingebettet zu spüren in den Rhythmus der Natur, wenn die eigenen Lebensströme pulsieren mit den Strömen des Alls.

Nachdem alle wieder in der Schwitzhütte an ihren Plätzen sind, lässt der Leiter eine neue Anzahl heißer Steine hereinbringen und beginnt mit dem dritten Gang, dem Weg des Nordens: Hier besinnt sich jeder auf das, was er weggeben will, das ihn zur Zeit daran hindert, sich ganz zu fühlen, das sein Gleichgewicht stört und das ihn davon ablenkt, seine Aufgabe zu erkennen und zu erfüllen. Dies kann Neid oder Eifersucht sein, oder Misstrauen sich selbst gegenüber, Hass, Schuldgefühle, Kummer, Erwartungen, unwesentliche Wünsche und so fort. Aber auch körperliche Leiden können weg-gegeben werden, zum Beispiel eine Krankheit, die man nicht mehr als Lehre braucht, da man ihre Botschaft als Weisheit integriert hat. Das Weg-Geben ist mit der wichtigste Teil der Zeremonie, denn hier geschieht die Wandlung: Altes stirbt und Neues kann sich entfalten. Das Weg-Geben muss aus tiefstem Herzen geschehen, in der Kraft der Tiere, die sich weg-geben, damit der Mensch Nahrung hat. Es ist ein Versprechen an die Mutter Erde, das man einhalten muss. Deshalb sollte man auch nur das weg-geben, was man hinterher auch tatsächlich nicht mehr zum Lernen braucht. Denn all die Dinge, die uns Kummer bereiten, die uns aus unserer Mitte, aus unserem Gleichgewicht herauswerfen, sind Lernhilfen, die uns wachsen lassen, wenn wir bereit sind, sie anzunehmen. Alles, was wir weg-geben, nimmt die Erde auf und verwandelt es liebevoll in etwas Neues, das uns als Kraftzufluss zugutekommt. Das Weg-Geben wird somit zum richtungsweisenden »Weggeben«, zum Weg-frei-Machen von Hindernissen, um ans Ziel zu kommen.

Auch in diesem Viertel der Zeremonie spricht man laut und offen, man verbirgt nichts, sondern lässt die anderen teilhaben an den eigenen Schwächen und Mängeln, denn über das Miteinander-Teilen stellt sich eine starke Verbundenheit unter allen Anwesenden ein, da jeder zum Spiegel des anderen wird, den man wertfrei annimmt. Das dritte Viertel ist, energetisch gesehen, meist das anstrengendste. Man kann richtig spüren, wie viel Kraftwellen durch die Hütte brausen, die das Weg-Gegebene auffangen und umwandeln.

Für den vierten und letzten Gang kommen noch einmal neue Steine ins Feuerloch der Hütte. Der Weg des Ostens wird in Stille begangen.

Der Leiter macht 20 Aufgüsse für die 20 Heiligen Kräfte des Universums, für die heilende Kraft der Ganzheit. Die Teilnehmer versenken sich und lauschen der Stimme des Alls, die hier zwanzigfach zu ihnen spricht. Das Feuer des Ostens kommt in der Kraft des Geistes zu jedem und schenkt ihm Licht, Inspiration und Schöpfungskraft. In diesem Teil schwillt die Hitze durch die schnell aufeinanderfolgenden Aufgüsse sehr stark an und übersteigt oft die körperliche Erträglichkeit. Dabei ist es gut zu lernen, sich dieser Hitze ganz hinzugeben, sich fallenzulassen und sich mit nichts mehr dagegen zu wehren. Das Sich-fallen-Lassen ist der »Kleine-Tod«, den zu sterben man bereit sein muss, um wiedergeboren zu werden, um Erneuerung zu erfahren. Es ist ein unglaublich beglückendes Gefühl, durch diese absolute körperliche Erschöpfungsphase, durch das »Ich-kann-nicht-mehr« hindurchzugehen, die Grenze aufzumachen zu einem neuen, unbekannten Land, in das man »neu geboren« wird, wenn man den Schoß der Erdmutter wieder verlässt. Körper, Seele und Geist sind gereinigt und gewandelt und aufgeladen mit kosmischer Kraft – ein neues Leben kann beginnen! Nach dem Ritual setzen sich alle Teilnehmer noch einmal zusammen und teilen ihre Erlebnisse und Erfahrungen, die sie auf ihrer gemeinsamen »Reise« der vier Wege mit dem Ziel der Mitte gemacht haben. Danach kann das Ritual mit einer köstlichen Tafelrunde aufgehoben werden.

RITUALE DER VIER ELEMENTE

Die vier Elemente – das Feuer des Ostens, die Erde des Westens, das Wasser des Südens, die Luft des Nordens – sind die vier Grundstoffe des Lebens, die wir in den folgenden Ritualen als auch dem Menschen innewohnende Kräfte erfahren und zelebrieren können.

Das Feuerritual

Dieses Ritual ist eine gemeinschaftliche Feier, kann aber auch allein zelebriert werden. Auch hier soll jemand als Verantwortlicher und Leiter dabei sein, der Erfahrung mit dem Ritual besitzt und alle schützt. Zur Ausführung braucht man einen geeigneten Platz für eine Feuerstelle. Dies kann ein Raum mit offenem Kamin sein, aber besser eignet sich eine Feuerstelle draußen in der Natur. Es muss für genügend Holz gesorgt werden, das auf »schamanische« Weise von den Teilnehmern gesammelt wird; auch ein Bündel frische Zweige ist nötig; außerdem Kräuter zum Räuchern, ein halber Liter edles Olivenöl und ein Fläschchen wohlriechendes Duftöl.

Die Zeremonie beginnt abends, wenn es draußen dunkel geworden ist. Die innere Vorbereitung der Teilnehmer beginnt schon zwei Stunden voher. Der Leiter erklärt die Vorbereitungsübung: Jeder der Teilnehmer besinnt sich auf einen grundlegenden Wesenswunsch, den er für seine »Medizin« braucht, und auf eine persönliche Schwäche, die er weg-zugeben bereit ist. Für diese Besinnungsübung sollten alle in die Natur gehen, in einen nahegelegenen Wald oder in einen Garten oder Park, falls das Ritual in der Stadt gefeiert wird. Dort soll jeder seinem Wunsch und seiner Schwäche symbolisch Gestalt verleihen, zum Beispiel durch einen Ast, an dem man einen Zettel anbringt, auf dem das Anliegen geschrieben steht oder durch ein Stück Holz, in das man Wunsch und Schwäche einkerbt ... Das Symbol muss aber brennbar sein. Wenn alle Teilnehmer wieder versammelt sind, beginnt der Leiter als Erstes, einen heiligen Raum zu schaffen. Wenn man das Ritual an einem offenen Kamin begeht, dann bilden die Teilnehmer einen Halbkreis, wenn man es draußen feiert, einen Kreis um die Feuerstelle. Der jeweilige Platz wird geräuchert, und es werden die Heiligen Kräfte zu ihm gerufen. Der Kreis (oder Halbkreis) wird versiegelt, indem man ihn außen räuchernd abschreitet oder mit Wasser oder Tabak umgibt. Danach werden alle Teilnehmer geräuchert, ebenso die Feuerstelle und das Brennholz. Der Leiter entzündet das Feuer. Damit das Feuer ein »Heiliges Feuer«, eine heilende Kraft wird, muss seine geistige Kraft gerufen und aufgeweckt werden.

Die indianischen Schamanen singen dafür ein Lied, in dem sie den Geist des Feuers anrufen, in dieses irdische Feuer zu kommen. Sie rufen die Feuergeister, die Salamander und Faune und bitten sie, dieses Feuer freundlich zu stimmen, damit es ihnen keinen Schaden zufüge, sondern ihnen die Kraft der Reinigung und Verwandlung zukommen lasse. Dies muss nun auch hier bei unserer Feuerzeremonie getan werden. Einer oder mehrere der Anwesenden sollten dafür eine Trommel schlagen im

Rhythmus der Heiligen 1 und der Heiligen 2, damit sich Feuer und Erde vereinen, also: eins eins-zwei; eins eins-zwei, usf. Die anderen können dazu eine Rassel schütteln oder den Rhythmus mit Händeklatschen unterstützen.

Es ist schön, für die Anrufung der Feuergeister ein eigenes Lied zu finden, das alle Anwesenden singen können, es kann sehr einfach und kurz sein und soll eher die Kraft eines Mantras als einen hohen künstlerischen Wert haben. Währenddessen nährt der Leiter das Feuer und ruft die Kraft der Sonne und bittet um ihre Anwesenheit in diesem Feuer. Dabei gibt er immer wieder Kräuter und Duftöl in die Flammen, die die Feuergeister anlocken sollen. Eine mögliche Formel zur Anrufung der Feuergeister ist folgende:

Im Namen des Elementes Feuer,
bei deiner lodernden Glut,
rufe ich Euch – Salamander!
Kraft meines magischen Willens,
Wesen des Feuers, die Ihr uns wohlgesinnt,
kommt hierher, weiht dieses Feuer mit Eurer Kraft!

Wichtig ist, dass der Leiter allen Teilnehmern jede Handlung offenlegt, damit alle den Sinn verstehen und nicht halbherzig am Rande dabeisitzen und Zuschauer bleiben. Für dieses Ritual ist die Kraft aller notwendig, der Einsatz jedes Einzelnen. »Es braucht die Kraft eines Herzens«, sagte ein peruanischer Medizinmann. Deshalb müssen sich alle mit dem Leiter gemeinsam auf die Weihung des Feuers konzentrieren. Alle Augen sind dem Feuer zugewandt. Manchmal zeigt sich eines der Feuerwesen oder das Feuer spricht auf seine Weise durch Zeichen und Bilder, die es mit den Flammen sichtbar werden lässt. Der Leiter muss auf das Signal achten, das ihm das Feuer gibt, in dem er erkennt, dass es zu einem geweihten verwandelt ist. Dann kann er mit beiden Händen in die Flammen greifen, sie darin bewegen, aus ihnen die Kraft schöpfen, um sich mit ihnen aufzuladen.

Wenn der Leiter der Zeremonie sieht, dass er seine Hände, ohne sie zu verbrennen, ins Feuer legen kann, weiß er, dass der Geist des Feuers gekommen ist und die Grundstimmung der Flammen freundlich ist. Sollten seine Hände jedoch zurückgestoßen werden von den noch zerstörerischen Flammen, müssen die Anrufung und die Gaben von Kräutern und Duftöl noch fortgesetzt werden, bis er die Hände ruhig und gelassen ins Feuer legen kann.

Wenn dies erreicht ist, gießt der Leiter das Olivenöl ins Feuer und bittet es, mit seiner freundlichen Stimmung nun jeden der Teilnehmer zu empfangen. Der Leiter beginnt als Erster. Er kniet mit seinem symbolischen Gegenstand vor dem Feuer nieder und spricht zum Geist des Feuers: Er erzählt ihm seinen Wunsch und seine Schwäche, er teilt sie mit dem Feuer und mit den anderen durch sein laut gesprochenes Wort, und er bittet das Feuer, sein Anliegen anzunehmen, seinen Wunsch zu erfüllen und seine Schwäche zu verwandeln, damit Kraft daraus werde. Dann legt er sein Symbol in die Flammen und beobachtet, wie es vom Feuer angenommen wird. Manchmal reagiert das Feuer aufgebracht und schleudert den Gegenstand wieder heraus – »Sein Gebet kam nicht vom Herzen!« - oder es reagiert erfreut und sprüht begeistert einen Funkenregen aus, oder es zeigt mit dickem Rauch in eine bestimmte Kraftrichtung, oder es wird im Gegenstand ein bestimmtes Bild oder Gesicht sichtbar ... Aus all diesen Dingen kann man die Antwort des Feuers ablesen.

Dann greift der Leiter dreimal mit beiden Händen in die Flammen, beim ersten Mal schöpft er die Kraft des Feuers und führt sie an sein 1. Chakra, beim zweiten Mal führt er sie zu seinem 4. Chakra, seinem Herzchakra, und beim dritten Mal an sein 6. Chakra, an sein geistiges Auge. Er dankt dem Feuer, verneigt sich und lässt den zu seiner Linken Sitzenden ans Feuer treten. Dem Uhrzeigersinn folgend treten alle nacheinander auf diese Weise ans Feuer. Dabei kann es vorkommen, dass einige vom Feuer nicht angenommen werden und ihre Hände nicht unbeschadet in die Flammen legen können. Das kann verschiedene Gründe haben: Entweder ist das Anliegen nicht aufrichtig gemeint, es kommt nicht »vom Herzen«, oder eine Schwäche wird zu früh weg-gegeben oder der Wunsch ist kein wesentlicher für die »Medizin« des Betreffenden. Aufgabe des Leiters ist, dies alles genau zu verfolgen, zu steuern und Hilfestellung zu geben, wenn es nötig ist. Oft ist ein Gespräch hinterher mit dem »Gebrandmarkten« heilsam.

Wenn auch der Letzte am Feuer war, beschließt der Leiter das Ritual mit einer Dankesgabe an die Feuergeister – Duftöl oder süßen Likör – und legt anschließend das frische Zweigbündel in die Flammen, um das Feuer zu verabschieden und um noch einmal eine Weisung von ihm zu bekommen, die in dem schwarz sich entfaltenden Rauch verborgen steckt. Der Rauch kann sich zum Beispiel eindeutig in eine Richtung bewegen oder senkrecht wie eine Säule aufsteigen oder dicht über dem Boden bleiben. Dies sind alles Fingerzeige, die für die nächsten Tage beachtet werden sollten. Beispielsweise sollte man sich mit der Kraft der Richtung, in die die Rauchwolke zeigte, intensiver auseinandersetzen, bewusster mit ihr in Verbindung bleiben. Erst wenn die Rauchzeichen versiegen, löscht der Leiter mit Wasser die Glut und zeichnet das Kreuz mit den vier Richtungen über den Zeremonienplatz, damit sich seine Energie wieder mit der ursprünglich an diesem Platz herrschenden verbinden kann. Damit ist das Ritual beendet.

Das Erdritual

Das folgende Erdritual ist ein ausgesprochenes Heilungsritual und braucht für seine Ausführung immer jemanden, der schon länger mit schamanischem Heilen vertraut ist. Es wird besonders bei Krankheiten im Knochenbereich angewendet, wie Rheuma, Arthritis, Knochenverfall, Verkrüppelungen, aber auch bei Krebs und Muskelschwund. Zugleich schenkt es Heilung für alle vordergründig seelischen Krankheiten, etwa für Menschen, die große Schwierigkeiten haben, ihre Elternbeziehung zu verarbeiten oder für Menschen, die in unserer Sprache »Ver-rückte« heißen (in schamanischer Sprache würde man sie als »Zu-sehr-im-Nagual-Lebende« bezeichnen, von dem sie keine Verbindung mehr zum Tonal, zur Erde, herstellen können) oder für Menschen, die ihren Willen verloren haben und nicht mehr mit beiden Füßen in der Erdkraft verankert sind. Generell bedeutet dieses Ritual Heilung für jeden, da die wenigsten ein gesundes, ein heiles Verhältnis zur Erde haben, zu ihrem Traum, den sie auf ihr verwirklichen sollten.

Beim Erdritual wird der Kranke in die Erde oder in Sand eingegraben, meist für mehrere Stunden oder einen ganzen Tag oder eine ganze Nacht. Dies bedarf einer guten Vorbereitung: Der Platz sollte möglichst in der wilden Natur sein und frei von Umweltschmutz. Auch ein Gewässer, ein Fluss, ein See oder eine Quelle sollte in seiner Nähe sein. Es ist wichtig, dass man an diesem Platz ungestört arbeiten kann.

Als Erstes wird der Platz geweiht durch das Ausschreiten eines großen Kreises, der geräuchert wird. Die Zeremonie findet im Innern dieses Kreisrunds statt. Der Leiter ruft die Kräfte der Heiligen Richtungen und bittet sie, bei dieser Heilung anwesend zu sein und zu helfen. Ist der Kranke imstande, selbst das Erdloch auszuheben, so sollte er dies allein tun, mit den Händen oder einem Spaten. Die Grube sollte etwa einen halben Meter tief sein und die Körperlänge des Betreffenden haben. Die Bodenfläche wird mit Farnwedeln ausgelegt oder mit frischen Blättern. Diese helfen, die schlechte Energie aus dem Kranken zu ziehen. Dann wird das Innere der Grube stark geräuchert. Der Kranke wird entkleidet und nackt in das Erdgrab gelegt. Betrifft seine Krankheit ein bestimmtes Chakra, so kann ihm an dieser Stelle ein Kristall aufgelegt werden, falls der Leiter mit der Kristallmedizin vertraut ist. Dann wird sanft die Erde oder der Sand über den Körper gestreut, bis er ganz in die Erde eingebettet ist und nur noch sein Kopf herausragt. Der Nacken muss gut gestützt werden, damit er keinen Starrkrampf bekommt.

Bei diesem Ritual ist es gut, drei Helfer dabei zu haben, die um das Erdgrab herum an den Heiligen Richtungen sitzen, im Westen, im Süden und im Norden. Im Osten sitzt der Leiter und lässt sich von der Kraft der Inspiration führen. Die drei Helfer leiten ihm wie Kanäle die Kräfte der anderen Richtungen zu. Zu Beginn der Heilung ruft der Leiter die Kraft der Großen Mutter Erde und bittet sie mit diesen oder ähnlichen Worten: »In Deine starken Arme, Mutter, in Deinen fruchtbaren Schoß übergebe ich Dir Dein Kind. Ich bitte Dich, nimm es, gib ihm das, was ihm fehlt, um Vertrauen zu Dir zu finden, und nimm ihm das, was ihn hindert, seinen Traum zu leben.«

Dann ruft er die Erdgeister, die Helfer der Erdmutter, die Zwerge, Gnomen, Kobolde und trägt ihnen laut das Anliegen der Heilung vor und bittet sie, bei der Wandlung des Kranken mitzuhelfen. Die Erdgeister besitzen innerhalb des kosmischen Stoffwechsels die Aufgabe, den Mineralien, den Steinen, der Erde, dem Sand ätherisch-elektrische Energieströme zuzuleiten, die sich hier beim Eingegrabenen als wellenförmige Vibration auf die Körperzellen übertragen und dort im Körper heilend wirken, wo in seinem Gesamtgebilde als Körper-Seele-Geist-Wesen der gesunde Energiefluss gestaut ist. (Manche Menschen, zum Beispiel Schamanen, können die von den Erdgeistern ausströmende Energie als wellenförmig sich bewegende Lichtkreise sehen, die in den buntesten Farben schillern und wunderbare Töne von sich geben.) Der Eingegrabene wird vor allem die erste Zeit sehr stark atmen müssen. Der Leiter kann ihm dabei helfen, sich nicht gegen die Erde zu wehren, sondern sich ihr zu übergeben, sich in sie fallenzulassen, beispielsweise durch bestimmte Atemübungen, die er mit ihm zusammen macht.

Der Kranke ist der Erde als seiner wahren Mutter anvertraut und sie wird, wenn er sich ihr hingibt, in ihm aufdecken, was notwendig zur Heilung ist. Meistens muss der Eingegrabene durch verschiedene Ängste hindurchgehen, muss altes Leid und schmerzliche Situationen noch einmal durcherleben; aber angenabelt an die Kraft der Erde kann er vieles mit anderen Augen sehen und versteht damit den Sinn all seiner Leiden. Der Leiter erkennt diese Wandlung vom persönlichen Verflochtensein zur neutralen, ganzheitlichen Sichtweise oft daran, dass der Tränenfluss des Kranken versiegt und sich eine fast verklärte Entrücktheit auf seinem Gesicht zeigt. Wer als Helfer an solch einem Ritual teilnimmt, wird die verschiedenen Energieschwankungen wahrnehmen, die die heilende Wandlungskraft der Erde bewirkt. Meist dauert es einige Stunden, bis der Eingegrabene einen totalen Auflösungsprozess erfährt. Er kann dann die Grenzen seines eigenen Körpers nicht mehr empfinden und hat das Gefühl, dass sein Körper in seine einzelnen Bestandteile, Zelle für Zelle, zerfällt und er schließlich ganz verschmilzt mit dem Leib der Erde. Dies ist ein wichtiger, aber auch nicht ganz ungefährlicher Moment der Heilung und bedarf äußerster Achtsamkeit vonseiten des Leiters und seiner Helfer. Es muss vor allem auf die Atmung geachtet werden, die gerade im Auflösungserlebnis, das der Eingegrabene als Sterben erfährt, gefährdet ist. Die Erfahrung des Sterbens ist für den Kranken ein unvergessliches Erlebnis. Hier wird ihm der Satz: »Du bist aus Erde und zu Erde wirst Du wieder werden« lebendig gewordene Wahrheit. Aus der Tiefe dieses Erlebens erfährt er das Geschenk der Wiedergeburt, der Erneuerung, das unmissverständlich auf seinem Gesicht als lichtes Strahlen und großes Glück zu erkennen ist. Nach einiger Zeit fragt der Leiter den »Geheilten«, ob er ihn aus seinem Grab befreien kann. Dann gräbt er ihn behutsam aus der Erde aus (man geht dabei sehr langsam vor, um den Eingegrabenen spüren zu lassen, wie allmählich sein Körper wieder Gestalt gewinnt, er sich gleichsam neu aufbaut). Es soll hier nicht verschwiegen werden, dass beim Ausgraben ein übler Geruch entströmt. Dies ist ein Zeichen dafür, dass tatsächlich auch ein stofflicher Wandlungsprozess stattgefunden hat.

Ist der Körper ganz freigelegt, so lässt man ihm etwas Zeit, sich richtig mit Sauerstoff aufzutanken. Das Aufstehen ist ein kritischer Moment. Deshalb lässt man den noch Liegenden in Embryostellung übergehen, von der aus er sich auf seine Knie rollt und mit beiden Armen aufstützt, sodass er erst einmal kauert. Dann greift ihm der Leiter unter die Arme und hilft ihm vorsichtig ganz auf. Dieser Vorgang spiegelt im Wahrnehmungsbereich des Eingegrabenen noch einmal das Erlebnis des Wiedergeborenwerdens wider: Er geht aus dem Schoß seiner Mutter neu geboren hervor mit dem Vertrauen und der Unschuld eines Kindes. Man begleitet ihn dann zum Fluss oder zur Wasserstelle und wäscht ihn sorgsam rein. Die ausgehobene Grube wird mit Wasser besprengt. Für die Hilfe der Erdgeister bedankt man sich mit Münzen oder schimmernden Glitzerbändern, die man mit eingräbt, wenn man die Grube wieder mit Erde oder Sand füllt. Damit ist die äußere Form des Rituals beendet. Der Leiter oder Heiler wird sich anschließend noch mit dem Patienten unterhalten und die einzelnen Phasen des Heilungsprozesses durchgehen und ihn für die nächste Zeit mit Rat und Tat unterstützen, denn fast immer ist die auf das Ritual folgende Zeit eine des Umbruchs und der Wandlung.

Das Wasserritual

Fast 70 Prozent des menschlichen Körpers bestehen aus Wasser. Dadurch wirkt die magnetische Anziehungskraft der Erde, die Schwerkraft, die uns zwingt, auf der Erde zu bleiben. Wasser ist für den Menschen ein absolut notwendiger Lebensstoff, der die inneren Körpersäfte reinigt und frisch hält.

In der rituellen Sichtweise spielt das Wasser immer eine reinigende Rolle, reinigend für die Seele des Menschen. Im christlichen Ritual der Taufe ist uns noch ein kleiner Teil des ursprünglichen Sinngehalts des Wasserrituals erhalten geblieben. Dort heißt es, dass der neugeborene Mensch von seiner Erbsünde reingewaschen wird. Was aber bedeutet »Erbsünde« als dogmenfreies Sinnbild? Sünde heißt »Sonderung«, ist also Getrenntsein von der Ureinheit. Und da jeder Mensch durch seine irdische Geburt in die »Materie fällt«, dadurch seinen geistigen All-Bewusstseinszustand verlässt, wird er »sündig«. Das meint die Bezeichnung »Erbsünde«, es ist die Absonderung, die Polarität, der Weg der Erkenntnis als Erbe der Menschheitsgattung. Das Wasser der Taufe ist heiliges Wasser, das dem Menschen Heilung schenkt, indem es ihn mit der Kraft des ewig fließenden Lebensstromes durchdringt und ihn daran erinnert, dass auch in ihm das Ewige fließt, sein Unsterbliches, sein Geist, der nie aus der All-Einheit herausfiel. In der Welt seines Geistes ist er ganz oder heil geblieben. Und mithilfe seiner Seele hat er die Möglichkeit, das Stoffliche, seinen Körper zu vergeistigen und sich schon im irdischen Leben wieder rückzubinden zum Ganzen. Mit der reinigenden Kraft des Wassers als geistige Rückbindung zum Ganzen – unter diesem Aspekt arbeitet und verbindet der Schamane sich mit der Kraft des Wassers.

Das Wasserritual, das hier beschrieben wird, soll in der Gemeinschaft gefeiert werden. Als Zeremonienplatz eignet sich am besten ein strömendes Gewässer, zum Beispiel ein Fluss, in dem man aber noch gut stehen kann. Der Leiter der Zeremonie reinigt als Erstes wieder den Platz durch Räuchern und weiht ihn zu einem heiligen Raum. Die Teilnehmer stehen, nur mit einem Tuch bekleidet, im Wasser und bilden einen Kreis. Auch sie werden alle geräuchert.

Als Einstimmungsmeditation stellen sich alle zuerst mit den Füßen gegen die Strömungsrichtung des Flusses, schließen die Augen und versuchen zunächst, dieses Reibungs- und Widerstandsgefühl ganz in sich aufzunehmen. Dann meditiert jeder im Stillen für sich, wo er gerade diesen Widerstand erfährt, wo seine Kraft gebremst ist und nicht frei fließen kann, wo er Druck spürt, woran er sich reibt. Dann drehen sich alle um und stehen mit den Füßen in gleicher Richtung mit der Strömung. Alle schließen wieder die Augen und nehmen auch diese Körpererfahrung ganz in sich auf. Anschließend meditiert man über die Kraft des Fließens: Wo ist sie uns in letzter Zeit begegnet, wo fließe ich selbst so? Meditieren meint, dass man ins Innere lauscht, dass man gedanklich still wird und im Ritual das Wasser als Kraft des ewigen Fließens sprechen lässt.

Nach dieser Einstimmung stellen sich alle so zum Kreis auf, dass der Blick zur Mitte gerichtet ist. Der Zeremonienmeister ruft die Heiligen Kräfte der Richtungen, insbesondere die Kraft des Südens, die Kraft des Wassers. Er bittet die Wassergeister, die Undinen und Nixen, um Beistand für das Ritual. Dann tritt jeder einzeln in die Mitte des Kreises, um dort durch die »Taufe« das geistige Lebenselixier zu empfangen. Dabei spricht jeder Einzelne laut zum Geist des Wassers und teilt ihm mit, wo er seinen Widerstand empfindet, wo er nicht fließen kann und er bittet das Wasser, ihn wieder an den Fluss, an das ewige Strömen, anzuschließen. Daraufhin nimmt der Leiter des Rituals, der »Täufer«, eine große Feder, taucht sie ins Wasser und streicht dem »Täufling« damit über die Augen, taucht sie wieder ein und streicht ihm über beide Ohren, taucht sie wieder ins Wasser und benetzt Nase, Mund, Zunge und die beiden Handinnenflächen. Dabei erinnert er jeden daran, die fünf Sinne an den Strom des fließenden Geistes anzuschließen, um im Geiste wach zu werden, um das Sichtbare mit dem Unsichtbaren zu vermählen. Zum Schluss nimmt er eine kleine Schale, füllt sie mit Wasser und gießt es über das 7. Chakra, über die Fontanelle, den siebten Lichtkörper des Menschen, über den er seinen Traum empfängt. (Wer mit der Kristallmedizin arbeitet, kann als Leiter dieses Rituals auch einen Kristall nehmen, den er ins Wasser taucht und mit dreizehn Umdrehungen das 7. Chakra ausbalanciert.)

Wenn alle auf diese Weise »getauft« sind, beschließt man das Ritual mit einer Danksagung an alle anwesenden Kräfte und gibt eine kleine Dankesgabe an das Wasser und die Wassergeister, wie Münzen, Perlen oder Duftwasser.

Das Luftritual

Die Luft ist ein weiteres Lebenselixier des Menschen. Über unseren Atem stehen wir in ständigem Austausch mit ihm. Wir können durch bewusstes Atmen erleben, wie wir beatmet werden vom universellen, göttlichen Atem, der alles Leben durchdringt und als eine in sich geschlossene Atemkette jedes einzelne Glied im All miteinschließt. Diese Atemkette zeigt dem Menschen das universale Beziehungsnetz zwischen allem, was ist. Dadurch können wir mit bewusstem Atmen Kontakt aufnehmen mit allem Leben bis hin zum Ursprung.

Für das Luftritual sucht man sich einen Platz, der das Gefühl der Luftigkeit, der Winde vermittelt, beispielsweise einen hohen Berggipfel oder die Krone eines Baumes.

Für das hier beschriebene Ritual, das sowohl in der Gemeinschaft wie auch einzeln gefeiert werden kann, wurde als Zeremonienplatz eine stattliche Baumkrone gewählt.

Jeder der Teilnehmer sucht sich einen Baum. Die Beschreibung gilt hier für das Einzelritual. Wenn Sie Ihren Baum gefunden haben, begrüßen Sie ihn und fragen ihn, ob er Ihnen für einige Stunden zur Verfügung stehen will. Lauschen Sie ganz genau auf seine Antwort. Dann, wenn Sie ein klares Ja bekommen haben, räuchern Sie um den Baum im Uhrzeigersinn einen Heiligen Kreis und rufen die Kräfte der Heiligen Richtungen, insbesondere die Kraft des Nordens, die Kraft der Lüfte und des Windes. Rufen Sie die Luftgeister, die Sylphen, die Feen und Trolle und bitten Sie sie, Ihnen beizustehen. Nun steigen Sie auf den Baum (nehmen Sie auch eine Trommel mit) und suchen Sie sich einen Platz, auf dem Sie sicher stehen oder sitzen können. Atmen Sie erst einmal kräftig ein und aus. Als Einstimmung trommeln Sie einen Viertakt, den Takt des Nordens, in relativ schnellen, aber gleichmäßigen Schlägen, also: eins-zwei-drei-vier; eins-zwei-drei-vier usf. Damit wecken Sie auch Ihr 4. Chakra auf. Trommeln Sie so lange, bis Sie die Kraft kommen spüren und Sie sich an sie anschließen können. Hören Sie dann mit dem Trommeln auf, und beginnen Sie mit folgender Atemweise:

Strömen Sie mit Ihrem Bewusstsein beim Einatmen vom Basischakra, dem 1. Chakra, mit nach oben bis zum Kronenchakra, dem siebten Lichtkörper und von dort fließen Sie hinaus in die Weiten des Himmels, so als würden Sie in diesem einen Atemzug Ihren Körper verlassen und ins All fließen. Beim Ausatmen gehen Sie dann wieder, vom All kommend, über Ihren Scheitel in Ihren Körper hinein und lassen ihn durchsinken bis zu dem Punkt, wo Sie mit den Füßen oder Ihrem Gesäß Kontakt haben mit dem Baum. Machen Sie diese Übung sehr lange, bis Sie deutlich spüren, wie Sie sich beim Einatmen mit dem Unendlichen verbinden und vereinen, und sich beim Ausatmen Ihrer Endlichkeit, Ihrer irdischen Stofflichkeit bewusst sind. Diese Atemübung führt den Mensch in seine Achse zwischen Erde und Himmel und öffnet den Weg zwischen der materiellen und der nichtmateriellen Welt. Sie werden selbst der Weltenbaum, der als Zentrum der Welt Ihre eigene Mitte ist, der einzige Punkt, die einzige Stellung, von wo aus Sie die Kraft des ewigen Lebensstoffes empfangen können. Beim Einatmen empfangen Sie aus der Fülle der Ideen des ewig schöpferischen Geistes und beim Ausatmen dringt die Idee in die Materie, drängt zur Gestaltung und Verwirklichung. Fragen Sie, angeschlossen an den kosmischen Atem, welche »Zelle« Sie sind in diesem kosmischen Organismus, welche Funktion wird von Ihnen gefordert, damit das Ganze heil sein kann. Bleiben Sie so lange auf dem Baum, bis Sie in den nächsten Schritt eingeweiht werden, der zu tun für Ihre Aufgabe nötig ist. Erst dann beschließen Sie das Ritual mit einer Danksagung an alle Kräfte. Atmen Sie ein paarmal kräftig ein und aus und steigen Sie vom Baum herab. Umarmen Sie ihn und danken Sie ihm mit Tabak oder einem anderen kleinen Geschenk.

Das Morgen- und das Abendritual

Den Beginn des Tages und das Ende des Tages oder den Beginn der Nacht und das Ende der Nacht rituell zu begehen, schenkt dem Menschen das Gefühl, dass jeder Tag einzigartig ist. Im Ritual feiert er diese Einzigartigkeit. Dass wir am Morgen aufwachen, ist schon ein großes Geschenk, das wir fast nie beachten, sondern als selbstverständlich hinnehmen. Wir stolpern unbedacht in den Tag hinein. Keiner weiß, was der Tag ihm bringen wird, und ob er den Abend je erleben darf, obwohl wir immer so tun, als wüssten wir das! Jeden Tag rituell zu beginnen und zu beschließen, gibt uns die Möglichkeit, schrittweise auf unserem Weg voranzugehen. Jeder Tag birgt in sich den jeweils notwendigen Schritt. Auf diesen kann man sich am Morgen besinnen, besser, ihn empfangen und am Abend in einer Gewissenserforschung seine Verwirklichung und Erfüllung überprüfen.

Morgen- und Abendritual können Sie in der Gemeinschaft zelebrieren, zum Beispiel mit Ihrem Freund, mit Ihrer Familie, Ihrer Lebensgemeinschaft oder auch allein für sich. Die hier beschriebenen Beispiele sind Einzelrituale, können aber genauso gut zum Gemeinschaftsritual verwandelt werden.

Das Morgenritual

Wenn Sie am Morgen aufwachen, versuchen Sie zuerst, Ihren Traum aus der Welt des Nagual mit hinüber in die Welt des Tonal zu bringen. Die Schamanen kennen dazu eine Hilfestellung, die darin besteht, dass man sich, sobald man aufwacht, ganz still verhält und sich so lange nicht bewegt, bis man sein Traumbild wieder zusammengesetzt hat. Sie sagen, dass mit jeder Körperbewegung ein Stück des Traumgewebes verloren geht, sich auflöst und nicht wiedergefunden werden kann. Gehen Sie also Ihren Traum nochmals durch, lassen Sie seine Bilder und Botschaften vor Ihrem geistigen Auge wie einen zurückgespulten Film ablaufen. Falls Ihnen von Ihrem Traum gar kein Bild, keine Erinnerung zurückgegeben wird, rufen Sie die Heilige Kraft der 17, der Traumhüter, und bitten Sie um Unterstützung, Ihren Traum wiederzufinden. Seien Sie geduldig und geben Sie nicht gleich auf; Ihr Traum wird zu Ihnen zurückkommen, wenn er von den Traumhütern als für Sie wichtiger oder reifer gesehen wird. Stehen Sie erst dann auf, wenn Sie Ihren Traum wiedergefunden haben oder wenn Sie von tief drinnen her spüren, dass Ihnen der verloren gegangene Teil Ihres Lebens heute noch nicht offenbart werden kann. Wenn Sie einen Garten haben, können Sie den Morgen, den neuen Tag, draußen feiern. Besonders schön ist es, wenn Sie dazu den Sonnenaufgang miterleben. Sonst setzen Sie sich in Ihrem Raum ins Medizinrad, das Sie mit den acht Richtungen schnell aufstellen können, falls Sie kein fest gebautes haben. Setzen Sie sich im Kreis auf den Platz des Westens mit Blick zum Osten, zum Geburtsort des Morgens. Räuchern Sie sich und danken Sie laut der Sonne, dem Großen Vater, dass er wiedergekommen ist und Ihnen seine Kraft der Inspiration zuteil werden lässt, danken Sie für das Geschenk des neuen Tages. Wenn Sie dem Ritual mehr Zeit widmen wollen, können Sie folgende sechs Atemweisen durchführen, die den Körper aufwecken und ihm große Wohltat bringen. Stehen Sie dazu auf, bleiben Sie aber mit dem Blick zur Sonne gewandt.

Erster Atem: Atmen Sie kräftig ein und stoßen Sie die Luft ruckartig in Ihr 3. Chakra und mit einem weiteren Ruck bis in die Brust, zum 4. Chakra. Dort halten Sie die eingeatmete Luft so lange, bis Sie den Drang zum Ausatmen verspüren. Machen Sie diesen Atem fünfmal.

Zweiter Atem: Atmen Sie stoßweise kleine Luftportionen ein und aus, sodass Bauch und Zwerchfell stark bewegt werden. Wiederholen Sie diesen Atem einige Male schnell aufeinanderfolgend.

Dritter Atem: Kleiner-Tod-Atmung: Atmen Sie für die Dauer von zwölf Herzschlägen ein, halten den Atem für zwölf Schläge an, atmen in zwölf Schlägen völlig aus und bleiben für wieder zwölf Schläge, ohne zu atmen. Machen Sie diese Übung siebenmal.

Vierter Atem: Nehmen Sie beim Einatmen die Arme hoch, bleiben Sie, solange Sie den Atem halten können, in ganz gespannter Körperstellung und beim Ausatmen lassen Sie vollkommen los, fallen aus der Spannung in sich zusammen, indem Sie den Oberkörper vornüber und die Arme zu Boden fallen lassen. Wiederholen Sie das dreimal.

Fünfter Atem: »Der Löwenschrei«: Atmen Sie kräftig ein und nehmen dabei wieder beide Arme hoch; beim Ausatmen gehen Sie mit dem Oberkörper in die Waagrechte, den Kopf nach vorne, die Arme mit Schwung nach hinten gestreckt und stoßen einen kräftigen Schrei aus. Diese Übung führen Sie dreimal aus.

Sechster Atem: Atmen Sie stark ein und formen Sie beim Ausatmen die Lippen, als würden Sie eine Trompete blasen, und atmen Sie stoßweise aus, indem Sie trompetenartige Töne von sich geben.

Nach diesen Atemübungen* setzen Sie sich wieder im Westen nieder und blicken zum Osten, zur Kraft der Sonne. Rufen oder beten Sie zu dieser Kraft, zur Kraft des Lichts, der Erleuchtung und der Inspiration, dass sie Ihnen heute Licht für Ihre Tagesstrecke schenke, Ihren heutigen Schritt mit schöpferischer Kraft durchdringe und Sie in Liebe auf der Erde gehen lasse.

Erinnern Sie sich an Ihren Nachttraum und nehmen Sie seine Botschaft als Zeichen für den heutigen Tag; beachten Sie, was er Ihnen mitteilen will, meditieren Sie über bestimmte Inhalte: Wo zeigt er Ihnen klare Bilder, die unmissverständlich auf Ereignisse hinweisen, die der heutige Tag an Sie stellen wird; wo ist er verflochten mit Dingen, die Sie aus dem Gestern mit sich tragen, die Sie drücken, weil Sie ihnen Widerstand entgegensetzten? … Lauschen Sie auf die heutige Aufgabe, auf das Notwendige, das Sie wandeln oder wenden müssen, damit Kraft daraus entstehen kann. Wenn Sie diese Weisung empfangen haben, rufen Sie die Kraft der Heiligen 2, die Kraft der Erde, und bitten Sie sie, Ihren Willen zu stärken, damit Ihr heutiger Tag ein »heiliger« wird und sein Zusammenhang mit dem Ganzen sichtbar wird für alle. Wenn Sie wollen, können Sie Ihr Kraftlied singen oder Ihr Tier tanzen lassen … und sich dann dem Morgenkaffee widmen.

Manchmal bekommen Sie in diesem morgendlichen Ritual auch ein besonderes Thema zu diesem Tag genannt. Versuchen Sie

---

* Sie können stattdessen auch die Atemübungen zu den Chakras machen, wie sie auf S. 188ff beschrieben sind, oder Sie singen die Silbenfolge »AH-USOL-E-SUN-SUM-OHM«, um die Kraft Ihrer Lichtkörper anzufachen.

dann, all Ihr Tun und das, was von außen an Sie herantritt, unter dem Blickwinkel dieses Themas zu sehen, dass alle Begebenheiten des Tages miteinander verknüpft werden und in ihrer Zusammenschau das Sinnbild des Themas deutlich werden kann.

Das Abendritual

Am Abend, bevor Sie ins Bett gehen – oder ins Reich des Nagual reisen – können Sie den Tag mit einem kleinen Ritual beschließen, indem Sie Ihren »Tagtraum« noch einmal durchträumen und bewusst in den »Nachttraum« hinübergleiten. Setzen Sie sich dazu in Ihrem Medizinrad an den Platz des Südwestens, den Platz des Traumes. Räuchern Sie sich und rufen Sie die Heiligen Kräfte. Besinnen Sie sich auf den heutigen Tag:

Was hat er Ihnen gezeigt? – War er freudvoll oder kummervoll? Wo hatten Sie Schwierigkeiten? – Wo stießen Sie auf Widerstände – innere oder äußere? – Wo, in welchen Situationen waren Sie ganz in Ihrer Kraft? – Worin haben Sie Neues erfahren? – Ist es Ihnen gelungen, Ausschnitte Ihres Nachttraums in den Tagtraum zu integrieren? – Haben Sie die Weisung, die Sie beim Morgenritual empfangen haben, erfüllt? Wenn nein, warum nicht? Was stand dem im Wege? – Waren Sie in der Kraft der Liebe? – Welche Dinge konnten Sie meistern, welche nicht? – Welcher der vier Schilde machte Ihnen heute zu schaffen? Konnten Sie es wieder ausbalancieren durch die Einstellung einer anderen Schildkraft? – Wo ließen Sie sich aus dem Gleichgewicht bringen? – Gab es Situationen, in denen Sie mit Ihren Verbündeten in einer Kraft waren?

Die Fragen werden von alleine an Sie herantreten, manchmal ist es auch nur eine einzige, manchmal sind es viele. Geben Sie sich ehrlich Antwort, und suchen Sie keine Ausreden. Wenn Sie auf eine nicht gemeisterte Situation stoßen oder einige Dinge des Tages missverständlich zurückbleiben, so bitten Sie die Traumhüter, Ihnen im Nachttraum den Schlüssel dafür zu zeigen. Oder wenn Sie Ihre Verbündeten kennen, wenden Sie sich an sie. Halten Sie dazu den jeweiligen Kraftgegenstand mit Ihrer linken Hand auf das zugehörige Chakra (beim Steinverbündeten das 2. Chakra, das Erdrad; beim Pflanzenverbündeten das 3. Chakra, das Pflanzenrad; beim Tierverbündeten das 4. Chakra, das Tierrad) und sprechen Sie laut Ihre Frage aus und versuchen Sie, die Antwort von dorther zu erfahren. Dies ist eine Übung, die man erwartungslos tun muss, in Unschuld und Vertrauen. Singen Sie, wenn Sie Ihre Verbündeten rufen, Ihr Kraftlied oder tanzen Sie Ihr Tier.

Zum Abschluss können Sie mithilfe der Lichtmeditation Ihr 7. Chakra, Ihren Traumkörper, aufwecken. Legen Sie sich dazu auf den Boden, mit dem Kopf im Südwesten. Schicken Sie mit mehreren Atemzügen Ihre Aufmerksamkeit konzentriert in das 7. Chakra. Beim Einatmen holen Sie die Kraft von der Erde in Ihr 1. Chakra in sich herein, dann die ganze Wirbelsäule hoch, durch Ihr Kronenchakra hinaus ins All; beim Ausatmen kommen Sie vom All her mit einem weißen Lichtstrom, den Sie sich imaginieren, über Ihr 7. Chakra wieder in Ihren Körper hinein und lassen das Licht von da aus in Ihr Inneres strömen. Wenn Sie mit der Kristallmedizin vertraut sind, können Sie statt der Lichtmeditation Ihr Traumrad auch mit einem Kristall ausbalancieren, indem Sie diesen mit Ihrer rechten Hand, die Spitze Ihrem Scheitel zugewandt, über Ihren Kopf halten und dreizehn kleine, dem Uhrzeigersinn folgende Umdrehungen ausführen. Danken Sie den Kräften für den Tag und begeben Sie sich zu Bett.

Hier sei noch eine Traumübung angefügt, mit der Sie lernen können, bewusst vom Wachzustand über die Schwelle in den Schlafzustand zu gleiten:

Stellen Sie sich mit geschlossenen Augen vor, Sie würden in einen Spiegel blicken und Ihr eigenes Gesicht sehen. Dabei müssen Sie versuchen, Ihr Gesicht klar und deutlich vor sich zu haben. Sobald Ihnen das gelungen ist, gehen Sie durch den Spiegel.

Oder eine andere Übung: Schließen Sie, wenn Sie vor dem Einschlafen im Bett liegen, Ihre Augen und versuchen Sie, Ihre Hände zu sehen, konzentrieren Sie sich so, dass Sie auch wirklich Ihre Hände erkennen.

Am schönsten ist es sicher, wenn jeder Mensch die Gestaltung und Erfindung seiner persönlichen Rituale selbst übernimmt. Die hier beschriebenen sollen nur Anregung sein, sie können für den Anfang so übernommen werden. Im Laufe der Zeit werden Sie sie verändern oder erweitern, wenn Sie Ihren eigenen Stil der rituellen Feier entdeckt haben. Es gibt dafür keine Vorschriften, außer, dass man weiß, was man tut und dass das Tun ein heiliges ist.

Das Vollmondritual

So wie uns Morgen- und Abendritual helfen, wieder Anschluss an den natürlichen Rhythmus zu gewinnen, uns mitschwingen lassen im Wechsel von Licht und Dunkel, so können wir beim Feiern des Vollmondes wieder Anschluss finden an die natürlichen Zyklen des Mondes, wenn wir uns mit seinem Zunehmen und Abnehmen in Verbindung setzen. Zu jedem Mondzyklus können wir uns besinnen und fragen: »Was in mir will zunehmen, wachsen? Was in mir will schwinden, abnehmen?« Verbinden Sie das, was zunehmen oder abnehmen will, mit den Kräften des Medizinrades, mit den vier Heiligen Richtungen, die Sie sich über die Vier-Schilde-Arbeit eröffnen. Dabei fragen Sie, wenn Sie am Platz des jeweiligen Schildes sitzen, was Sie tun müssen, damit dieser Schild in Balance kommt.

Das Vollmondritual wird nachts gefeiert. Falls der Mond erst im Lauf des Tages voll wird, feiert man es die Nacht davor, nie die Nacht darauf. Am schönsten ist es, das Ritual draußen zu zelebrieren, allein oder mit anderen zusammen. Bilden Sie dafür den Heiligen Kreis mit den acht Richtungen oder gehen Sie in Ihr Medizinrad, wenn Sie eines im Freien haben. Weihen Sie den Platz mit dem Räuchern der Heiligen Kräuter, rufen Sie die Heiligen Kräfte an und bitten Sie sie, hierher, in die Mitte Ihres Kreises zu kommen. Räuchern Sie alle Teilnehmer, die im Kreis mit Ihnen im Medizinrad sitzen. Dann rufen Sie die Kraft des Mondes und bitten Sie sie, bei Ihnen zu sein. Zur Einstimmung kann die Trommel oder Rassel geschlagen werden, im Dreiertakt: eins-zwei-drei; eins-zwei-drei; usf. Dies wirkt unterstützend, dass sich alle der Mondkraft öffnen und sie über das 3. Chakra, das Pflanzenrad, aufnehmen können. Dann folgt eine Meditation, bei der man auf die leuchtende Scheibe des Mondes blickt. Anschließend beginnt der »Gebetskreis«: Jeder trägt der Reihe nach sein Anliegen laut vor allen anderen vor. Er spricht aus, was bei ihm abnehmen oder zunehmen will und jeder verspricht dem Mond, ihn auf seinem Kreis zu begleiten, mit ihm abzunehmen und mit ihm zu wachsen. Wenn alle gebetet haben, beginnt das Aufladen mit der Mondkraft. Dazu stellt sich jeder wieder der Reihe nach in die Kreismitte und schließt die Augen. Die anderen gehen nun dem Uhrzeigersinn folgend im Kreis um ihn herum und »laden ihn auf« mit der Energie des Mondes. Dazu greift man mit der linken Hand hinunter zur Erde und schöpft aus ihr die eingestrahlte Mondenergie und führt sie auf den in der Mitte Stehenden, wobei die linke Hand hinter der rechten liegt und diese nach vorne schiebt. Nach 17 Umdrehungen (die Heilige 17 ist die Kraft, die die Heilige 3, die Kraft des Mondes ganz macht zur Heiligen 20!) stellt sich der Nächste in die Mitte.*

Das Aufladen mit der Energie des Mondes ist ein deutlich spürbares Körpergefühl: Man glaubt, größer zu werden, in die Höhe zu wachsen, und kann die Energie spiralförmig um den Körper herum strömen spüren wie einen energetischen Kraftmantel, in den man eingehüllt wird. Beim Kraftaufladen sollte jeder Teilnehmer wissen, worum es hier geht, damit seine Gestik eine bewusste sein kann, denn nur so kann sie kraftvoll sein.

---

* Falls man in einem festgebauten Medizinrad die Zeremonie begeht, steht man nicht in der eigentlichen Mitte, die ja nie betreten werden darf, sondern in der südlichen Kreismitte, auf dem Platz der Heiligen 5.

Danach setzen sich alle wieder in den Kreis. Einer der Teilnehmer, vielleicht Sie selbst, wenn Sie die Zeremonie leiten, nimmt ein Gefäß mit klarem Wasser, das schon zu Beginn des Vollmondtages an einem geweihten Ort, drinnen oder draußen, bereitgestanden hat, dafür ausersehen, die Energie des Mondes aufzunehmen, und hält es vor sein 3. Chakra. Das Gefäß ruht in der linken Hand, die rechte befindet sich in geringem Abstand darüber, mit der Handinnenfläche zum Wasser gekehrt. Jetzt atmet man dreimal tief, indem man sich bewusst zu einem Kanal und so durchlässig macht, dass die Kraft des Mondes durch einen hindurch über die rechte Hand in das Wasser geleitet werden kann. Dadurch wird das Wasser magnetisiert und geweiht mit dem Energiefluss des Mondes. Es wird reihum allen zum Trinken gereicht. Zum Abschluss fassen sich alle Teilnehmer des Rituals an den Händen und bilden einen Energiekreis: Man konzentriert sich darauf, mit der linken Hand die Energie aus der rechten des Nachbarn der zur Linken sitzt, zu empfangen und sendet sie mit der rechten Hand in die linke des rechts sitzenden Nachbarn. Nach einer Weile spürt man das immer stärker anschwellende Kreisen eines energetischen Stromes. Diese Energie können Sie nun geistig jemandem schicken, der Kraft brauchen kann. Imaginieren Sie die betreffende Person, als würde sie vor Ihnen stehen, und geben Sie die durch Sie strömende Energie weiter. – Mit einem Lied zum Mond oder einem Dankgebet wird das Ritual beendet.

Eine andere Möglichkeit, sich mit der Kraft des Mondes aufzutanken, ist die folgende Chakra-Meditation:

Chakra-Meditation

Sie spüren sich zuerst in die Stelle Ihres Körpers hinein, mit der Sie auf der Erde sitzen, also in Ihr Basischakra, den 1. Lichtkörper. Dann holen Sie mit dem Einatmen die Kraft aus der Erde heraus und gehen bis zum 2. Chakra, beim Ausatmen stoßen Sie die Kraft wieder zurück zum Basischakra. So gehen Sie schrittweise Ihre sieben Lichtkörper hinauf und hinunter; das Ausatmen wird immer zur Basis fallengelassen, das Einatmen kommt immer daher, wo Sie mit der Kraft der Erde verbunden sind. Wenn Sie beim 7. Chakra angelangt sind, strömen Sie einige Male mit Ihrem Atem von der Basis bis zur Krone, und wenn dieser Energiefluss frei durch Sie hindurchströmt, nehmen Sie den umgekehrten Weg: Mit dem Einatmen holen Sie die Kraft vom Mondlicht in Ihr 7. Chakra, beim Ausatmen bleiben Sie dort und lassen es innerhalb dieses Energiewirbels verströmen. Beim nächsten Einatmen holen Sie die Kraft des Mondes und leiten sie über das 7. Chakra weiter ins 6. Chakra und lassen sie dort mit dem Ausatmen verströmen; auf diese Weise fahren Sie fort, bis Sie wieder bei der Basis ankommen. Dann strömen Sie mit einigen Atemzügen, ohne haltzumachen, vom Kronenchakra herkommend, das mit der Kraft des Mondes verbunden ist, hinunter bis zum 1. Chakra. Stellen Sie sich dabei bildlich das Licht des Mondes vor, wie es in Sie hineinfließt.

Wenn Sie mit Kraftgegenständen arbeiten, so können Sie sie in der Vollmondnacht offen in das Licht des Mondes legen – entweder die ganze Nacht, wenn Sie einen geschützten Platz im Freien haben, oder sonst nur während der Zeitspanne des Rituals. Sie können dies dann auch mit einer Meditation über Ihre Kraftgegenstände verbinden. Nehmen Sie sie einzeln und lassen sich an Ihre »Medizinen« erinnern, an ihren Zusammenhang mit Ihnen.

Jeder dem Vollmond folgende Tag eignet sich besonders gut für das Weg-Geben einer Krankheit, von körperlichen Schmerzen und Disharmonien. Dazu geht man am besten zu einem Baum. Das Ritual wurde beim Pflanzenverbündeten (S. 236) beschrieben.

Im Zusammenhang mit dem Mondritual möchte ich Ihnen noch von einem alten Brauch berichten, den unsere Vorväter, die Kelten und Germanen, kannten:

Sie trugen das Mondamulett, den »Torques«. Es war aus massivem Silber oder Gold und lag als Ring um den Hals, bisweilen mit einer Mondbarke in der Mitte. Dieses Mondamulett diente als Schutz gegen die Hochspannung, die zur Zeit des Vollmondes, aber auch des Neumondes, herrscht. Gold und Silber sind Edelmetalle, die Strahlung abschirmen können, wenn diese zu stark für den Menschen wird. Schon unsere Vorväter wussten, dass Mond und Erde elektrisch gleich gepolte Ladungen tragen, vielleicht wussten sie nicht, dass sie negativ waren, aber sie spürten, wie beide, sowohl Erde als auch Mond, die Elektrizität der Sonne anziehen und dies im besonderen Maß, wenn der Mond zwischen Erde und Sonne als Neumond erscheint und wenn er als Vollmond, von der Sonne her gesehen, hinter der Erde steht. Heute haben Ärzte und Wissenschaftler den Mondeinfluss auf den Menschen und alles Wachsen der Erde eingehender untersucht und ihn etwas von seinem Aberglauben befreien können. Inzwischen weiß man auch, dass die Mondfühligkeit, die viele Menschen bei Voll- und Neumond spüren, keine Einbildung ist, sondern durch die vermehrte Sonnenelektrizität verursacht wird, wodurch die feinen Blutgefäße, die Kapillaren, im menschlichen Körper stärker zusammengezogen werden und somit die Gesamtdurchblutung herabgesetzt ist. Es kommt zu Abgeschlagenheit, Unkonzentriertheit, Kopfschmerzen, man unterliegt den »Mondlaunen« und ist leicht gereizt, man schläft unruhig oder gar nicht – insgesamt macht sich eine gesteigerte Erregbarkeit deutlich, die auch häufig Anlass zu Unfällen und Missgeschicklichkeit sein kann. Das Mondamulett, das man in alten Zeiten zu dieser Gelegenheit trug, und zwar bereits drei Tage vor und drei Tage nach Voll- und Neumond, half dem Menschen, ihn unbeschadet aus diesen überspannten Strahlungsfeldern fernzuhalten; sie konnten ihm dadurch nichts anhaben. Deshalb wäre es auch heute sinnvoll, ein Mondamulett als persönlichen Schutz und zur Erhaltung der Gesundheit zu tragen. Sie können es sich nach eigenem Entwurf anfertigen lassen oder selbst schmieden.

Eine weitere Möglichkeit zur Gestaltung des Mondrituals ist die Einbeziehung der »Spiralen-Medizin«, da die Spirale dem menschlichen Energiehaushalt harmonisierende Kraft verleiht und den Menschen im vom Mondlicht gesteigerten Spannungsfeld in Balance hält.

Auch hier gilt: Der Gestaltungsfreude für das Mondritual sind keine Grenzen gesetzt, wichtig ist das Tun, in dem aber jede Handlung sinnvoll zum Ganzen, zum Ritual stehen soll.

Wenn Sie das oben beschriebene Ritual wählen, so sollten Sie versuchen, sich bewusst mit den Zyklen des Mondes zu verbinden bis zur Feier des kommenden vollen Mondes: Begleiten Sie die Abnahmephase des Mondes mit dem Abnehmen Ihres »inneren Mondes«, indem Sie bewusst bis zum Beginn des Neumondes darauf achten, alles wegzugeben, zu vermindern, was Sie dem Mond versprochen haben, damit Sie es dann am Tag des Neumondes rituell weg-geben, in die Erde vergraben oder im Feuer verbrennen, verwandeln können. Beim wachsenden Mond begleiten Sie sein Vollwerden mit Ihrem »inneren Zunehmen«, wobei Sie sich wieder an das Versprechen bei der letzten Vollmondzeremonie erinnern und auch wirklich bemüht sind, alles zu tun, damit dies zunehmen kann. Beim darauffolgenden Vollmondritual können Sie sich noch einmal rückwirkend auf diesen Zyklus besinnen und auf die Erfüllung Ihrer Versprechen.

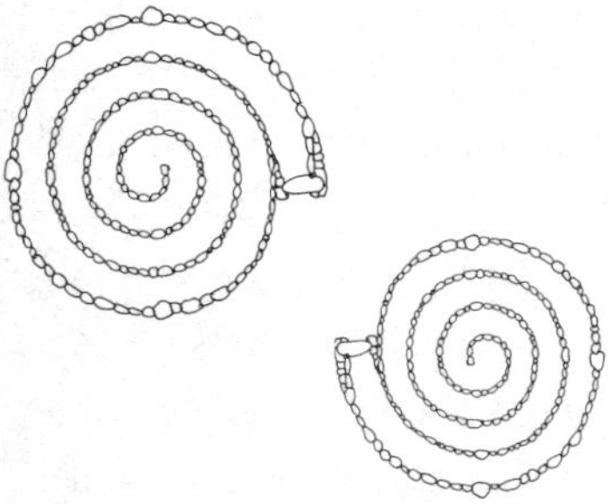

Das Geburtstagsritual – Visionssuche zu Beginn eines neuen Lebensjahres

Das Geburtstagsritual zelebriert man alleine, in der All-Einheit der kosmischen Kräfte. Wenn Sie es zum ersten Mal feiern, können Sie einen Freund bitten, Sie zum Schutz, als Ihr Leibwächter sozusagen, zu begleiten. Das Ritual beginnt in der Nacht vor Ihrem Geburtstag. Was Sie brauchen und mitnehmen sollten, ist alles, was Sie als Medizin- oder Kraftgegenstände in Ihrem Medizinbündel besitzen; dazu eine Trommel und eine Rassel, Ihre Räucherschale mit den Kräutern und der Feder, Tabak, süßem Likör, einem Fläschchen Duftöl, vielleicht einem Kompass, um die Heiligen Richtungen zu bestimmen, auch an ein Feuerzeug sollten Sie denken. Zur Vorbereitung besinnen Sie sich auf einen Gegenstand, der das für Sie im letzten Jahr wichtigste Ereignis darstellt. Diesen Gegenstand nehmen Sie auch mit.

Am späten Nachmittag sollten Sie sich auf den Weg machen zu einem Platz in der Natur, wo Sie ungestört eine Nacht lang wachen können und auch ein Feuer anzünden dürfen. Falls Sie einen Wächter mitnehmen, sollten Sie nicht miteinander sprechen. Vertiefen Sie sich in die Sprache der Natur und lassen Sie sich zu dem Platz führen. Wenn Sie ihn gefunden haben, bauen Sie sich das Medizinrad. Es genügt, wenn Sie mit acht Steinen die acht Richtungen markieren, in der Kreismitte soll später dann das Feuer entzündet werden. Sobald Sie den Kreis gelegt haben, suchen Sie sich genügend Brennholz, das für eine Nacht reichen soll (wie bei der Steinsuche fürs Medizinrad sollte auch das Sammeln des Holzes wieder in respektvoller, bittender und dankender Manier geschehen). Wenn Sie alles beisammenhaben, weihen Sie Ihren Kreis und rufen die Heiligen Kräfte mit der Bitte, hierher zu kommen, in diese Mitte, Ihren Kreis zu heiligen, ihn ganz zu machen. Räuchern Sie Ihren Begleiter und lassen Sie sich von ihm räuchern. Dann bitten Sie ihn, außer Sichtweite, aber noch in Hörweite bei Ihnen zu bleiben, um Sie zu beschützen. Wenn die Sonne sich zum Untergehen bereit macht, sollten auch Sie bereit sein, in Ihr Medizinrad zu gehen. Setzen Sie sich auf den Platz des Westens und blicken Sie zur sinkenden Sonne. So wie die Sonne untergeht, ihr Licht verlischt, so geht für Sie ein Lebensjahr seinem Ende zu. Besinnen Sie sich rückblickend auf die Fülle dieses Jahres: Was brachte es Ihnen an Erntegaben? Was bedeutete es für Ihre »Medizin«? Betrachten Sie den Gegenstand, der Ihr wichtigstes Ereignis, Ihre wesentlichste Vision, die in diesem Jahr für Sie stattfand, symbolisiert und erinnern Sie sich nochmals an seine Botschaft. Gehen Sie mit diesem Gegenstand in der Hand in den Norden des Rades und meditieren Sie, wie und wo Sie seine Botschaft, Ihre Vision des letzten Jahres, integriert haben in Ihre »Medizin«. Und dann fällen Sie die Entscheidung, ob Sie ihn und seine symbolische Kraft weg-geben können, der Erde wieder anvertrauen, sich wieder leer machen, damit Neues Sie erfüllen kann. Wenn Sie bereit sind, ihn weg-zu-geben, vergraben Sie den Gegenstand mit einem Dank in der Erde, im Westen des Medizinrades.

Nun beginnt der zweite Teil der Zeremonie. Sie haben das Vergangene verabschiedet – es ist als verwandelnde Kraft in Ihrem Inneren integriert, zur Weisheit, zum Wissen geworden, das

Ihre »Medizin« potenziert –, Sie stehen vor dem Nichts, dem neuen Unbekannten, für dessen Vision Sie beten. Setzen Sie sich nun in den Osten des Kreises, auf den Platz der Inspiration und Vision. Nehmen Sie Ihre Trommel und Ihre Rassel und rufen Sie mit ihrer Kraft nochmals die einzelnen Kräfte und bitten Sie sie von ganzem Herzen, Ihnen Zeichen und Weisungen für Ihre Visionssuche des kommenden Jahres, hier, jetzt, in dieser Nacht zu schenken. Meditieren Sie bei jedem Ruf der Trommel über die Kraft, an die Sie sich wenden: an die Kraft Ihrer »Medizinverbündeten«, an Ihre Helfer aus Stein-, Pflanzen- und Tierwelt, an die Kraft Ihrer Ahnen und Verwandten, die Ihnen nahestehen, die Ihnen einen Sinn spiegeln durch die Art ihrer Lebensbemeisterung, an die Kraft des Traumes (wo erschütterte Sie ein »Großer Traum« in diesem Jahr?) … Bitten Sie alle Kräfte, zu Quellen der Kraft zu werden, zu Quellen des Lichts, das Ihnen das noch im Dunkel liegende neue Jahr, das wie brache Erde vor Ihnen liegt, erleuchtet, Ihnen offenbart, wo Sie Hand anlegen müssen, um dieses Stück Erde fruchtbar zu machen. Lassen Sie immer wieder Ihre Augen wach in die Dunkelheit der Nacht hinausschweifen. Versuchen Sie, Ihre Aufmerksamkeit in alle vier Richtungen zu schicken, damit Sie über die Kräfte Ihrer vier Schilde alles wahrnehmen können, was Ihnen die Heiligen Wesenheiten des Alls zur Antwort geben; zum Beispiel, was sie tonal antworten: durch ein bestimmtes Tier, das plötzlich aus einer der acht Richtungen Ihren Kreis betritt; eine Eule oder ein Raubvogel, der Kreise zieht in einer bestimmten Richtung oder direkt über dem Medizinrad; der Ruf eines Nachtvogels, der ein Gebet, ein besonderes Anliegen unterstützt; ein Blitz oder Wetterleuchten einer der vier Himmelsrichtungen; ein plötzlich aufkommender Windhauch aus einer bestimmten Richtung; ein Glühwürmchen, das sich auf einem der Kreissteine niederlässt – und was sie nagual antworten: Sie sehen verschieden ausgeprägte Lichterscheinungen, die geistige Erscheinung eines Ahnen oder Heiligen, geistige Naturwesen, mythische Gestalten … Bisweilen können Ihnen auch sehr angsterregende Dinge begegnen, die Sie wie dunkle Schatten leibhaftig auf sich zukommen spüren. Es sind meist Projektionen der eigenen inneren Ängste, die sich aus ihrem Versteck freimachen, sich Ihnen sichtbar zeigen und Ihnen damit eine Chance geben, sie endgültig zu überwinden, ihnen ins Angesicht zu blicken und sie von einer anderen Warte aus als der der ängstlichen, unwirklichen Gefühle zu sehen, ihnen einen anderen Schild als den südlichen Kinderschild, der sein Vertrauen verloren hat, entgegenzuhalten. Die Schamanen behaupten, Angst gäbe es nicht, es sei eine völlig unwirkliche, der Natur fremde Kraft, die nur in einer unwirklichen Vorstellung des menschlichen Gefühls existiert. Deshalb müssen sich die Schamanen bei der ersten Prüfung ihrer Lehrzeit ihren Ängsten stellen und diese unwirkliche, scheinbare Welt auslöschen, indem sie lernen, mit ihren Ängsten »zu tanzen«, wie es in ihrer Sprache heißt, was bedeutet, sie nicht fixiert von einem Punkt aus zu erleben, sondern sie wie einen Freund beim Arm zu nehmen und mit ihnen zu allen Plätzen des Medizinrades zu »tanzen« und ihnen mit der Kraft der Ganzheit zu begegnen, die sagt: »Es gibt nur Liebe.« Versuchen Sie, sich nicht gleich in Ihren Kinderschild des Südens drängen zu lassen, wenn Ihnen bei Ihrer Nachtwache etwas auf den ersten Blick Angst macht, rufen Sie nicht gleich Ihren Wächter um Hilfe, sondern erinnern Sie sich, dass Sie in einem heiligen Raum sind, der Sie schützt und Ihnen die Kraft der Ganzheit zur Überwindung oder Verwandlung der Angst in Vertrauen zur Verfügung hält. Gehen Sie in diese Angst, in diese Schatten hinein, fragen Sie, was die Angst Ihnen vorspiegelt, rufen Sie Ihre Verbündeten, beispielsweise Ihr Krafttier, lassen Sie seine Kraft in Ihren Körper übergehen, indem Sie es tanzen und betrachten Sie das Schattenwesen mit dessen Augen. Oder Sie nehmen die Trommel und verbinden sich mit dem Dreier-Schlag, mit der Kraft der Heiligen 3, der Kraft des Vertrauens. Lassen Sie sich dabei stets führen, denn Sie bekommen sicher Zeichen und Hinweise von den Kräften des Heiligen Rades, an wen Sie sich richten müssen, an welche Kraft Sie sich anschließen können, um diesen »Kampf« erfolgreich zu bestehen. Es ist ein unglaublich kraftvolles Gefühl, wenn Sie danach bemerken, wie sich die Angst verwandelt in Stärke, wie sich der Schatten auflöst in Licht. Wenn Ihnen das gelungen ist, hat Ihnen die Nacht ein großes Geschenk vermacht.

Erst jetzt entzünden Sie das Feuer in der Mitte Ihres Kreises. Sprechen Sie dabei zu Ihren »Verwandten«, zum Holz, zu den Kräutern, die Sie in die Flammen geben, zu den Flammen selbst. Singen und trommeln Sie für den Geist des Feuers, rufen Sie ihn, legen Sie in all Ihr Tun die Kraft Ihres Herzens, Ihre Liebe und Dankbarkeit. Stimmen Sie mit Ihren Gebeten, Ihren Opfergaben (Kräuter, Duftöl), mit Ihrer Musik, mit Ihrem Tanz das Feuer freundlich, dass es Ihnen wohlgesonnen ist und dass es Sie vollkommen annimmt und Ihnen seine Zuneigung darin zeigt, dass Sie unversehrt Ihre Hände in die Flammen legen können. Holen Sie immer wieder die Kraft des Feuers zu Ihren Chakras, die Sie damit reinigen und harmonisieren, damit sie als reine Verbindungskanäle zur Welt des Nagual werden. Lassen Sie niemals zu, dass Ihre Aufmerksamkeit einschläft; diese Nacht sollten Sie wach und so »ganz« wie möglich feiern. Die Zeichen, die Sie bekommen, sind ein Geschenk der Kräfte für Ihre Medizin. Nehmen Sie alle mit in Ihr Herz und lassen Sie sie dort zu einem Bild reifen, das Ihnen Sinn und Weisung gibt für Ihr neues Lebensjahr. Vielleicht war das Geschenk ein neuer Verbündeter, der sich Ihnen offenbarte, vielleicht eine Vision, die Ihnen Mut bringt, beruflich etwas Neues zu beginnen, vielleicht ein Wegweiser, wie Sie eine, Sie belastende, gestörte Beziehung mit einem befreundeten Menschen ändern können, vielleicht ein Hinweis zu einer Krankheit, was diese Ihnen sagen will … Erst mit dem Morgengrauen versinkt die Magie dieser Nacht, und mit dem sich ergießenden Licht der Sonne wird Ihr neues Lebensjahr geboren. Danken Sie den Heiligen Kräften des Platzes, dem Feuer, allen Hilfsgeistern, Ihren Verbündeten und löschen Sie die Energie dieses Platzes durch Verspritzen des Wassers und des süßen Likörs, rufen Sie Ihren Wächter und danken Sie ihm für seinen Schutz. Mit ihm zusammen gehen Sie nach Hause, wo Sie von Ihren Freunden mit einer Geburtstagsschwitzhütte empfangen werden, in der Sie Ihre Vision dieser Nacht mit ihnen teilen.

Das tägliche Leben, ein Ritual

Die oben dargestellten Rituale sind nur ein kleiner Ausschnitt aus der unendlichen Fülle der Rituale, die das Leben über uns ausgießt. Es ist zwar eine große Hilfe, Rituale zu gestalten in Zeremonien und Feiern, aber die Kraft eines Rituals ist nur dann vollendet oder ganz, wenn man sie ins aktuelle Leben mit hinüberfließen und sie nicht am Ende der Zeremonie verpuffen lässt. Wenn wir all unsere täglichen kleinen und großen Verrichtungen bewusst, mit ganzer Aufmerksamkeit unserer Vier-Schilde-Kräfte erleben, sie immer in Zusammenhang mit dem übergeordneten Ganzen begreifen, so wird schließlich jeder Handgriff, jede Arbeit, jede Bewegung zu einer rituellen Feier, in der wir die Schönheit der Erde respektieren und ihr Ausdruck verleihen. Wenn wir nicht mehr Gewohnheiten leben, sondern mit Augen, die kein Gestern und kein Morgen kennen, das Jetzt lebendig sehen, in dem uns die Fülle des Lebens immer wieder neu und unerwartet berührt, uns jeder Schritt gezeigt wird, der uns in unserer »Medizin« stärkt, wird uns die Kraft des Vertrauens in dieses Jetzt führen, und unser übertriebenes Sicherheitsstreben und Vorausplanen werden wir wieder dort hinschicken, wo sie hergekommen sind, jenseits der vier Richtungen.

Kein Mensch kann mit Gewissheit vorhersagen, was die nächste Stunde ihm bringen wird, er weiß nicht einmal, ob er sie überleben wird; er weiß nicht, ob er den Freund, den er im Moment noch spricht, je wiedersehen kann; er weiß nicht, ob sein Haus noch stehen wird, wenn er von der Arbeit zurückkommt; er weiß nicht, ob seine Frau, wie gewohnt (!) dort auf ihn wartet; er weiß nicht, ob am nächsten Morgen die Sonne bereit ist, es Morgen werden zu lassen ... Trotz all dieser Ungewissheit tut er so, als wüsste er es – weil es immer so war, weil er es so gewohnt ist. Und jedes Erlebnis, das seine Gewohnheit sprengt, überrascht ihn dermaßen, dass er völlig aus dem Gleichgewicht geworfen wird und »erkrankt«.

Wenn wir bereit sind, die Einzigartigkeit jedes Tages, jeder Stunde, jeder Minute anzuerkennen, dass kein Unterschied mehr zwischen All-Tag und Sonn-Tag liegt, sondern jeder Tag ein »besonnener« ist, inspiriert und befruchtet von der Kraft des Seins im Jetzt, können wir das Leben feiern als Gottes-Dienst, als ewige Feier im Einklang mit Himmel und Erden.

Unser Leben als Ritual zu verstehen, meint, den Spiegel der makrokosmischen Wirklichkeit als mikrokosmisches Gleichnis sehen. Um unsere Getrenntheit, unser Entwurzeltsein aus der All-Einheit zu verwandeln in die all-einende Kraft des Ganzen, dürfen wir auch hier, in der Arbeit des Medizinrades, nicht darein verfallen, eine neue Getrenntheit aufzubauen, indem wir all die Handlungen und Übungen dieser Arbeit herausheben und abtrennen von unserem restlichen Leben. Es darf keine Freizeitbeschäftigung werden, es darf kein Ehrgeiz dahinter sein, der machthungrig macht. Die anspruchvollste und schwierigste spirituelle Übung ist sicher, den Dienst am Göttlichen in allem, was wir tun, zu artikulieren und zu feiern im täglichen Geschenk des Lebens. Voraussetzung ist das Erwachen. Es macht nichts, wenn wir ab und zu wieder einschlafen, zurückfallen in Altes, Niederlagen erfahren müssen; wichtig ist allein unsere Bereitschaft, unser Mut, immer wieder aufwachen zu wollen.

Dazu Zitate zweier erwachter Menschen:

Der Mensch ist der »grundsätzlich ins Wagnis gesandte«. Das Scheitern schadet ihm weniger als das vermeintliche Abgesichertsein. Gott will nicht Sucher metaphysischer Notausgänge, sondern Vollender des Menschseins vom Sinnlichen zum Übersinnlichen.
Herbert Fritsche

Nur der, der die Schwierigkeit des Erwachens voll begreift, kann verstehen, dass zum Erwachen lange und harte Arbeit notwendig ist.
G. Gurdjieff

DIE ACHT JAHRESFESTE ODER SONNENFESTE DER ERDE

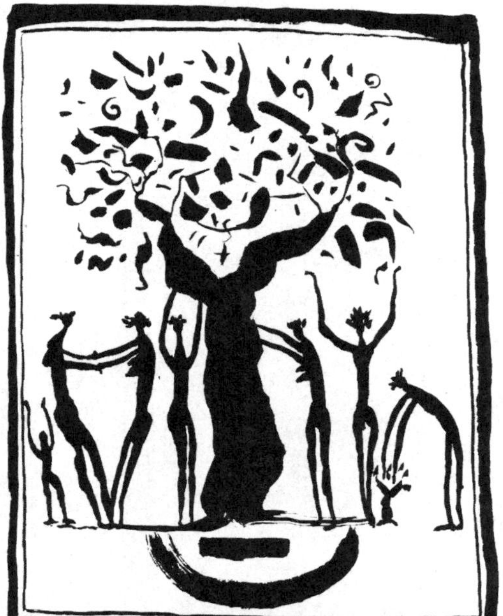

»Wir leben auf der Erde, um unser Leben im Einklang mit dem ganzen Universum zu feiern.« Dies sind die Worte eines indianischen Schamanen. Die acht Sonnenfeste sind die Feste der acht Heiligen Richtungen des Medizinrades. In ihrer Feier zelebrieren die Menschen ihre Einheit mit dem All als urreligiösen Akt der Menschheitsgattung.

Um die acht Sonnenfeste in der Reinheit und der ursprünglichen Kraft ihrer Ur-Bilder wieder feiern zu können, müssen wir erneut auf unser altsteinzeitliches Erbe zurückgreifen. Unsere Altsteinzeitahnen wussten sich als Glied der »Großen Kosmischen Familie«. Jeder Mensch verstand sich als Kind von Sonne und Erde, er verehrte sie als seine »Großen Eltern«, die ihm sein Leben schenkten und die ihn am Leben hielten, wenn er ihnen stets zugewandt blieb und sich ihnen nicht entfremdete. Er begriff instinktiv, dass seine eigene Körperachse seine Verbindung zu Erde und Himmel war. In dieser Achse musste er ruhen, um seine Vision, die ihm sein Großer Vater unermüdlich zuteil werden ließ, empfangen zu können und um diese als seinen »Traum« auf der Erde, seiner Großen Mutter, wachtanzen zu können. So hatte er in den Großen Eltern zwei wunderbare Helfer, die ihn Erde und Himmel als Einheit erleben ließen. In ihrem Liebestanz, den die Erde jährlich um ihren Gatten, die Sonne, dreht, erlebt sie alle eineinhalb Monate, achtmal im Jahr, eine besondere Begegnung mit ihrem Geliebten, die lebensnotwendig für ihr eigenes Wachsen, ihre Bewusstseinsentwicklung ist. Von dieser Begegnung ist alles Leben auf der Erde mitbetroffen, es sind die Gezeitenströme des Jahres, die Rhythmen der Natur, das Wachsen, Reifen und Sterben; es ist die Kraft der Lichtspirale, die Jahr für Jahr erneut und ewig einen Kreis zieht und dabei die endlich-unendlichen Kräfte des Nagual wie

Sonnenpfeile auf die Erde schießt. Der altsteinzeitliche Mensch spürte in sich dieses Auf und Ab der Gezeitenwogen des Jahres. Er pulsierte im vibrierenden Atem seiner Erdmutter und tauchte mit ihr ein in die achtfältigen Sonnenimpulse, in das ewig kreisende Licht. Durch seine Wesensverwandtschaft fühlte er sich eins mit seinen Großen Eltern und ihre befruchtenden Hoch-Zeiten waren für ihn Anlass, sie zu feiern, mit ihnen zu feiern.

Was bedeutet es heute für uns, diese acht Feste wieder zu feiern? Es geht im Wesentlichen darum, wieder die Rückbindung zu unserer »Großen Familie« zu finden. Die acht Sonnenfeste der Erde als urreligiöse Feier, als Andacht und Gottesdienst der Menschheit, sind unser Visionskreis. Es ist der Mensch im Urbild des Medizinrades, der sich einflicht in den Visionskreis der Erde, unserer Großen Mutter. Jeder Mensch ist in seiner Bewusstseinsentwicklung – von der Heiligen 5 über die Heilige 10 und die Heilige 15 zur Heiligen 20 – im Kreis seiner Vollständigkeit, wie das Medizinrad uns zeigt, durch die acht Heiligen Richtungen mit dem All verbunden. Diese sind Richtungskräfte, sind Orientierungspfeiler zu seiner Mitte. Mit ihnen »tanzen« wir jeden Tag, jede Stunde; manchmal kommunizieren wir mehr mit der Kraft des Südens, manchmal mehr mit der Kraft des Nordens … Das Großartige und Einmalige an den acht Festzeiten ist nun, dass zu acht bestimmten Zeiten des Jahres die gesamte Menschheit ihre »Räder«, zusammen mit der Erde, in die gleiche Position zur Sonne rückt, um sich gemeinsam mit ihr, als gleichgesinnte Wesen, einem Thema unterzuordnen, das sich jeweils aus den acht Richtungen des Rades konstelliert. Auf diese Weise können wir als Menschen unsere Wesensverwandtschaft mit Erde und Sonne immer mehr »beleuchten« und, getragen von der Kraft der natürlichen Rhythmen, die uns zum Spiegel der inneren werden, können wir wieder »normal« werden, unsere ver-rückte Stellung weg-geben, uns wieder eingliedern in den Kosmischen Kreis, in unsere Ur-Familie, wo wir dann auch wissen werden, wozu ein jeder von uns gebraucht wird – als Medizinfrau und Medizinmann!

Auch heute noch sind wir Kinder von Sonne und Erde – auch wenn das für unser intellektuelles Dasein kindlich klingen mag. Dies ist ein kosmisches Urbild, das für die Menschengattung ewig Gültigkeit hat. Die Sonne als Kraft des Lichts und der Vision war und ist immer Symbol der Gesamtheit des menschlichen Bewusstseins, sie ist der Bewusstseinsträger. Von der Sonne haben wir als väterliches Erbe für die Teilhabe am Menschsein eine bestimmte Aufgabe mitbekommen – unseren »Traum« – zu dessen irdischer Gestaltung sie uns immer ihre Inspiration schenkt, wenn wir uns als Visionssuchende an sie wenden. Verbinden wir uns mit der Erde und begleiten sie in inniger Anteilnahme auf ihrem jährlichen Kreis um die Sonne und halten wir achtmal mit ihr an den Kräften der acht Heiligen Richtungen inne, so können wir mit ihr zusammen den Impuls ergreifen, den die Sonne an diesen Stationen als jeweils spezifische Lichtkraft über die Erde ausgießt.

Werden nun die acht Sonnenfeste genau zu dem tatsächlichen astronomischen Sonnenstand gefeiert, so erfährt der Mensch darin die gebündelte naguale Kraft, der er sich zu diesem Zeitpunkt leichter als zu jeder anderen Zeit öffnen kann; denn die Sonne ist in diesem Moment ganz auf die Erde, auf eine der bestimmten acht Richtungen bezogen.

Aus den frühchristlichen Kirchenfesten ist uns zum Teil noch etwas vom ursprünglichen Charakter dieser Feste erhalten geblieben, die sich aus den vier Kardinalbegegnungen von Erde und Sonne ergeben:

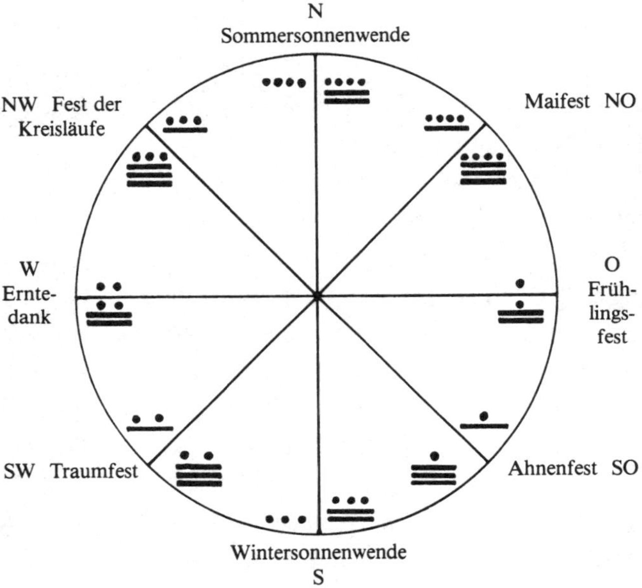

Beginnen wir, von der Erde aus betrachtet, mit dem tiefsten Stand der Sonne. Es ist die längste Nacht des Jahres, die Wintersonnenwende am 21. Dezember. Dieses Fest kennen wir als Weihnachten. Von da an steigt die Sonne wieder aufwärts auf ihrer Bahn und nach einem Vierteljahr, am 21. März, ist Tagundnachtgleiche, Frühlingsbeginn. Hier liegt der urchristliche Zeitpunkt des Osterfestes. Wieder ein Vierteljahr später, am 21. Juni, ist die Sonne auf ihrem Höchststand; es ist der längste Tag des Jahres, Sommersonnenwende. An diesem Tag feiern wir im christlichen Sinn »Johanni« und entzünden die Sonnwendfeuer. Vom höchsten Stand sinkt die Sonne wieder auf ihrer Bahn, bis Licht und Dunkel sich nach einem weiteren Vierteljahr die Waage halten, zur Herbst-Tagundnachtgleiche am 23. September. Die Urkirche feierte hier ihr Erntedankfest.

In diesem Viererrhythmus sind uns die Jahresfeste noch geläufig. Aber die wenigsten Angehörigen der verschiedenen Religionen stoßen in ihrer Feier zum Ur-Sinn dieser Feste durch, wie sie der »Kindmensch« der Altsteinzeit noch zelebrierte. Wir könnten bei der Feier der vier Feste allein schon darin ihren wahren Sinn erkennen, wenn wir nur die vier Jahreszeiten als Ausgangspunkt der Sinnfindung nehmen würden. Betrachten wir also die Aufeinanderfolge der Jahreszeiten: Da ist das zarte Anklopfen des Frühlings, sind die ersten Farben nach der Kargheit und Stille des Winters; dann kommt der laute, den Frühling in derber Fülle überrumpelnde Sommer mit der Kühnheit seiner Gemälde und der sengenden Hitze, der sich seinem Bruder Herbst in die Arme wirft; der Herbst, der sein Füllhorn über das Land schüttet, in leiser Melancholie das Todeslied im Winde summt, bis es ein Gebrause wird, und das Feste und Gestaltete im Nebelmeer verschwindet und sich Bruder Winter dazugesellt, sich Platz verschafft und klirrendes Weiß und Eis übers brache Feld und die blattlosen Bäume wirft. Allein diese Bilder könnten uns bei der Sinnfindung und Gestaltung der vier Feste inspirieren.

Ergänzen wir nun den vierfältigen Jahresfestkreis durch Einbeziehung der jeweils dazwischenliegenden Urfeiern, so erhalten wir den ganzen Kreis der acht Sonnenfeste (siehe Abb.).

Bei der folgenden Darstellung der acht Feste stütze ich mich bewusst »nur« auf die Weisheit des Rades und auf die Gestaltungsanregungen der Natur. Es gäbe sicher noch mehr oder andere Anknüpfungspunkte, beispielsweise aus dem chinesischen Kulturkreis. Die Chinesen gehören nämlich zu jenen, die am Erbe der Altsteinzeit, insbesondere an der achtfachen Anordnung der Jahresfeste, bis zur Revolution im Jahre 1911, traditionsbewusst weiterknüpften. Daher kann zur Gestaltung der acht Feste, für ihre Wesensaussage, das »Buch der Wandlungen«, das I Ging mit seinen acht Ur-Zeichen, mit einbezogen werden. Ebenso sinnvoll ist die Einbeziehung der Astrologie.

Natürlich muss auch beachtet werden, dass sich an den verschiedenen Orten der Erde, beispielsweise auf der südlichen Hälfte oder an den Polen, die Feste vom Naturgeschehen her anders zeigen. Hier soll nur über die europäischen Breiten gesprochen werden.

Wir feiern die acht Feste gemäß der natürlichen Bewegung der Erde um die Sonne, also linksläufig, dem Uhrzeigersinn entgegengesetzt. In diesen Kreislauf der Erde um die Sonne reihen wir uns ein als ihre ewigen Kinder. Zusammen mit unserer Großen Mutter streifen wir uns die Festtagsgewänder über, schmücken uns und unseren Platz, für den wir Sorge tragen, und machen uns auf zum Gottes-Dienst, zu dem die ganze Menschheit im Geist der Sonne aufgerufen ist.

21. Dezember – Das Fest des Südens

Wir beginnen unseren Festreigen mit dem natürlichen Jahresanfang, der Wintersonnenwende am 21. Dezember. Die geweihte Nacht – Weihnacht – ist die längste Nacht des Jahres. Die Erde und alles Leben auf ihr taucht ein in das tiefste Dunkel des Jahres, in die gestaltlose Schwärze, in die hörbare Stille der kosmischen Finsternis. Die Erdmutter gibt sich mutig diesem Geheimnis der längsten Nacht hin; sie ist ganz in ihre eigene Dunkelheit zurückgezogen, in ihre tiefste Tiefe konzentriert, um im noch Unoffenbarten zu träumen, um in diesem Traum die Kräfte zu sammeln, die sie für ihren neuen Jahreskreis braucht.

Diese Ur-Gebärde der Großen Mutter ist Sinnbild des »Kindmenschen«, der wie Gilgamesch, der lichte Göttergleiche, in seinen eigenen Abgrund, in sein eigenes Seelendunkel hinabsteigen muss, um seinem Bruder Enkidu, dem schwarzen Schatten, zu begegnen, wie es eine der ältesten Geschichten der Menschheit erzählt. Alle lieben Gilgamesch, der gleich der Sonne strahlt, und alle scheuen Enkidu, den finsteren Bruder. Aber beide sind die Hälften des »ganzen« Menschen, und beide müssen sich vermählen, um eins zu werden – denn wo Licht ist, da ist auch Schatten. Wir können »Licht« nur erkennen, begreifen, wenn wir gleichzeitig »Dunkel« mitdenken. Im Süden des Rades, der tiefsten Jahresnacht, feierte der »Kindmensch« seinen Bruder Enkidu. Der Süden in der Kraft der Heiligen 3 und 13 verbindet die Seele des Menschen mit der Welt der Pflanzen und mit dem Reich der Gewässer. Daran erinnert uns heute noch der Brauch, zu Weihnachten einen grünen Tannenbaum aufzustellen, an dem wir das Licht entzünden. Die Pflanzen erinnern uns an diesem Fest an die Kraft des Vertrauens und der Unschuld: So wie sie sich in ihrem Samen ohne Angst vor dem Dunkel des Erdreiches hingeben und fühlen, dass dort die Kraftquelle für ihr Wachsen, ihre Keimstätte ist, die sie zum Licht führen wird, so muss auch der Mensch hinab in die tiefsten Abgründe seiner Seele hinuntertauchen ins dunkle Wasser seines Seelenmeeres und Vertrauen haben, durch Hingabe ans Dunkle zum Licht geführt zu werden. Denn dies ist das eigentliche Geschenk dieser Nacht: die Wiedergeburt des Lichtes. Die längste Nacht des Jahres kündet uns den Abschied des Dunklen und ist die Begrüßung des erstgeborenen und wiedergeborenen Lichtes. Wir feiern Christus, den das Universum uns in dieser Nacht als neugeborenes, unschuldiges Lichtkind schenkt, das dem Dunkel Erleuchtung bringt. An diesem Fest teilen wir mit der Erde und all ihren Geschöpfen in Liebe und Frieden das wiedergewonnene Licht, das doch kaum spürbar in der Zartheit und Gebrechlichkeit des Neu-Geborenen zu uns kommt, das seine ersten Strahlen in die finstere Höhle unseres Inneren fallen lässt und uns die Erleuchtung bringen kann bei unserer Frage: »Welcher Same in mir ist es, der für dieses Jahr keimen und reifen will, welche Verantwortung übernehme ich, welche Sorge trage ich, damit er in Harmonie mit allem wachsen kann? Wo erlebe und begegne ich meiner dunklen und hellen Seite, wer ist Gilgamesch und wer Enkidu in mir?« Wir begegnen auch Herakles, einem Ehrengast in uns, denn auch wir haben heldenhaft die zwölf Prüfungen der zwölf Monate des Jahreskreises bestanden. Wir dürfen ohne falsche Bescheidenheit Held sein, um uns dann mit gesammelter Kraft auf eine neue Abenteuerreise zu begeben, die als Plan, noch ohne Gestalt, als Fülle der Möglichkeiten vor uns liegt. In dieser Heiligen Nacht erfährt unsere Seele Heiliges, Heilendes. Sie ist in Harmonie, in der Kraft der Pflanzen, des Lichterbaumes, und wie die Hirten hüten wir den Frieden dieser Nacht und teilen die Freude im Schenken und Beschenktwerden.

4. Februar – Das Fest des Südostens

Begleiten wir die Erde für eineinhalb Monate vom Tag der Wintersonnenwende an auf ihrer Bahn um die Sonne und halten zusammen mit ihr inne, um das Ahnenfest, das Fest der Heiligen 6 und 16, zu feiern. Es ist noch Winter, aber mit den langsam anwachsenden Tagen ahnen wir schon den Frühling. Wir ahnen, was sich im Verborgenen der Erde, unter ihrem weißen Schneekleid an Lebenskräften zu entfalten beginnt, wir ahnen die fleißig schaffenden Hände der Großen Mutter, die schon am Werk sind, um sich bald dem Leben zu offenbaren. Wir sehen schon die ersten Sprösslinge, die das Erdreich durchbrochen haben und sich besonnen lassen. Alle Kräfte der Natur machen sich ans Werk. Und auch der Mensch ist aufgerufen, mitzuwirken am Werk seiner kosmischen Familie. Dazu ermuntern uns unsere Ahnen. Sie sprechen an diesem Tag zu uns, und wir können sie fragen und um Hilfe bitten. Sie bestrahlen mit ihrem Licht, dem sie als Mensch ihr Leben geweiht haben, unsere Ahnungen und unsere kühnsten Träume und Utopien, die wir in unserem Tun auf der Erde als ewiges Licht, das sich einreiht in die Lichterkette der Geschichte, dem Universum als unseren Beitrag am göttlichen Werk zurückschenken wollen. Die Ahnen und die Avatare als ewige Sonnen, als Erleuchtete, begegnen uns an diesem Tag. Wir besinnen uns auf einen unserer Vorfahren, auf das Wesentliche seines Werkes, seiner Taten und treffen ihn auf der Brücke des Naguals, um seinen Geist mit dem unsrigen zu verbinden und um die Frage zu erleuchten: »Was ist es, das mein Licht mit dem seinen verknüpft?« Bei diesem Fest reihen wir uns ein in den Zukunftstraum der Erde, an dem auch wir als eines ihrer Kinder Anteil haben und Verantwortung tragen bei seiner Verwirklichung. Wir sind Werkzeug und dienende Mitarbeiter, die Freude an ihrem Tun und Schaffen, am Entfalten ihrer Talente und Begabungen haben und diese sinnvoll für die Heilung des Ganzen einsetzen.

21. März – Das Fest des Ostens

Und wieder sind wir mit der Erde eineinhalb Monate weitergekreist und schmücken uns erneut, um Rhythmus und Melodie eines weiteren Festtanzes zu lernen, des Einzugstanzes des Frühlings! Tag und Nacht gleichen sich. Wir feiern das wiederauferstandene Licht, das an den länger werdenden Tagen wieder sichtbar ist. Wir blühen mit den ersten Blüten auf und stehen für uns und alles, was uns in unserem Wachsen bis hin zur vollständigen Frucht geschieht, im Auf-uns-Nehmen der Schuld und Sünde (Sonderung) ein. Die Große Mutter zeigt uns hier im Besonderen, wie sie Tag für Tag die Sonne empfängt, die Kraft des Feuers und der Kreativität aufnimmt und sie zur eigenen Kraftquelle verwandelt. An diesem Fest schenkt uns die Sonne ihr Feuer, das unsere Vision entfacht. Und mit dem Feuer lehrt sie uns, dass etwas sterben muss, um wiedergeboren werden zu können – der Tod der Materie gebiert das Licht. Wir sind selbst Schöpfer – durch Vision und Orgasmus –, wir sind Kind der Sonne. Wir bitten bei diesem Fest um unsere alltägliche Vision, um die Weisung für die nächsten Schritte, die es zu setzen gilt. Es ist das Fest der Offenbarung, die Sonnenbotschaft, das Hohelied des unsterblichen und ewigen Lichtes, das das Göttliche, den All-Schöpfer-Geist verkündet. Wir erleben mit der Erde und allen Lebewesen im Drang nach außen, in der Hingabe an die aufbrechenden Lebensgeister, die eigene Auferstehung; wir sind selbst das lodernde Osterfeuer, das Lamm mit der Siegesfahne, Erleuchtete durch das Hängen am Kreuz, Eingeweihte in das Mysterium von Tod und Geburt.

6. Mai – Das Fest des Nordostens

Eineinhalb Monate später winden wir Blumenkränze und ziehen mit bunten Bändern zum Maibaum, schmücken und umtanzen ihn. Bei diesem Tanz erscheint uns Pan, der gehörnte Gott. Er führt uns den Reigen an, öffnet unsere Sinne, um uns einzustimmen auf den Ton der Erde. Wir werden eins mit dem Wesen von Stein, Pflanze und Tier, trunken von der Fülle der Formen und Gestalten und schwelgen verzaubert am prallen Leib der Großen Erdgöttin, die an diesem Tag ihren Geliebten empfängt, die Walpurgi feiert im Rausch der Sinne, in der irdischen Liebe, um erneut Leben zu spenden. Himmel und Erde lieben sich und sie binden uns ein in ihr Liebesfest, damit wir Heilung erfahren in der Einheit aller Wesen. Der pulsierende Lebenssaft des Maibaums greift auf uns über, und wir spüren selbst sein Strömen, sein Hinaufdrängen von den Wurzeln zur Krone; unsere Adern pochen mit ihm, und heilendes Lebensgrün umgibt uns wie ein Blättermantel. Wir sind gekommen mit unseren Medizinschilden, mit unseren »Zunftbildern«, um sie am Maibaum aufzuhängen, um sie allen Tanzgefährten zu zeigen und ihre Vielgestalt zu teilen. An diesem Fest kommt aus dem Nagual die Heilige Kraft der 9 und 19 zu uns, die Kräfte der Bewegung. Sie gießen ihr Füllhorn über uns aus, um unsere »Medizin« zu bewegen, sie mehr und mehr zum Heilelixier zu vollenden, das die Erde verschönert. Unsere vier Schilde werden rund, wir tanzen mit ihnen und balancieren ihre vier Lichter nach allen vier Seiten. Im Kontakt mit unseren älteren Brüdern und Schwestern, den Steinen, den Pflanzen und Tieren tauchen wir ein in die Welt der Materie. Wir lauschen den Schwingungen und Tönen ihrer Sprache, wir riechen die Düfte und schmecken die Komposition ihrer Werke. Die Farbenpracht um uns fließt über in unseren Leib und lässt die Lichter in uns wie einen Regenbogen strahlen, der sich aufspannt zwischen Himmel und Erde.

21. Juni – Das Fest des Nordens

Mit dem wachsenden Licht reisen wir wieder eineinhalb Monate mit der Erde um die Sonne und feiern am längsten Tag des Jahres die Sommersonnenwende. Es ist das Fest des Nordens, denn im Norden der Erde wird es an diesem Tag nicht Nacht, die Sonne scheint 24 Stunden. Hier wird uns das Geheimnis des Lichtes offenbart, das da sagt: »Seht her, so wie ihr mich heute im vollständigen Rund von Tag und Nacht seht, so bin ich immer bei euch, auch wenn ihr mich nicht sehen könnt.« Im Licht des Sommers gelangt alles in der Natur Verborgene zur Entfaltung. Der Höchststand der Sonne erfüllt uns an diesem Festtag mit der Kraft des Tiergeistes, der das Herz in uns erleuchtet, damit wir das innere Tierwesen freischälen, seinen Instinkt, seine Handlungsklarheit, sein Wissen in unseren Verstand einziehen lassen. Wir zünden die Sonnwendfeuer an, die wie die Sonne im Norden die ganze Nacht leuchten, und läutern uns, indem wir alles falsche Denken, das nicht aus der Kraft des Herzens kommt, den Flammen übergeben und zum »erleuchteten Denken« verwandeln. Unter dieser Reinigung entpuppt sich unser »Höheres Selbst«, zersprengt die zu eng gewordene Haut des »Niedrigen Selbst« und leuchtet in der Himmelsmitte wie der Polarstern, in dem alles Wissen, alle Logik und Denkkraft integriert sind. Mithilfe der Heiligen Kraft der 4 und 14, die sich bei dieser Feier direkt an uns wendet, wenn wir sie rufen, beginnen wir, unsere Rolle und auch die der anderen zu verstehen, zu achten und zu lieben. Wir werfen unser Ego ab und vereinen uns mit unserer Tiernatur und unserem Tierverbündeten, der uns Wegweiser wird zum folgenden Abstieg, der Dunkelheit entgegen. Denn die Sonne muss von ihrem höchsten Stand wieder hinabsteigen in die Tiefen des dunklen Reiches. So feiern wir im höchsten Stand des Lichtes die Wiedergeburt der Dunkelheit.

8. August – Das Fest des Nordwestens

Und wieder, eineinhalb Monate später, stimmen wir uns mit der Erde ein auf das Fest der Kreisläufe und Kosmischen Gesetze, wir verbinden uns mit der Kraft der Heiligen 8, die sich uns über die Welt der Pflanzen eröffnet. Die Pflanzen erinnern uns an das Urvertrauen, das sie in die Gesetze und Kreisläufe der Natur haben. Sie kennen ihre wesentlichen Bedürfnisse und leben in Harmonie mit ihnen, weil sie wissen, dass sie gestillt und versorgt werden. Wir besinnen uns auf unsere Gefühle und Motive, auf unsere Wesenswünsche, die unser eigenes Wachsen nähren und die wir im Dialog mit unseren Pflanzenverwandten erkennen können. So vorbereitet empfangen wir die Kraft der Heiligen 8, die endlichen und doch unendlich wiederkehrenden Kreisläufe und Zyklen. Unsere Füße folgen der Form der 8 im Tanz. Wir tanzen und tanzen, wir spüren den Berührungspunkt der beiden Kreise, das Hintersichlassen des bereits gefüllten und das Sichhineinschwingen in den noch zu rundenden. Damit durchschreiten wir das Tor zwischen Tod und Geburt, und im Beachten dieses Rhythmus erleben wir die Heilige 8 und die Heilige 18, die Kraft der Gesetzesschreiber, die durch sie hindurch wirkt. Sie beleuchten an diesem Tag die Gesetze unseres Schicksals, die wir wie die Pflanzen in Freude annehmen können, wenn wir das Gesetz der 8 als natürliches Ur-Gesetz begriffen haben, auf dem alles Wachsen basiert. Im Licht dieser Kräfte kann es uns gelingen, in Frieden mit den eigenen Bedürfnissen und denen der anderen (Mensch, Tier, Pflanze und Stein) zu leben.

23. September – Das Fest des Westens

An diesem Tag kündet das Licht der Sonne den Beginn des Herbstes. Tag und Nacht halten sich die Waage. Wir feiern Erntedank. Wir ziehen durch die abgeernteten Felder und Fluren unserer Großen Mutter, geschmückt mit den Früchten des Jahres, zur Weihe bereit, zum Dankmahl ladend. Alles, was uns in diesem Jahr geschah, ist Frucht geworden, Gewachsenes und Gereiftes, im ständigen Wechsel von Licht und Dunkel Genährtes. Wir halten Rückblick auf unsere Ernte – auf unsere materiellen, seelischen und geistigen Gaben, die uns in diesem Jahr zuteil wurden. Die Urgebärde der Großen Mutter bei diesem Fest ist das Schenken und Verteilen ihrer Früchte. Von dieser Gebärde lassen wir uns ergreifen und erlassen alle Schuld und Schulden, die andere bei uns haben – materielle und seelische, wir befreien uns von dieser Last, um in uns selbst Brachland zu schaffen, leere Felder, die erneut bereit sind zu empfangen. Wie bei dieser Feier sich Tag und Nacht die Balance halten, so soll auch unser Nehmen und Geben in harmonischem Ausgleich sein. Dafür haben wir in uns die Fähigkeit des Teilens. Um den Lebensbaum flackern die vier Feuer der Heiligen Richtungen. Hier opfern wir unsere Gaben, wir lassen sie los, und an den Flammen entzündet sich erneut unser Wollen, um neu zu säen, zu wachsen, zu nehmen, zu geben. Die Angst des Sterbens, des Weg-Gebens verschwindet und wird im Feuer transformiert zur Kraft des Willens, die bereit ist zu neuem Leben. Mit den fallenden Blättern legen wir uns auf die Erde; die Gerüche des sterbenden Laubes und die dunkel werdenden Farben begleiten unsere Reise in die innere Welt, in die wir uns zurückziehen und versenken.

8. November – Das Fest des Südwestens

Die immer länger werdenden Nächte stimmen uns auf das Fest der Heiligen 7 und 17 ein, das Fest des Traumes und seiner Hüter. Der Einblick in das Reich des Traumes wird uns nur über die Erde gewährt. Die Große Mutter teilt ihre traumwebenden Helfer mit uns: die Elementargeister des Feuers, der Erde, des Wassers und der Luft; die Salamander und Faune, die Gnomen, Zwerge und Devas, die Undinen, Wallinen und

Nymphen, die Feen, Sylphen und Trolle. Sie sind die Geister, die uns im Traumland führen, uns als willkommene Gäste mit Bildern und Wunderwerken »bewirten«, uns laben mit dem zeitlosen Ewigen Licht im endlosen Raum. Zu dieser Feier kommen wir als Gastgeber, die die Tafel mit den Lieblingsspeisen der Traumgeister decken, mit glitzernden Bändern, schillernden Münzen, bunten Ringen und kleinen Kränzen. Wir benetzen die Erde mit süßem Likör und danken ihnen mit sanften Melodien für ihre Hilfe. Wir bringen einen Traum mit, der Wirklichkeit werden will, den wir wachtanzen, auf der Erde sichtbar träumen wollen. Mit diesem Traum gehen wir zu einem der unsichtbaren Helfer und bitten um sein Licht, um die »Medizin« des Traumes zu erlösen. Etwas in unserer Tiefe begreift, dass die Erde uns diese Helfer schickt, denn sie braucht uns als Baumeister, die Licht in Materie verwandeln. Denn dies ist unsere wahre Berufung. Die Erdmutter erinnert uns bei diesem Fest daran, dass wir nur durch Vermittlung der Traumgeister die Schwelle von Traum und Wirklichkeit überschreiten können und dass wir nur in der Zusammenarbeit mit ihnen die Verbindung beider Welten lebendig halten können.

Nach den Novembernebeln stimmen wir uns in der Adventszeit darauf ein, erneut die Wiedergeburt des Lichtes aus der tiefsten Nacht zu begrüßen. So schließt sich unser Reigen, es rundet sich das Jahr, im Ende liegt schon der Anfang für den neuen Weg der Großen Mutter.

An den Geist des Buches

So nehm' ich Abschied nun von Dir
und schicke Dich hinaus
zu den Unbekannten, die Dich finden.
Du warst mir Begleiter für ein Jahr,
warst Freund und Feind,
warst mein Kampf, mein Tanz,
warst Licht und Schatten mir,
warst Medizin – süß' und bittre.
Du stießest mich in neue Länder,
wo Wüste, Berg und Fels
mir Grenzen bauten,
wo Stille zu mir sprach
und Finsternis zu Licht zerbrach.
Du führtest mich des manchen
an die Quelle,
die aus Wassertropfen Worte formte,
die versiegte für einen Mondkreis lang
und mich zur absoluten Leere zwang.
Doch diese füllte sich erneut
im Geist des Wollens
und Empfangens:
Es wuchsen neue Triebe, geboren
aus dem Traum der Nacht,
genährt im Wachen bei den
heilgen Steinen,
die achtfältig mich umkreisten.
Mit Eurer Hilfe, Geister dieser Erde,
webte Seite um Seite ich.
Mit Deinem Grundsatz,
mein Geliebter,
überprüfte ich die Pfeiler
meiner Bauten.
Lucecilla, Zitrin, Mistela,
Eulengeist und Bergkristall,
Flötenfee und Amselrad,
Ihr ward mir treue Helfer!
Mein Dank an Euch
und alle meine Lehrer –
die Ihr mir Traumvermehrer.

Ich lass Dich los, mein Buch,
Du Ernte meines Inseljahrs,
ich geb Dir einen Weg,
ich lass Dich zieh'n,
bin wieder leer
und freu' mich auf ein Wiedersehn.

30 Jahre später

1984 … auf der kleinen Atlantikinsel heftete ich eine Kopie des Medizinrad-Buches, das ich dort gerade fertiggeschrieben hatte, in den Wipfel eines Baumes – und übergab es der Bewegung des Lebens: den Druck, seine Veröffentlichung, seine Verteilung und die Berührung mit dem Menschen, der seinen »Ruf« vernimmt … es war wie ein Küken, das aus dem Nest flog … die Vogelmutter, ich, war wieder frei … leer für neues Leben.

Die Resonanz in den 30 Jahren war unendlich lebendig! Viele, viele Menschen, alte wie junge, bewegte die Medizin des Rades. Das Buch selbst fand immer wieder neue Verlage, wurde in viele Sprachen übersetzt … und ich durfte lernen, mich in diesen natürlichen Fluss nicht einzumischen – ihn fließen zu lassen, obwohl ich selbst schon lange über schamanisches Wissen, Lehren, Rituale, Kulturgüter weiterbewegt worden war – mehr und mehr dorthinein, wo das Wirklich-Ganze existiert: in das Universum der Stille.

Seit 2000 lebe ich mit Pedro im Süden Portugals auf dem Monte Silencio, der damals »Monte da Fome«, also »Hungerberg«, hieß – und genauso aussah. Heute, 2014, nach weiteren Jahren kontinuierlichen Leben-Lernens, bewegte die Schöpfung alles hin in Richtung Lebendigkeit – jetzt ist hier ein Park, ein blühendes Paradies, Leben, wo vorher Wüste war … die Arbeit von zwei Menschen: drei Hektar gesunde Zellen für die Erde und Ermutigung für die Menschen, die als »Suchende« hierherkommen und als »Findende« wieder weggehen – mit dem Wissen, selbst in der konkreten Mitarbeit für eine gesunde Erde tätig zu sein. »Holosophie« – ein Leben leben, das ganz ist, in dem man erkennt und korrigiert, was das trennende »Ich« vergewaltigt.

»Holosophie« – so hat sich das Medizinrad für mich selbst bewegt … mich über sein System und Wissen hinausbewegt in ein unermessliches Ganzes, das kein System sein kann – das sich nur dem öffnet, der seiner »Stille« lauscht …

Holosophie – die ganze Weisheit, im stillen Dasein, in der Kostbarkeit der zeitlosen Gegenwart: präsent als Mensch (der einen Menschheit) auf der einen Erde in dem einen All, wo nichts erklärt werden muss, man nicht Wissender ist, Begrenzender, sondern Lebender!

Für jeden, der den »Ruf« vernimmt und sich für eine Woche mit der Schöpfung selbst treffen möchte, hier unsere aktuelle Adresse:

Marielu Lörler & Pedro Barrios
Monte Silencio
Apartado 17, EC Ourique
P-7670-999 Ourique
Portugal

PS: Das Gold, das aus all unseren Büchern fließt, vom Medizinrad-Buch und von der Edition Monte Silencio, verwandelt sich in Bäume für die Erde

von der Erde – für die Erde.

LITERATURVERZEICHNIS

Capra, Fritjof: Das Tao der Physik. Bern, München, Wien 1984
Dethlefsen, Thorwald: Schicksal als Chance. München 1981
Dethlefsen, Thorwald und Dahlke, Rüdiger: Krankheit als Weg. München 1983
Dömpke, Stephan (Hrsg.): Tod unter dem Regenbogen. München 1982
Eliade, Mircea: Schamanismus und archaische Ekstasetechnik. Frankfurt a. M. 1982
Haich, Elisabeth: Tarot. München 1971
Harner, Michael: Der Weg des Schamanen. Interlaken 1982
Hawken, Paul: Der Zauber von Findhorn. München 1984
Höhne, Anita: Die neuen Magier der Gesundheit. München 1984
Keyserling, Arnold: Das Erdheiligtum. Die Urriten von Raum und Zeit. Wien 1983
Keyserling, Arnold und Wilhelmine: Kriterien der Offenbarung. Astrologie, Mantik, Numerologie, Mystik, Magie. Wien 1982
Keyserling, Arnold und Wilhelmine: Magie der Chakras. Wien 1983
Schrödter, Willy: Pflanzengeheimnisse. Eschwege 1978
Schwarzer Hirsch: Die Heilige Pfeife. Bornheim 1982
Seitz, Margit: Der Meditationsführer. München 1985
Sills-Fuchs, Martha: Wiederkehr der Kelten. München 1983
Storm, Hyemeyohsts: Gesang des Heyoehkah. Interlaken 1983
Storm, Hyemeyohsts: Sieben Pfeile. München 1980
Waters, Frank: Das Buch der Hopi. Köln 1982